中国三七大全

三七产品加工

饶高雄　王承潇　高明菊　主编

科学出版社

北京

内 容 简 介

本书从三七加工的三个层面(三七的产地加工、饮片的炮制加工及产品精深加工)展开，依次介绍了三七药材的产地加工过程(第1章)和其对三七药材质量的影响(第2章)；三七传统饮片和新型饮片的制备工艺(第3章)；三七有效成分的提取纯化技术(第4章)；三七成方制剂的制备工艺(第5章)；以三七为原料的食品和保健食品(第6章)、日化用品(第7章)及其他产品(第8章)。

本书专业性强，内容涉及面广，对从事三七科研工作者、三七产品加工生产企业具有一定的参考借鉴价值。同时，本书也可供从事中药材生产的专业技术人员、大中专院校师生阅读与参考。

图书在版编目（CIP）数据

三七产品加工/饶高雄，王承潇，高明菊主编. —北京：科学出版社，2018. 4

（中国三七大全）

ISBN 978-7-03-057074-1

Ⅰ. ①三… Ⅱ. ①饶… ②王… ③高… Ⅲ. ①三七－中药加工 Ⅳ. ①R282.71

中国版本图书馆CIP数据核字（2018）第062944号

责任编辑：张 析 高 微 / 责任校对：韩 杨
责任印制：张 伟 / 封面设计：东方人华

科 学 出 版 社 出版
北京东黄城根北街16号
邮政编码：100717
http://www.sciencep.com

北京中石油彩色印刷有限责任公司 印刷
科学出版社发行 各地新华书店经销

*

2018年4月第 一 版 开本：720×1000 B5
2018年4月第一次印刷 印张：14 3/4
字数：300 000

定价：**88.00元**
（如有印装质量问题，我社负责调换）

"中国三七大全"丛书编委会名单

主 任 委 员　龙　江

副主任委员　蓝　峰　陈纪军　王峥涛　兰　磊　崔秀明

编　　　委　王承潇　冯光泉　何月秋　刘迪秋　曲　媛　陆　地

　　　　　　杨　野　杨晓艳　金　航　饶高雄　夏雪山　胡旭佳

　　　　　　张荣平　张金渝　徐天瑞　高明菊　董　丽　熊　吟

总　主　编　崔秀明　蓝　峰

各分册主编

《三七栽培学》主编　崔秀明　杨　野　董　丽

《三七植物保护学》主编　冯光泉　何月秋　刘迪秋

《三七资源与育种学》主编　金　航　张金渝

《三七植物化学》主编　陈纪军　曲　媛　杨晓艳

《三七药理学》主编　徐天瑞　夏雪山

《三七质量分析与控制》主编　胡旭佳　崔秀明　熊　吟

《三七临床研究》主编　张荣平　陆　地　陈纪军

《三七产品加工》主编　饶高雄　王承潇　高明菊

《三七产品加工》编委会名单

主　编　饶高雄　王承潇　高明菊

副主编　崔秀明　杨　野　陆春美

编　者（按姓氏笔画排序）

　　　　王承潇　昆明理工大学

　　　　王斯韬　昆明理工大学

　　　　曲　媛　昆明理工大学

　　　　朱俊霄　昆明理工大学

　　　　刘大会　云南省农业科学院药用植物研究所

　　　　刘迪秋　昆明理工大学

　　　　刘　源　昆明理工大学

　　　　杨晓艳　昆明理工大学

　　　　杨　野　昆明理工大学

　　　　陆春美　红河卫生职业学院

　　　　郑璐遥　昆明理工大学

　　　　赵　爱　文山学院

　　　　饶高雄　云南中医学院

　　　　徐　娜　昆明理工大学

　　　　徐　磊　昆明理工大学

　　　　高明菊　文山学院

　　　　崔秀明　昆明理工大学

　　　　满金辉　昆明理工大学

　　　　熊　吟　昆明理工大学

序言一

　　三七是我国近几年发展最快的中药大品种，无论是在栽培技术、质量控制，还是在产品开发、临床应用等方面均取得了长足进步。三七是我国第一批通过国家GAP基地认证的品种之一。三七是我国被美国药典、欧洲药典和英国药典收载的为数不多的中药材品种，由昆明理工大学、澳门科技大学、中国中医科学院中药资源中心联合提交的《三七种子种苗》《三七药材》两个国际标准获得ISO立项；以血塞通（血栓通）为代表的三七产品已经成为销售上百亿元的中成药大品种；三七的临床应用已由传统的治疗跌打损伤扩展到心脑血管领域。以三七为原料或配方的中成药产品超过300种，生产厂家更是多达1000余家。通过近百年的努力，国内外科学家从三七中分离鉴定了120种左右的单体皂苷成分；三七栽培基本告别了传统的种植模式，正在向规范化、规模化、标准化和机械化方向转变；三七产品的开发已向新食品原料、日用品、保健食品等领域拓展。三七已经成为我国中药宝库中疗效确切、成分清楚、质量可控、规模化种植的大品种。

　　在"十三五"开局之年，喜闻昆明理工大学崔秀明研究员、昆明圣火药业（集团）有限公司蓝峰总裁邀请一批专家学者，耗时3年多，将国内外近20年三七各个领域的研究成果，整理、编写出版"中国三七大全"系列专著，这是三七研究史上的一件大事，也是三七产业发展中的一件喜事。"中国三七大全"的出版，不仅仅是总结前人的研究成果，展现三七在基础研究、开发应用等方面的风貌，更是为三七的进一步研究开发、科技成果的转化、市场拓展等提供了大量宝贵的资料和素材。"中国三七大全"必将为三七更大范围的推广应用、三七产业的创新和产业升级发挥重要的引领作用。

预祝三七产业目标早日实现，愿三七为全人类健康作出更大贡献。

是为序！

黄璐琦

中国工程院院士

中国中医科学院常务副院长

2016 年 10 月于北京

序言二

三七是五加科人参属植物，是我国名贵中药材，在我国中医药行业中有重要影响，是仅次于人参的中药材大品种，也是复方丹参滴丸、云南白药、血塞通、片仔癀等我国中成药大品种的主要原料。三七是我国第一批通过国家GAP认证的中药材品种之一。仅产于中国，其中云南、广西是三七主产地，云南占全国种植面积和产量的97%左右。三七及三七总皂苷广泛应用于预防和治疗心脑血管疾病。目前，我国使用三七作为产品原料的中药企业有1500余家，以三七为原料的中成药制剂有400多种，含有三七的中成药制剂批文3000多个，其中国家基本药物和中药保护品种目录中有10种，相关产品销售收入达500多亿元。

近10年来，国家和云南省持续对三七产业发展给予大力扶持，先后投入近亿元资金，支持三七科技创新和产业发展，制订了《地理标志产品　文山三七》国家标准，建立了云南省三七产业发展技术创新战略联盟和云南省三七标准化技术创新战略联盟；文山州在1997年就成立了三七管理局及三七研究院；建立了文山三七产业园区和三七国际交易市场；扶持发展了一批三七企业；中国科学院昆明植物研究所、云南农业大学、昆明理工大学、云南中医学院及国内外高校和科研单位从三七生产到不同环节对三七进行了研究，以科技创新带动了整个三七产业的快速发展。三七种植面积从 2010 年的不到 8.5 万亩发展到 2015 年的 79 万亩，产量从 450 万公斤增加到 4500 万公斤；三七主产地云南文山三七产值从 2010 年的 50 亿元增长到 2015 年的 149 亿元，成为我国发展最迅速的中药材品种。

云南省人民政府 2015 年提出通过 5 ~ 10 年的发展，要把三七产业打造成为 1000 亿产值的中药材大品种。正是在这样的背景下，昆明理工大学崔秀明研究员、昆明圣火药业（集团）有限公司蓝峰总裁邀请一批专家学者，将近 20 年三七各个领域的研究成果，整理、编写出版"中国三七大全"共 8 部专著，为三七产业的发展提供了依据。希望该系列专著的出版，能为实现三七产业发展目标，推动三七在更大范围的应用、促进三七产业升级发挥重要作用。

朱有勇

中国工程院院士

云南省科学技术协会主席

2016 年 3 月于昆明

总前言

　　三七是我国中药材大品种，也是云南优势特色品种，在云药产业中具有举足轻重的地位。最近几年，在各级政府有关部门的大力支持下，三七产业取得了快速发展，成为国内外相关领域学者关注的研究品种，每年发表的论文近 500 篇。越来越多的患者认识到了三七独特的功效，使用三七的人群也越来越多。三七的社会需求量从 20 世纪 90 年代的 120 万公斤增加到目前的 1000 万公斤左右；三七的种植面积也发展到几十万亩的规模；从三七中提取三七总皂苷产品血塞通（血栓通）销售已经超过百亿元大关。三七取得的成效得到了国家、云南省政府的高度重视，云南省政府提出了要把三七产业打造成为 1000 亿元产业的发展目标。

　　2015 年，我国科学家，中国中医科学院屠呦呦研究员获得诺贝尔生理学或医学奖；国务院批准了《中医药法》草案征求意见稿；中医药发展战略上升为国家发展战略。这一系列里程碑式的事件给我国中医药产业带来了历史上发展的春天。三七作为我国驰名中外的中药材大品种，无疑同样面临历史发展良机。

　　在这样的历史背景下，昆明理工大学与昆明圣火药业（集团）有限公司合作，利用云南省三七标准化技术创新战略联盟的平台，邀请一批国内著名的专家学者，通过近 3

年的努力，编写了"中国三七大全"系列专著，由科学出版社出版，目的是整理总结近 20 年来三七在各个领域的研究成果，为三七的进一步研究开发提供科学资料和依据。

本丛书的编写是各位主编、副主编及编写人员共同努力的结果。黄璐琦院士、朱有勇院士在百忙中为"中国三七大全"审稿，写序；科学出版社编辑对本丛书的出版付出了辛勤的劳动；昆明圣火药业（集团）有限公司提供了出版经费；云南省三七资源可持续利用重点实验室、国家中药材产业技术体系昆明综合试验站提供了支持；云南省科技厅龙江厅长担任丛书编委会主任。对于大家的支持和帮助，我们在此表示衷心感谢！

本丛书由于涉及领域多，知识面广，不好做统一要求，编写风格由各主编把控，所收集的资料时间、范围均由各主编自行决定。所以，本丛书在完整性、系统性方面存在一些缺失，不足之处在所难免，敬请各位专家、同行及读者批评指正。

崔秀明　蓝　峰

2016 年 2 月

前　言

　　三七是我国特有的名贵中药材大品种，也是我国目前种植面积最大、使用最广泛的中药品种之一。三七及三七总皂苷广泛应用于预防和治疗心脑血管疾病，是复方丹参滴丸、云南白药、血塞通、片仔癀等中成药大品种的主要生产原料。目前，以三七为原料的中成药制剂及饮片有400多种，含有三七的中成药制剂批文3000多个，其中国家基本药物和中药保护品种目录有10种，相关产品销售收入达500多亿元。

　　三七的加工是全产业链中承上启下的关键环节，与药材、饮片甚至原料药的质量和药理活性密切相关。三七的加工涵盖了三个层面，即药材的产地加工、饮片的炮制加工及饮片的精深加工。因此，本书尝试从三七加工的三个层次逐层展开，首先，在第1章、第2章重点介绍了三七药材的产地加工过程，并探讨产地加工对三七药材质量的影响；在第3章中重点论述三七传统饮片和新型饮片的制备工艺；在第4章中则对三七的精深加工，即有效成分的提取纯化技术做出综述和介绍。在此基础上，总结三七成方制剂的制备工艺（第5章）、以三七为原料的食品和保健食品（第6章）、以三七为原料的日化用品（第7章）及其他产品（第8章）。本书旨在为从事三七研究开发、生产的专家学者及企业家提供参考，以期为三七产业的发展做出贡献。

　　本书的编写工作得到了昆明理工大学、文山学院、云南中医学院、云南省三七资源可持续利用重点实验室、国家中医药管理局三七资源可持续利用重点实验室（筹）、云南省三七标准化技术创新战略联盟等单位的大力支持和各编委的密切合作，得到了云南省重大科技专项三七系列标准研究制定及标准化示范基地建设（2017 ZF 001）的支持，在此一并表示感谢。

　　三七加工学涉及的基础知识和技术领域非常广泛，专业性与实用性很强，限于编者的水平有限和时间仓促，疏漏之处在所难免，恳请读者提出宝贵意见和建议。

《三七产品加工》编委会

2017 年 12 月 12 日于昆明

目　录

第1章

三七药材的产地加工

1.1 中药材产地加工概述

1.1.1 中药材产地加工概念

中药材加工是指对中药原材料进行技术性系统处理，按照加工的目的和加工的流程的不同，依次可分为中药材产地加工、中药材炮制加工、中药材深加工三个部分。中药材产地加工为中药材加工的第一阶段，又称中药材产地初加工。表1.1 为中药材加工分类。

表1.1 中药材加工分类

	定义	方法	目的
中药材产地加工	在中医药理论指导下，对作为中药材来源的植物、动物、矿物进行采收、加工的处理技术	分拣、清洗、分级、干燥等	除去杂质和非药用部位；分离不同药用部位；进行初步处理，利于药材干燥；保持有效成分；整形、分等，利于按质论价
中药材炮制加工	将药材通过净制、切制、炮制处理，制成一定规格的饮片，以适应医疗要求及调配、制剂的需要，保证用药安全和有效	净制、切制、炮制等	便于调剂制剂；利于贮藏；矫味矫臭，便于服用；降低毒副作用；增强药物功能；改变药物性能；引药入经，便于定向用药
中药材深加工	主要指中药材饮片加工，也包括中药材有效部位、有效成分的制备	饮片生产加工；有效成分提取、分离、纯化、富集等	有效成分的精制、纯化，作为中药制剂、保健食品的原料药；提高药材的产品附加值

1.1.2 中药材产地加工的目的

产地加工是保证药材质量的重要环节，对于中药材进一步加工炮制起着决

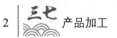

定性作用。早在唐代孙思邈的《千金翼方》就有"夫药采取不知时节,不知阴干曝干,虽有药名,终无药实"的论述,阐明了正确的采收加工对中药质量的重要意义。中草药采收后,绝大多数尚呈鲜品,药材内部含水量较高,为60%~70%。若不及时加工处理,很容易霉烂变质,其药用的有效成分也随之分解散失,严重影响药材质量和疗效。除少数要求鲜用或保持原状外(鲜石斛、生姜等),大部分药材必须在产地进行初加工。经对常用的400种(药典品种)中药材分析的结果表明,需要进行产地加工的占70%。加工后的药材,既能保证药材质量,又可防止霉烂腐败,便于贮藏和运输。另外,在初加工时按照药材和用药的需要,进行分级和其他技术处理,有利于药材的进一步加工炮制和充分发挥其药用功效。

1. 除去杂质,分离不同的药用部位

在大多数情况下,中药不同部位所含有的有效成分是不同的,其功效也有差别。有些中药的不同部位功效相似或相同,可以合并使用;而有的不同部位功效不同甚至相反。因此,药材从种植地采挖回来后,在除去夹杂在其中的泥土、石块及其他杂物后,首先需要分离不同的药用部位。常见具有不同药用部位的中药见表1.2。

表 1.2　入药部位不同的中草药列举

来源		药用部位	活性
麻黄科植物草麻黄	麻黄	草质茎	发汗解表、宣肺平喘、利水消肿
	麻黄根	根及根茎	固表敛汗、理气化痰
蓼科植物何首乌	夜交藤	藤茎或带叶藤茎	养心安神、祛风通络
	何首乌	块根	补肝肾、泻肝风、清热解毒
茄科植物枸杞	地骨皮	根皮	凉血止血、清热退蒸、清泻肺热、
	枸杞子	成熟果实	补肾益精、补血安神、生津、止咳
棕榈科植物槟榔	大腹皮	果皮	下气宽中、利水消肿
	槟榔	种子	杀虫破积、利气行水
楝科植物苦楝或川楝	苦楝皮	根皮或干皮	杀虫、清热
	川楝子	成熟果实	行气止痛
睡莲科植物莲	莲子心	胚芽	清心火、解营热、去烦躁、止谵语
	荷叶	叶	清暑利湿、升发阳气、祛瘀止血
	藕节	根茎的节部	收敛止血、凉血养血
	莲子	成熟种子	补脾止泻、益肾止遗、养心安神

续表

来源	药用部位		活性
桑科植物桑	桑叶	叶	疏散风热、清肺润燥、清肝明目、凉血止血
	桑葚	果	补益肝肾、增液生津、滋阴养血、延年益寿
	桑枝	嫩枝	祛风邪、通血络、祛风湿、利关节、利水气、消浮肿
	桑白皮	除去栓皮的根皮	清热泻肺、利水消肿、泻热止血、清利湿热

2. 进行初步处理，利于药材干燥

中药材采收后，进行分拣、除杂等处理后，可根据不同的药用部位采取不同的处理方式，加速药材的干燥，提高生产率。

3. 保持有效成分，保证药效

中药材在产地加工中常采用断生、发汗等处理方式，可有效保持其活性成分，保证药效。

4. 整形、分等，利于按质论价

通过整形、分等等加工方式，可使药材形成一定的商品形式，有利于按质论价。

1.1.3 中药材加工常用的方法

1. 根及地下茎类药材

根据分类用途可归纳为七类，药材分别为根类、母根类、块根类、根及根茎类、根茎类、块茎类、鳞茎类。根及根茎类药材作为药材中种类占比最多的一类，常见的加工方式如表 1.3 所示。

表 1.3 根及根茎类药材常见加工方式

加工方式	加工方法	药材
分级	将药材的地下部分采收后，按不同大小进行分级，便于进一步加工和商业交流与贸易	三七、牛膝、白芍等
水洗	用水洗净掺杂的泥沙、污物，除去芦头和须根	绝大多数根茎类药材
刮皮	对于干后难以去皮的根茎，应趁鲜及时刮去外皮，然后晒干	山药、桔梗、牡丹皮等
	有的药材需蒸煮才脱皮，先将根茎洗净后入沸水中蒸煮几分钟，刮去外皮，然后漂净晒干	天冬、白芍、明党参等
切	对于质坚不易干燥的粗大根茎，应在采收后即刻洗净除去残茎和毛须，趁鲜切片、切段或切丁晒干	丹参、大黄、玄参、葛根等

续表

加工方式	加工方法	药材
烫	对一些肉质、含水量大的块根、鳞茎类药材,宜放入沸水中烫片刻,然后再捞出晒干	天冬、百部等
蒸	有些药材采后要进行蒸煮,然后晒干	郁金、天麻、玉竹、何首乌等
熏	对于一些粉质程度较高而需久存保色的药材,为了保护产品的色泽,在干燥前可用硫磺熏蒸。熏硫还可加速干燥,防止霉烂(国家现已禁止硫磺熏制)	山药、泽泻、白芷等
发汗	药材在加工过程中用微火烘至半干或微煮、蒸后,堆置起来发热,使其内部水分往外溢,变软、变色,增加香味或减少刺激性,有利于干燥	厚朴、杜仲、玄参、续断等药材

干燥是根茎类药材产地加工的核心环节和关键技术,是中药材生产过程的重要组成部分。干燥过程对药材质量有着重要影响,药材干燥后更有利于运输和贮藏。同时依据药材不同的理化性质采用不同的加工方式,促进药材中与功效相关的化学物质发生转化,赋予中药材所应具有的药性。常见药材的干燥方式如表1.4所示。

表 1.4　常见药材的干燥方式

分类	加工方式	药材
根类	晒软后进行中间操作,发汗至表面呈红黄色或灰黄色时干燥(或不发汗)	秦艽、麻花秦艽
	进行中间操作发汗,可晒干或烘干	川牛膝、玄参
	晒干或低温干燥	白芷、西洋参、前胡
	晒干或阴干	商陆
	晒干或烘干	紫草、木香、柴胡
	低温干燥50~60℃	苦参
	煮后刮去外皮,沸水中煮至无白心,刮去外皮后漂洗,可晒干或烘干	明党参
	烘干或晾干	粉葛
	(需进行中间操作发汗)烘干	葛根、独活
	晾干	当归
	晒干	其余的大多数药材
母根类	晒干	川乌
块根类	烘干	地黄
	晒干或烘干,干燥前沸水中煮或蒸至透心	天冬、郁金
	干燥前置沸水中略烫或蒸至无白心	百部、太子参
	反复暴晒、堆置至近干	山麦冬
	所有干燥方式均可	何首乌
	晒干	其余的大多数药材

续表

分类	加工方式	药材
根及根茎类	晒干或烘干	人参、藁本、大黄
	晒干或阴干	甘松
	阴干	细辛、徐长卿、龙胆
	蒸制后烘干	红参
	烘干或阴干	丹参
	晒干	其余的大多数药材
根茎类	置沸水中略煮或蒸透后晒干	香附、姜黄
	晒后烘干再去须根	川芎
	晒干或低温干燥	干姜
	晒干或低温干燥，干燥前蒸或煮至透心	莪术
	晒干或烘干	白术、黄精
	阴干	土茯苓、射干、黄连
	晒干	其余的大多数药材
块茎类	沸水中煮或蒸至无白心后晒干	土贝母、白及、延胡索
	蒸透后敞开，低温干燥	天麻
	晒干或烘干	泽泻
	晒干	其余的大多数药材
鳞茎类	蒸透或沸水中烫透后晒干	薤白、山慈姑
	晒干或低温干燥	平贝母
	用石灰水或清水浸泡直接炕干	湖北贝母
	晒干	其余的大多数药材

2. 皮类药材

一般采收后按规格趁鲜修切成一定大小的块或片，然后直接晒干。但有些药材采后要立即刮去栓皮再晒干，如黄柏、丹皮等。还有些药材要经烫处理，如肉桂、厚朴、杜仲等应先放进沸水中稍烫后，取出叠放，让其发汗，待内皮层变为紫褐色时，再蒸软刮去栓皮，然后切成丝、片或卷成筒状、双卷筒状，最后晒干或烘干。

3. 全草及叶类药材

全草及叶类药材含挥发油成分较多，采集后宜放在通风处阴干或晾干。在完全干透之前要扎缚成捆，然后再晾至全干，以免在干燥后捆扎易碎，如大青叶、紫苏、薄荷等。有些可直接晒干，如穿心莲、金钱草等。但对一些肉质药材，如垂盆草、马齿苋等，茎叶内含水量较高，宜先用沸水烫后再干燥。

4. 花类药材

花类药材采收后一般可放置通风处摊开阴干或置阳光下直接晒干，也可在低温条件下迅速烘干，但应保持颜色鲜艳，花朵完整，并注意避免有效成分的散失，保持浓厚的香气，如金银花、西红花、旋覆花、红花、茉莉花、玫瑰花等。尚有少数花类药材，需适当蒸后才干燥，如杭白菊等。

5. 果实与种子类药材

一般果实采收后可直接晒干，但有些还须烘烤烟熏，如乌梅等；还有些要切成薄片晒干，如酸橙（枳壳）、佛手、木瓜等；另外有些是以果皮入药的，要先将果实切开，除去瓣和种子后再晒干，如栝楼（瓜蒌）等。而对于以种子入药的，可将果实采回晒干后，去掉果皮，取出种子即可，如薏苡、决明等；有的连同果壳一起干燥贮藏，以保持有效成分不致散失，如砂仁等；有的则要打碎果核，取出种仁入药，如杏仁、郁李、酸枣仁等。

1.2 三七药材的产地加工技术

通常来讲，三七药材主要是指地下部分的根及根茎，包括剪口、主根及须根。三七药材的产地加工技术与根茎类药材的加工具有很大的相似性，其主要加工流程见图 1.1。

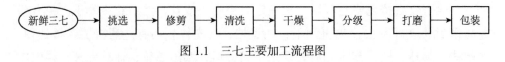

图 1.1　三七主要加工流程图

1.2.1 除杂、拣选、修剪

三七在采挖过程中附带的杂质主要为泥土、落叶、石粒等。在采挖后，通过手工操作可除去大部分杂质。

鲜三七水分含量较高，约为70%。因此，鲜三七在采收后不能长时间堆置，容易发汗加速腐烂，应及时在晾晒场（水泥或瓷砖地面，光照和通风条件好，清洁卫生，最好有防雨棚）摊开除杂、分拣。除杂与分拣同步进行，在分拣的过程中拣出夹杂在三七中的三七茎叶、松毛、石块等杂质，杂质单独堆放；同时将病三七选出单独堆放。

三七修剪步骤为：①去除三七残留的茎杆、杂物和表面的大量泥土。②用剪刀剪除三七芦头，单独放置；剪去须根、筋条，剩余主根，单独堆放。③将混合在一起的须根与筋条进行分拣，拣出其中杂物，将筋条分选出，单独堆放。经过此工序，可将三七分选出主根、芦头、须根、筋条。须根干燥后，即为商品三七须根；筋条干燥后为商品筋条；主根干燥后即为三七；芦头干燥后俗称剪口或羊肠头。

1.2.2 清洗

修剪出的不同部位经清洗进入干燥工序。由于种植三七泥土中有含量较高的重金属，三七清洗后农药残留、重金属残留及灰分等可被最大限度去除。清洗是保证三七质量最简单且易操作的环节。最常用的清洗溶剂为水。

常用的三七清洗设备有气泡翻浪清洗机、高压水枪清洗机、毛刷式清洗机、气泡高压水清洗机、高压水喷淋毛辊清洗机，近年出现了更多的几种清洗方式联用的复合式清洗机，能达到全面清洗干净的效果。图1.2为三七清洗机。

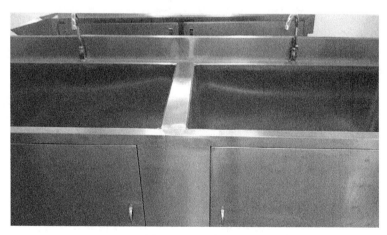

图 1.2 三七清洗机

1. 三七块根、大根、剪口清洗

浸泡：将修剪好的三七块根放入浸泡池内，放入清水，水深以淹过表面为宜，浸泡时间5～10min。

清洗：开启清洗机水源、电源，将浸泡过的三七投入清洗机内，清洗时间约 10min，清洗用水为流动水，多采用气泡翻浪清洗与毛刷式清洗两种方式结合清洗。清洗干净的物料用周转箱或烤盘装料。

2. 三七须根清洗

一般用滚筒式清洗机清洗，清洗干净后转入漂洗槽内漂洗。将三七须根放入滚筒式清洗机内，最大装量约为转筒体积的 2/3，开启清洗机水源、电源，每次清洗时间为 20～30min，直到流出水变清即可。将清洗机内的物料转移入漂洗槽内，使用流动清水漂洗，去除夹杂的松毛、枯叶等，使泥沙、碎石块等沉入漂洗槽，洗净的须根装袋，转入大棚干燥。

1.2.3 干燥

干燥是三七产地加工中的关键技术和核心环节。通过干燥，三七可保持一定的药用成分及不易腐烂变质，既利于调运和贮藏，又便于药厂的切制、炮制和粉碎。不良的干燥不仅起不到降水的作用，而且会恶化其品质。干燥介质温度过高，容易产生焦煳，导致成分变形；干燥介质温度过低，三七内水分难以向外扩散，导致干燥效果差，既耗费劳力又消耗热能。因此，三七干燥时要选择合理的干燥条件。

1. 三七的干燥过程的影响因素

三七干燥是一个复杂的动态湿热交互过程，其主要影响因素是干燥速度或干燥时间。

2. 三七的结构形态的影响

三七的根分为主根、支根、须根和不定根。根由内向外由周皮、韧皮部、形成层和木质部构成。三七的内部由木质化的细胞壁构成，具有大量的粗毛细管和微毛细管，水分容易向外转移，对干燥过程具有加速作用。

3. 三七的原始水分含量的影响

三七的原始水分含量大小直接影响干燥过程的快慢。三七的原始水分含量由采收时间决定。三七采收期的水分含量见表 1.5。由表 1.5 计算出三七的平均原始水分约为 75%。三七的原始水分含量较大，干燥过程所汽化的水分大部分是易于分离的游离水，因此干燥过程较快（周国燕等，2011）。

表 1.5　三七的原始水分含量

年生	处理方式	时间			
		1 月	5 月	7 月	12 月
一年生			76.25		76.98
二年生				70.91	
三年生	留种	75.00			74.93
	打薹				74.13
四年生	留种	76.19			79.91
	打薹	68.25			75.19

4. 干燥介质的温度、相对湿度和流速的影响

在其他条件相同的情况下，当干燥介质的温度升高时，传递给三七的热量相应增大，从而增强三七表面水分的汽化能力，降低三七表面水分含量，增加三七表面水分浓度差，增强水分的传质推动力，使其内部水分转移的速度加强。然而，温度只能升高到一定限度，否则会因温度过高而影响三七的品质。在高水分物料中，温度超过 60℃时就会导致淀粉糊化，有部分淀粉裂解变成糊精；同时，温度过高，易使三七表面硬化，阻止水分的汽化。

在干燥介质相对湿度较低时，其水蒸气压力小，与三七表面的水蒸气压力差较大，加速三七水分的汽化，使干燥过程加快。但在相同的温度条件下，干燥介质的相对湿度过低会使三七表面水分迅速汽化，内部水分来不及转移，形成表面硬化，延续干燥过程。由于在整个三七截面内外层的湿度与温度都存在差异，就形成由内向外的湿度梯度及由高温向低温的温度梯度。

湿三七内部存在温差时，热量的传递将会引起物料中水分由高温向低温处转移。单位时间内通过单位截面所转移的水分质量 m_0 与其温度梯度成正比，即

$$m_0 = \pm k r_0 \delta \nabla \theta$$

式中，k 为湿传导系数（m^2/h）；r_0 为三七中干物质的比容（kg/m^3）；$\nabla \theta$ 为三七物料的温度梯度（℃/m）；δ 为物料传导系数（$℃^{-1}$）。

三七在干燥时，其内部既存在湿度梯度，又存在温度梯度，则单位时间内通过单位截面所转移的总水分质量 m 可用下式表示。

$$m = m_u + m_0 = -k r_0 (\nabla u \pm \delta \nabla \theta)$$

式中，∇u 为湿度梯度。

适当增加干燥介质穿过三七层的流速，可以加速三七的干燥过程。但是，

干燥介质流速过大将会使三七表面迅速脱水，出现硬化，引起蛋白质凝固，消耗较多的电能及热能，从而影响三七干燥过程。实践表明，当干燥介质和物料水分都不变时，干燥介质流速控制在 0.5m/s 范围内为最佳。

5. 料层厚度对干燥过程的影响

在三七干燥过程中，由于三七形状不规则，头与头之间呈疏松状态，所以适当的三七层厚度可以保证有足够的干燥介质以合理的流速穿过三七层，使三七中的水分汽化有足够的热量，加速干燥过程。

2005 年以前，三七药材的干燥主要是马路边晾晒及炭火（煤火）烘烤，存在很多质量问题：一是未经过清洗加工，农药残留、重金属不能最大限度去除。二是加工周期过长，一般需 15～20d，遇阴雨天可长达 30d 左右，容易发生腐烂现象。三是容易带来二次污染。四是烘烤不均匀，出现溏心、烤焦等现象，且多为家庭作坊式加工，缺乏根本的质量保证。从 2005 年开始三七种植面积不断扩大，产地初加工成为急需解决的问题，太阳能大棚开始用于三七的干燥中，经过不断实践改进，到 2008 年已得到大力推广，成为三七加工的主导方式。遇到阴雨天气，太阳能大棚弊端随之出现，因此搭配大棚使用的烤房陆续建立起来。经过不断改进，太阳能大棚、烤房干燥已成为三七产地加工的主要方式（图 1.3）。

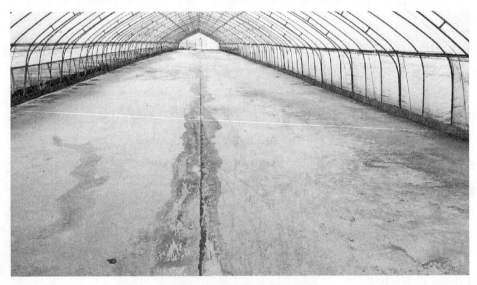

图 1.3　三七太阳能大棚干燥

（1）太阳能大棚干燥

原理：太阳能大棚干燥属于一种太阳能室温干燥方法，其原理是用采光覆盖材料作为全部或部分围护结构材料。太阳辐射能透过干燥器的透明盖板直接投射在待干三七物料上，以短波辐射为主的太阳辐射通过温室采光材料进入室内使地温和气温升高进而转化为长波辐射，长波辐射又被室温覆盖材料阻隔在大棚内，从而形成室内热量的积聚，使室内温度提高从而达到加热的目的，蒸发出的水分通过自然通风或风机的方式被排出。

大棚规格：加工大棚呈弧形，可根据场地大小设计棚的尺寸，一般棚长60m，宽 8m，顶边高 1.3m，中间高 2.6m，边棚两边可自由收取，用于棚内温度、湿度的调节。

清洁卫生：物料进入大棚前，将大棚打扫干净，检查大棚内是否有其他药材及杂物，清除与三七不相关的其他物料及杂物，留下加工工具待用。将清洗后待干燥的物料送入大棚，平铺于地面，不出现堆积等现象。白天大棚门打开，边棚绞起，尽量排出湿气。晚上大门关闭，边棚放下。每天在上午、下午各翻动一次，翻动时应保持物料平铺均匀，保证物料受热均匀。

发汗：三七主根在大棚内干燥 7～8d、剪口 9～10d（依据天气情况而定），使其含水量大约为 20% 时，将物料堆拢，进行堆闷发汗 4～6d 后，平铺摊开继续干燥 2～3d，每天早晚各翻晒一次，至三七水分达 14% 以下即可，将干燥三七用麻袋打成定量包装。三七大根可一次性干燥完成。而三七须根晾晒无须翻动，一次晒干即可，收料须选择在傍晚，温度降低，须根回软时收起。太阳能干燥三七工艺简图如图 1.4 所示。

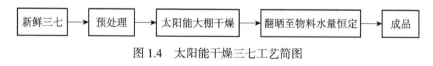

图 1.4　太阳能干燥三七工艺简图

（2）烤房 + 大棚干燥

每间烤房长约 4.5m，宽约 4m，面积约 18m^2，用隔热防火板彩钢瓦建成。每个烤房均为双循环烘烤系统，配有全自动温湿度控制系统、循环风机、除湿机、进风百叶窗等。

物料上架：在清洗车间将清洗干净的物料置于烤盘上，烤盘尺寸70cm×42cm。装盘厚度 5～6cm，每个烤盘装料约 7kg，装料须平铺均匀。将烤盘放置于烤架上，每个烤架可放置 48 个烤盘，每间烘房可放置 12 个烤架，每次烘烤鲜料量约 4000kg。

温度、湿度设定：打开控制页面，启动温湿度控制系统，设定烘烤温湿度及时间。控制系统共设置 8 段式烘烤，第一段为除湿段，时间为 8h，烘烤温度为 48℃，湿度为 30.0%；第二段时间为 8h，烘烤温度为 55℃，湿度为40.0%；第三段时间为 8h，烘烤温度为 55℃，湿度为 30.0%；第四、五、六段时间为 8h，烘烤温度为 55℃，湿度为 20.0%；第七、八段时间为 8h，烘烤温度为 55℃，湿度为 10.0%。烘烤时间依据三七的含水量而定，一般春三七烘烤时间为 40～50h，冬三七烘烤时间为 60～70h。每隔 30min，观察一次温湿度变化情况。

生火：主要燃料为生物质燃料。生火使烘房内温度达到第一段设定所需温度 48℃后，视燃料燃烧情况及烘房内温湿度情况持续添加适量燃料到炉膛内，保持燃烧状态，保持设定所需温度。

烘烤：烘烤期间定时做好记录，并安排人员轮班、巡查。检查温湿度控制系统工作情况、烘房温湿度变化情况，及时添加燃料，直到烘烤结束。根据物料装盘情况及物料大小，检测烘烤情况，及时判定出料时间。

发汗：将经烘烤出炉的物料用洁净工具运送到大棚内，进行堆闷发汗3～4d，摊开继续干燥，每天早晚各翻晒一次，至三七水分达 14% 以下即可，用麻袋打成定量包装，运出大棚。

（3）其他干燥方式

药材的干燥是一项需要改变中药温度和含水率的操作。干燥过程的合理控制、干燥方法的正确选用是决定中药材质量的关键，对保证中药的质量具有重要的意义。中药材传统干燥方法受气候的影响较大，干燥周期长，劳动强度大，容易受到污染，干制品的质量较低。针对传统干燥过程中暴露的种种问题，结合中药材干燥过程的特殊性、复杂性的特点，把现代化的干燥技术用于中药材的干燥中，已经出现了一些新兴的干燥方法，如热风干燥法、真空冷冻干燥法、微波干燥法、远红外辐射干燥法等。

热风干燥法：热风干燥法主要依靠水分的蒸发作用。按照物理学水分转移传递的原理，水分由多的部位向少的部位转移，即发生由内向外转移的扩散作用。三七内部水分的蒸发，主要依靠水分的外扩散和内扩散作用。随着温度的上升，表皮水分蒸发使三七中的游离水分大幅减少，干燥速度逐渐降低。当三七中的游离水汽化后，内在气压逐渐与烘箱内的空气气压达到平衡状态，三七的温度与干燥介质的温度（烘箱内空气的温度）相等，此时，水分的蒸发作用也就停止，烘干结束。热风干燥技术已趋于成熟，成本低廉，易于操作。热风干燥三七的产能为 $0.449\sim0.750kg/m^2$，经济成本低，但干燥后的三七品质较差，烘烤时需要人力不断翻看（毛文菊等，2012）。图 1.5 为热风干燥三七切片工艺图。

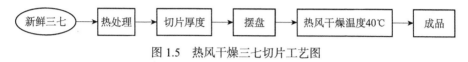

图 1.5　热风干燥三七切片工艺图

真空冷冻干燥法：利用水的升华原理，将含水物质先冻结至冰点以下，使水分变为固态冰，再将冻结的三七置于密闭真空中加热，将冰直接升华为水蒸气从而除去。干燥从外表面开始，逐渐向内推移，冰晶升华后残留下的空隙变成升华水蒸气的逸出通道。当全部冰晶除去时，升华干燥完成，可除去 90% 的水分。但在干燥物质毛细管壁和极性基团上还吸附部分结合水。为延长保存期，还需解析干燥。解析干燥后，产品残留水分的含量一般控制在 4%～5%（周国燕等，2013）。冻干三七质地疏松，复水性好，气味浓，切片和粉碎容易。从形、色、味三方面都优于传统药材（李琳等，2014）。但真空冷冻干燥设备复杂，耗能高，加工成本高，应用并不广泛。图 1.6 为真空冷冻干燥三七工艺图。

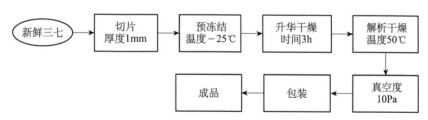

图 1.6　真空冷冻干燥三七工艺图

微波干燥法：微波加热直接作用于物料，在物料内部形成内热源，物料温度的升高和水分的蒸发是同时进行的。三七加热时，物料中所含有的水分分子运动随微波电磁场的频率发生改变。通过方向的高速改变和振动，以及极性分子之间的摩擦，使物料处于热环境或较高的温度中。内部的高热量使物料形成自内而外的温度梯度。随着初始湿度的增加，压力梯度逐渐增加，形成"泵"的作用，趋势液体以气态方式扩散至三七物料表面。因此微波干燥过程中，三七内层含水量远大于外层，易在外层形成干燥壳，影响干燥速度及干燥质量（高明菊等，2010）。微波干燥与热风干燥相比，三七水分最终脱除效果差别不大，且微波干燥对生三七片的加工适应性和熟三七的加工还需进一步考证。图1.7为微波干燥三七切片工艺图。

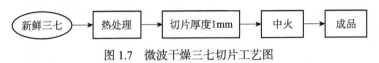

图 1.7　微波干燥三七切片工艺图

远红外辐射干燥法：远红外辐射干燥技术初期基本建设投入较多，但运行成本低；具有较高能量和穿透力强的射线，在干燥的过程中还具有除菌杀虫的作用。远红外辐射干燥原理：当入射物体分子的固有频率与远红外辐射的频率一致时，就会产生强烈的共振。共振使物体内部分子运动加剧，物体内部分子吸收远红外辐射能量直接转变为热量，从而实现加热干燥的目的。近年来国内外学者已经对三七红外光谱有了一定的研究（图1.8）。为了实现远红外辐射干燥三七，除了确定三七红外光谱外，还需进行相关实验确定远红外辐射干燥工艺。图1.9为远红外辐射干燥三七工艺简图。

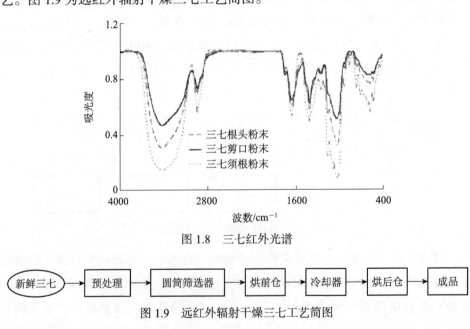

图 1.8　三七红外光谱

图 1.9　远红外辐射干燥三七工艺简图

1.2.4　打磨

打磨（揉搓）在传统三七加工过程中是三七加工工序的关键。打磨有两种方法：第一种方法是在三七晾晒至半干时，对三七反复进行揉搓数次，为手工操作方式；第二种方法是在三七全干时外加磨料进行打磨，传统为手工打磨，现多为机械打磨。其主要目的是去除三七表面未能修剪干净的须根、筋条及清洗不完全的泥土，使三七表皮变得光滑、洁净，提高外观品质。

传统三七加工中不进行清洗，大量的泥土附于三七表面及侧根中间，不易去除，一般通过反复揉搓可以使附着泥土去除，便于快速干燥，同时可对三七外观进行整形。现代加工方法增加了三七的清洗过程，在干燥前已能完全去除外来杂质。因此，现在三七加工过程中已无打磨这个环节。但在成品销售时，由于传统加工有加蜡及碳粉或滑石粉打磨的习惯，部分地区销售还以这种外形销售为上品，因而还有部分商家根据客户需求进行加蜡打磨处理。

在传统加工过程中，打磨法的加工方式为：三七主根在太阳下或大棚内晒约 36h，三七表面发软，附着于表面的泥土发硬后，戴上手套或用编织袋从一头开始搓揉三七，边搓边去除附着的泥土。这时三七含水分较高，用力宜轻且均匀。如用力过大，容易搓破表皮，使三七变黑或变形，或造成三七皮心分离。揉搓过的三七经晾晒至第二天，进行第二次揉搓，这时三七水分有所减少，可以增加力度，需反复进行 3～5 次，具体揉搓次数可根据三七的大小适当调整。

袋装打磨：将晒干或烘干的三七分装入麻袋内，装量约 1/3 袋，两个人分别抓紧两边口袋，来回摇晃，使三七之间相互摩擦，去除附着的灰尘、修剪不尽的须根、侧根等，打磨约 25min 即可。倒出后用筛子筛出打磨出的灰尘、须根、碎根，如无须加蜡即可装袋。需要加蜡、碳粉等打磨时，打磨约 20min，筛出打磨出的灰尘、碎屑，添加蜡、碳粉或滑石粉继续打磨 15～20min 即可。此法适用于量小的加工打磨。

打磨机打磨：将全干的三七倒入打磨机内，装量可达机器装量的 2/3。接通电源，打开开关，进行打磨，时间约 30min。倒出，用筛子筛出打磨出的灰尘、须根、碎根，即可装袋。此法适用于量大的加工打磨。如需加蜡或碳粉打磨时，须先打磨 20min 左右，再添加蜡或碳粉进行打磨 10min 左右即可。

1.2.5　质量分级及包装

将干燥到标准要求的（水分≤14%）三七主根进行分级处理。分级要求参照《原产地域产品　文山三七》（GB 19086—2003）中附录 E 的规定进行产品分级（俗称头数）。规格以 500g/ 个，进行头划分（如 500g，20 个，即为 20 头，依次类推）：20 头、30 头、40 头、60 头、80 头、120 头、无数头等。传统为人工分级，从 2015 年开始，出现了机械分级设备，可以完全代替手工操作。分级完成后用干燥、洁净、无污染的编织袋或麻袋进行包装。

机械分级：开机前先打扫卫生，清除不相关的其他物料，留下塑料周转框装料、塑料铲上料即可。检查称重系统、旋钮、挡板、压缩空气阀门等。打开全自动显示屏，设置所需的分级规格，即每个出料口的重量范围，打开主电源。设备自动运行正常后即可上料（图 1.10）。上料为人工操作，通过人工逐个摆放进行。在出料口做好规格标记，周转框内物料装约 2/3 即可换框，转移入包装袋内。常规分级设定为 8 个级别，大多根据客户要求的头数范围来进行重量范围设置，如 40 头三七（40～49 个），重量范围设定为 10.2～12.5g。

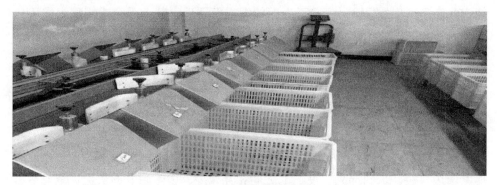

图 1.10 三七机械分级机

手工分级：量小时可将三七置于操作台上进行，量大时一般将三七平铺于大棚内进行。将大棚打扫干净，将干燥的三七平铺于大棚内，从大棚一侧开始进行分级，分级原则是按从大到小的规格进行，一般先分拣出一个级别的，再进行下一个级别的分拣，即先分 20 头，然后进行 30 头分级，再进行 40 头分级，依此类推。在分级过程中，须有专业质控人员对分级工分的质量进行核对（图 1.11），

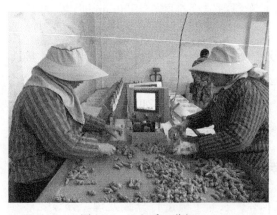

图 1.11 三七手工分级

每隔 15min，进行一次核对。一般种植户销售分级分到 60 头即可，80 头以下即为统货。零售商会分到 80 头、100 头、120 头。

贮藏：在产地，三七的贮藏为常温贮藏，三七干燥后，用编织袋或麻袋定量包装，运入原料仓库。不同品种分区堆放于垫仓板上，垫仓板与墙壁的距离不小于 1m。每半年定期翻晒一次。每年进行一次杀虫处理。

1.3　三七茎叶的产地加工

1. 采收时间

三七茎叶应在秋季采挖三七时采收或在冬季冬管剪除三七地上部时采收，采收应在晴天进行。

2. 采收方法

选择健康的三七茎叶，用剪刀在距地面 2~4cm 的位置剪断茎杆，将采得的三七茎叶整齐码放或扎成把，堆放在塑料薄膜上。应避免直接堆放在地上。

3. 工艺流程

三七茎叶采收工艺流程如图 1.12 所示。

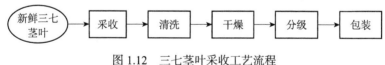

图 1.12　三七茎叶采收工艺流程

4. 加工工艺

（1）预处理

用混凝土制成一定规格的水池，将用饮用水稀释成的 0.1% 稀盐酸或 2% 石灰水溶液放入其中，将三七茎叶放入其中浸泡 2~3h。浸泡时应保证液面淹没三七茎叶。

（2）清洗、拣选

将经预处理后的三七茎叶置于 10m×10m 铁丝网筐内，用流动的饮用水反复清洗，并拣除病、残叶及杂质，最后将三七茎叶整齐地扎成直径为 10cm 左右的小把。注意：清洗三七茎叶的水不能循环使用。

（3）干燥

将扎成把的三七茎叶用绳子挂起堵干或沥干后在 30～60℃条件下烘干。干燥的三七茎叶含水量应低于 10%。

（4）包装

内包装用新的聚乙烯塑料密封包装。外包装选择塑料编织或麻袋等适宜的包装物。所用包装物应清洁、干燥、无污染。包装规格为每袋 10～25kg，允许误差 1%。包装物上应注明品名、标识、产地、等级、净含量、毛重、生产者、生产日期或批号、执行标准。

5. 运输

三七茎叶批量运输时，不得与农药、化肥等其他有毒有害物质混装。运载容器应具有较好的通气性以保持干燥，遇阴雨天气应严密注意防雨防潮。

6. 贮藏

加工好的三七茎叶应有专门的仓库进行贮藏。仓库应具备专门透风除湿设备，地面为混凝土，中间有专用货架，货架与墙壁的距离不得少于 1m，离地面距离不得少于 20～30cm。水分超过 10% 的三七茎叶不得入库；入库三七茎叶应有专人管理，每 15d 检查 1 次，必要时应定期进行翻晒。

1.4　三七花的产地加工

三七花是指三七花序未完全开放的干燥品，颜色为灰绿色至墨绿色，以均匀、花大紧密者为上品。气清香、味甘、微苦，可药用。2016 年，云南省卫生和计划生育委员会批准三七花成为云南省地方特色食品使用原料。从生长年限来区分三七花有二年生、三年生、四年生，一般四年生花较少见；从带柄的情况分为带柄、不带柄、带短柄、带长柄四种情况。综合以上两点，三七花最终根据不同生长年限及带柄情况来进行质量划分。不同年限、不同带柄情况的三七花须分开进行加工处理。

1. 拣选

将新鲜的三七花平铺于操作台上，拣去病花、杂质、小叶片，拣选完成后放入周转框内。

2. 清洗

将拣选干净的三七花放入清洗池内（或洁净的容器内），用流动清水冲洗，轻柔地反复搅动三七花，冲洗 3～5min 后，转移入干净的清洗池内，漂洗 1～2min，移入干净的周转框内，沥干水分。

3. 干燥

将大棚地面冲洗干净，待干燥后，将清洗干净的三七花平铺于大棚内。注意不能进行堆晒，干燥过程无须翻动。每天上午、下午各进行一次排湿处理。直到三七花完全干燥至水分达 14% 以下即可。用热风循环烘箱干燥：三七花平铺于烤盘中，装盘厚度 2～3cm 为宜，温度 50℃。用带式干燥机进行干燥：物料平铺于履带上，不得出现堆积现象，温度 50℃。

4. 包装

三七花干燥完后，不能立即进行包装，需待温度降低，三七花稍回软后进行包装。内包装选用新的聚乙烯塑料袋密封包装，外包装可选用编织袋或纸箱包装，一般建议选用具有避光效果的纸箱进行包装。

5. 贮藏

加工好的三七花可存放于食品仓库，也可存放于药品仓库，独立货架存放。

参 考 文 献

高明菊，冯光泉，曾鸿超，等，2010. 微波干燥对三七皂苷有效成分的影响［J］. 中药材，
　　33（2）：198-200.
李琳，王承潇，崔秀明，2014. 活性三七药材质量特征研究［J］. 安徽农业科学，（35）：
　　12457-12460.

毛文菊,董哲,区焕财,等,2012.三七干燥技术研究进展[J].干燥技术与设备,10(4):
　　14-23.

周国燕,詹博,桑迎迎,等,2011.不同干燥方法对三七内部结构和复水品质的影响[J].食
　　品科学,32(20):44-47.

周国燕,张建军,桑迎迎,等,2013.三七真空冷冻干燥工艺研究[J].中成药,35(11):
　　2525-2528.

第2章

产地加工对三七药材质量的影响

2.1 产地加工对中药材品质的影响

药材的道地性是自古以来评价优质中药材质量的重要标准，产地加工技术是药材道地性形成的重要环节。在传统中药材产地加工生产中，各地药农根据自己的加工习惯和销售需求，形成了各地独有的产地加工技术。

一方面，产地加工对于保证药材的质量具有十分重要的意义，多数中药材采收后，含水量高，若不及时进行产地加工处理，很容易霉烂变质，有效成分也随之散失，严重影响药材质量及疗效。同一品种不同规格、不同等级的药材难以得到分类，且药材中杂质含量高。一些药材在贮藏保管过程中化学成分间发生相互转化，从而有效成分含量降低。未经产地加工而干燥后的药材，质地坚硬，块形较大，难以浸透切片，且浸泡会致使有效成分流失，再次切片容易加工不当或有意掺假，影响质量。

另一方面，中药材所含的化学成分是中药发挥药效活性的物质基础，中药的综合作用是中药材所含各类成分之间协同或对抗作用的结果。中药材加工环节，如清洗、干燥、加热等处理方式，均可使药材中的化学成分的含量或质量发生变化，导致某些含量的增加或减少，或产生新的成分，也可使药材的颜色、气味及表面特征发生改变。例如，天麻经洗净烘干后，外表呈现灰褐色，断面角质样不透明；然而采用洗净水煮或蒸煮的加工方式，外表呈灰色或灰黑色，断面角质样则呈现半透明的性状。因此，研究中药材产地加工前后化学成分的变化，对探讨中药材的加工原料、中药加工方法方式评估及质量评价具有重要意义。

已有大量文献针对三七产地加工过程中各种因素对三七品质的影响作出了深入研究。高明菊等（2010）研究了微波干燥对三七皂苷有效成分的影响，结果表明经微波干燥后，三七皂苷成分明显降低。王云峰等（2010）对三七太阳能干燥进行了探讨，并设计了一种太阳能干燥设备。高明菊等（2011）和杨海峰等（2011）对太阳能大棚干燥、不同温度烘干、晒干、木炭烘烤等干燥方法及不同切片工艺做了比较，结果表明皂苷对热表现出不稳定性，太阳能大棚干燥方法是主根最优的产地加工方法，而微波干燥、片厚0.45mm、中火是较优的三七切片工艺。刘雪松等（2008）对真空带式干燥、喷雾干燥、冷冻干燥和真空干燥三七进行了比较和分析，结果表明不同干燥方法对三七的影响不同，其中真空带式干燥三七质量最优。随后，周国燕等（2013）、区焕财等（2013）、李琳等（2014a）又分别对三七的冷冻干燥工艺、热风干燥实验及冻干三七品质进行了研究，前两者分别得出了最优的工艺参数，而李琳的研究结果表明，冻干三七的结构特征明显，且品质优于普通干燥三七。郭薇等（2014）对不同干燥方法切片和主根的干燥特性及品质进行了评价，结果表明烘箱干燥三七总皂苷含量较高，与Page's模型高度吻合，且主根加工品质要优于切片，马妮等用自然晾晒、不同温度烘烤、微波干燥等方法研究切片三七干燥过程，结果表明自然晾晒和50℃烘烤是比较优质的三七切片加工方法。马煜等（2012）利用恒温干燥实验对不同厚度、不同干燥温度的三七切片的品质进行评价，结果可得干燥温度以50℃为最佳，太阳能干燥实验与Page's模型吻合度较高。周国燕等（2011a；2011b）、李琳等（2014b）研究了不同干燥方法对三七切片皂苷含量和外观特性的影响，结果表明冻干三七切片的皂苷含量和外观形状最好，其质量最优。

本节针对三七药材中常用的产地加工方法，结合三七药材的品质因素，详述了产地加工对三七品质的影响。

2.2 产地加工对三七外观的影响

2.2.1 清洗对三七外观性状的影响

1. 干燥前清洗

本节研究清洗对三七外观性状的影响。清洗可分为干燥前清洗和干燥后清洗。其中，干燥前经清洗过的三七，其外观形态、色泽、卫生程度均要优于不

清洗处理三七。冷水清洗三七表面发乌，轻微皱缩，而采用温水清洗表皮发黄，
皱缩程度较冷水清洗严重，未清洗三七表面与土壤红色相同（图 2.1）。另外，
三七经先清洗后再干燥，干燥所用时间要比直接干燥所用时间短。冷水清洗后
干燥处理三七的折干率最高，不清洗处理组次之，温水清洗处理折干率最低。
不清洗处理三七的密度高于温水和冷水清洗处理（表 2.1）。

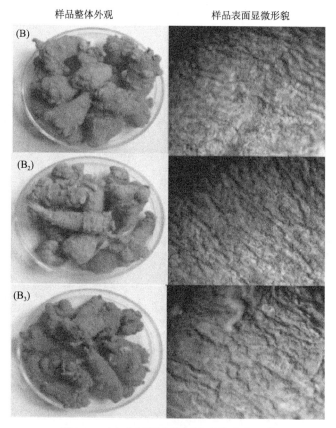

图 2.1　三七在不同水温下清洗情况的比较

（B）冷水清洗；（B$_2$）温水清洗；（B$_3$）不清洗

表 2.1　干燥前清洗三七主根外观性状

处理	干燥时间 /h	折干率 /%	密度 /（g/cm^3）
冷水清洗	25	40.25±0.06a	1.28±0.00a
温水清洗	25	36.75±2.14ab	1.29±0.05a
不清洗	27	38.24±0.32ab	1.29±0.00a

注：表中字母表示同列中数值比较的显著性差异。同列各组间有一个相同标记字母的即为差异不显著，不
同标记字母的即为差异显著，余同。

2. 干燥后清洗

干燥后清洗能有效减少三七外表面附着土壤。由图 2.2 可得，随着清洗时间的增加，三七外表皮附着土壤逐渐减少，表皮颜色由土红色变为土黄色，再变为黄白色，清洗时间的长短对表皮皱缩情况影响较小，且随着清洗时间的延长，三七支根断口处干燥后会呈白色。干燥后清洗时间的延长对三七的大小和密度均无显著影响（表 2.2）。

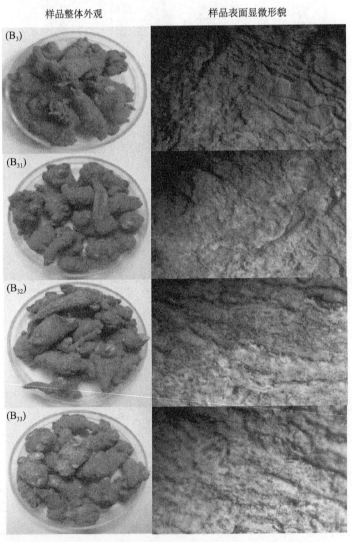

图 2.2　干燥后不同清洗时间处理的三七样品

（B₃）不清洗；（B₃₁）冷水清洗 5min；（B₃₂）冷水清洗 15min；（B₃₃）冷水清洗 30min

表 2.2　干燥后不同清洗时间下的三七外观性状

处理	长度 /mm	直径 /mm	质量 /g	密度 / (g/cm³)
不清洗	38.25±0.56a	10.77±0.42a	5.44±0.46a	1.29±0.00a
洗 5min	37.06±0.62a	9.62±0.32a	5.14±0.62a	1.29±0.02a
洗 15min	38.15±0.43a	11.02±0.51a	4.95±0.48a	1.27±0.04a
洗 30min	38.64±0.71a	9.96±0.43a	5.35±0.53a	1.30±0.05a

2.2.2　干燥对三七外观性状的影响

常用的三七干燥方法有晒干、阴干及烘干。随着冷冻干燥工艺的普及，冻干成为三七干燥中的新兴方法。

笔者等研究了干燥工艺对三七主根外观性状的影响（表 2.3）。结果表明，阴干和晒干处理三七外观差异较小，表面呈灰褐色或灰黄色，轻微皱缩；气微，有茶香气，味苦回甜；内部质地坚实，难折断、难粉碎，击碎后木质部与皮部连接紧密；断面颜色为灰绿色或黄绿色，有光泽，皮部有细小的棕色树脂道斑点，芯部显放射状纹理，与传统中药典籍中描述的三七药材性状相符。

表 2.3　不同干燥方法对三七主根外观性状的影响（ $n=3$ ）

处理	干燥时间 /d	折干率 /%	密度 / (g/cm³)
冻干	2	28.95±0.04e	0.87±0.02c
阴干	25	40.25±0.06b	1.28±0.02ab
晒干	21	45.03±2.39a	1.32±0.01a
40℃烘干	9	34.95±1.03c	1.26±0.03b
50℃烘干	9	34.94±1.44c	1.26±0.01b
60℃烘干	4	33.92±0.64d	1.29±0.02ab

采用冷冻干燥工艺处理后三七药材在外观性状上具有特殊性。冷冻干燥最大程度保持了鲜三七原有性状，表面呈黄白色，但皱缩严重，原皮易磨损；气味较浓，苦味明显；内部质地泡松多孔，易折断和粉碎；断面为淡黄色或黄绿色，无光泽，菊花心消失。而烘干处理后三七表面呈灰黄色或灰褐色，也会因糖状物质流出而呈黑棕色，外皮皱缩严重；气微味苦回甜，高温烘烤后有焦糖香气；内部质地不坚实，常有较大裂缝，木质部与韧皮部分离，高温烘烤处理甚至会出现空心等现象，较难折断，粉碎较晒干和阴干处理容易；断面呈绿色或黄绿色，如果烘烤温度过高也会呈现出红棕色或黑棕色，有光泽，菊花心不明显或消失（图 2.3）。

整根 断面 断面放大

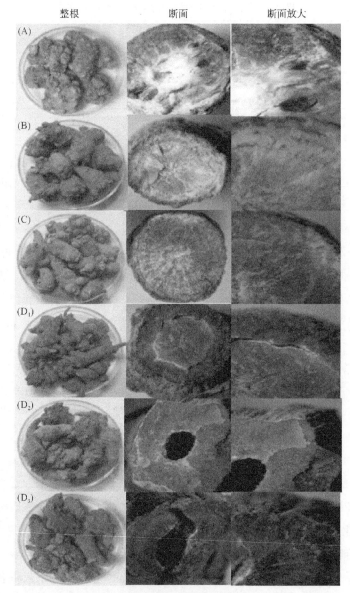

图 2.3　不同干燥方法三七样品
（A）冻干；（B）阴干；（C）晒干；（D₁）40℃烘干；（D₂）50℃烘干；（D₃）60℃烘干

综上所述，三七经冷冻干燥及烘干处理后，其药材结构泡松、质地不坚实、断面颜色、气味及其他性状描述与传统典籍记载差异较大。而经阴干和晒干后，三七内部结构紧实、质地坚硬，断面颜色、气味及其他性状与传统典籍描述较相符。

2.3　产地加工对三七皂苷含量的影响

三七皂苷是三七中最主要的活性成分。在维持血液循环、改善心肌缺血、抗心律失常、抗休克、镇静、提高智力、抗衰老、抗氧化、抗细胞增殖和抗肿瘤等方面均显示出一定的药理作用及药理活性。三七皂苷包括人参皂苷 Rb_1、人参皂苷 Rg_1、人参皂苷 Rd、人参皂苷 Re、三七皂苷 R_1 五种主要成分及 Rg_5、Rg_3、Rh_1、Rh_2、Rf_c 等其他皂苷成分。三七皂苷含量占药材含量的 10%～15%。其中，不同部位的皂苷含量不同，剪口中含量最高，须根中最低。

苷是糖分子中环状半缩醛上的羟基与非糖部分（苷元）中的羟基失水缩合而成的环状缩醛衍生物，其溶解性常无明显规律，一般容易溶于水，溶解度受糖分子数目和苷元所含极性基团影响，若苷元极性基团多，则在水中的溶解度大，反之则小。

由于苷类成分易溶于水，故加工含苷类成分的药材时，需尽量减少与水接触或快速洗涤。此外，含苷类成分的中药材往往在不同的细胞中含有相对应的分解酶，在一定温度和湿度条件下可被相应的酶分解，从而使有效成分含量减少，采收时若长期放置，会使药材疗效降低。因此，以苷类成分为主要活性的中药材可通过蒸、烫及暴晒来破坏和抑制酶的活性，从而便于贮藏，保持药效活性。通常来讲，皂苷成分的分子量较大，不易结晶，大多为白色或乳白色无定形粉末。皂苷多具有苦味和辛辣味，且多具有吸湿性，熔点高，分解点在200～300℃之间。皂苷一般可溶于水，易溶于热水、含水稀醇、热甲醇和热乙醇中，几乎不溶或难溶于丙酮、乙醚、苯等有机溶剂。

综上所述，皂苷类成分是三七中最主要的活性成分之一，三七总皂苷含量是评价三七质量的一个重要指标，同时，产地加工对三七中的皂苷含量影响很大，因此本节重点介绍常用的三七产地加工方法（干燥、清洗、切片等）工艺对三七皂苷成分的影响。

2.3.1　干燥对三七皂苷含量的影响

在三七的产地加工技术中，常用的干燥方法有晒干、阴干及烘干。随着冷冻干燥的普及，冷冻干燥也成为三七干燥中的新兴方法。有研究表明，皂苷含量与干燥工艺和干燥温度密切相关。随着干燥温度的升高，皂苷含量在加工过程中由于热分解和转化，会随时间的延长出现降低趋势。本书研究了不同烘干温度（40℃、50℃及60℃）对皂苷含量的影响（表2.4），结果发现，相同干燥时间下，60℃对皂苷含量影响最大。冻干和阴干处理由于操作温度低，有利于三七中皂苷成分的保留。有研究指出，对于同批次三七药材样品，冻干三七药材中，总皂苷含量高达15%～20%，比自然晾晒干燥三七样品高出近20%。

表2.4　不同干燥方法商品三七主根皂苷成分含量（*n*=5）

处理	皂苷含量 /%					
	R₁	Rg₁	Rb₁	Re	Rd	R₁+Rg₁+Rb₁
A	1.07±0.02a	4.77±0.08a	3.38±0.01a	0.81±0.01a	0.79±0.00a	9.23±0.07a
B	1.05±0.03a	4.83±0.14a	3.05±0.00b	0.77±0.12ab	0.70±0.01ab	8.93±0.10ab
C	0.98±0.06a	5.00±0.00a	2.61±0.00c	0.76±0.06ab	0.63±0.10b	8.59±0.06bc
D₁	0.98±0.08a	4.71±0.33a	2.69±0.20c	0.72±0.04bc	0.62±0.08b	8.38±0.05cd
D₂	1.00±0.10a	4.66±0.00a	2.98±0.01b	0.76±0.00ab	0.70±0.00ab	8.65±0.09bc
D₃	0.98±0.27a	4.45±0.46a	2.67±0.09c	0.66±0.03c	0.62±0.00b	8.10±0.29d

注: A. 冻干; B. 阴干; C. 晒干; D₁. 40℃烘干; D₂. 50℃烘干; D₃. 60℃烘干。

不同的干燥方式会导致药材的内部结构发生改变和破坏，皂苷成分的溶出和吸收也会受到干燥因素的影响。本书经研究指出（表2.5），经过冻干处理的三七药材，其皂苷成分在体外模拟胃肠液中的溶出量和溶出率均显著高于常规晒干药材。究其原因，可能是冻干使药材内部水分快速升华，而细胞壁保存原有状态，造成细胞内部空隙增大，内容物溶出加快所致。

表2.5　不同干燥方式对三七皂苷溶出的影响（%，*n*=5）

溶出	方式	烘干					冻干				
		R₁	Rg₁	Re	Rb₁	Rd	R₁	Rg₁	Re	Rb₁	Rd
100目	药材	6.53	35.43	3.18	36.20	6.32	5	3	4	2	1
	胃溶出	2.30	16.53	1.35	22.12	4.24	35.26	46.64	42.59	61.12	67.04
	肠溶出	0.39	3.02	0.11	3.75	0.73	6.03	8.51	3.47	10.36	11.47
	胃&肠溶出	2.69	19.54	1.46	25.87	4.96	41.29	55.15	46.06	71.48	78.52
150目	药材	6.53	35.43	3.18	36.20	6.32	5	3	4	2	1
	胃溶出	2.21	15.48	1.28	22.03	4.11	33.81	43.69	40.42	60.87	65.00
	肠溶出	0.24	1.80	0.08	2.61	0.54	3.72	5.08	2.67	7.22	8.55
	胃&肠溶出	2.45	17.28	1.37	24.64	4.65	37.53	48.77	43.08	68.08	73.55
200目	药材	6.53	35.43	3.18	36.20	6.32	5	3	4	2	1
	胃溶出	2.08	15.04	1.20	21.21	4.03	31.86	42.45	37.65	58.60	63.82
	肠溶出	0.18	1.44	0.06	2.11	0.44	2.77	4.05	1.96	5.83	6.98
	胃&肠溶出	2.26	16.48	1.26	23.32	4.47	34.62	46.51	39.61	64.44	70.80

2.3.2　清洗对三七皂苷含量的影响

根据加工流程的不同，三七清洗工艺可分为干燥前清洗和干燥后清洗。清洗工艺对三七药材皂苷含量具有一定影响。皂苷水溶性较好，在清洗过程中，由于水浸泡或冲洗等因素，部分皂苷溶出和扩散至周围液体中，造成成分损失。

本书研究了清洗方式（包括干燥前清洗和干燥后清洗）对三七皂苷含量的影响（表 2.6）。研究发现，对于干燥前清洗，随着不清洗、冷水清洗、温水清洗等处理方法的变化，Rg_1、Rd 和 $R_1+Rg_1+Rb_1$ 三种皂苷均呈现出减少的趋势。相比不清洗的处理方式，冷水清洗皂苷含量降低 6% 左右，温水清洗皂苷含量降低约 11%；而对于干燥后清洗，皂苷含量变化也呈现相似规律。因此，如何控制和优化清洗工艺，最大程度保持皂苷含量，是清洗工艺的重点研究内容（陈骏飞等，2017）。

表 2.6　干燥前清洗对三七皂苷含量（$n=5$）

处理	皂苷含量 /%					
	R_1	Rg_1	Rb_1	Re	Rd	$R_1+Rg_1+Rb_1$
冷水清洗	1.05±0.03a	4.83±0.14a	3.05±0.00a	0.77±0.12a	0.70±0.01a	8.55±0.10a
温水清洗	1.00±0.11a	4.19±0.09a	2.90±0.33a	0.77±0.05a	0.61±0.08a	8.08±0.32a
不清洗	1.07±0.03a	5.05±0.47a	3.01±0.04a	0.68±0.13a	0.74±0.07a	9.13±0.51a

本书深入研究了清洗过程中各因素对三七皂苷含量的影响，如表 2.7 所示，剪口、主根及筋条经清洗处理后剪口皂苷含量均降低。以剪口为例，在 20℃ 水温处理下，鲜三七剪口皂苷损失率为 0.06%～12.73%，干三七皂苷损失率为 4.26%～13.27%，两者相比无显著差异。50℃ 处理下，鲜三七皂苷损失率为 6.43%～18.14%，干三七皂苷损失率为 15.50%～25.77%。而在相同清洗时间下，剪口皂苷损失率随清洗用水温度的升高而升高。鲜三七分别清洗 10min、30min 和 60min 后，50℃ 处理下三七皂苷损失率比 20℃ 处理下分别高 6.37%、10.16% 和 6.19%；干三七清洗 10min、30min 和 60min 后，50℃ 处理下三七皂苷损失率比 20℃ 处理下分别高 16.10%、18.31% 和 14.4%。主根和筋条的清洗工艺均呈现相同趋势。因此，三七皂苷损失率与清洗时间和清洗温度密切相关。损失率随清洗时间的延长和水温的升高而上升；相同清洗条件下，鲜三七皂苷损失率低于干三七损失率。

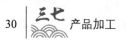

表 2.7 不同水洗方式对三七剪口皂苷和灰分含量影响（n=5）

样品	水温/℃	清洗时间/min	皂苷含量/%						
			R$_1$	Rg$_1$	Re	Rb$_1$	Rd	总计	损失率
剪口（鲜）	20	10	1.63±0.13	6.45±0.54	1.53±0.12	5.38±0.35	1.65±0.19	16.64±2.89	0.06±0.00
		30	1.52±0.11	6.15±0.61	1.52±0.17	5.32±0.78	1.54±0.23	16.05±3.23	3.60±0.29
		60	1.48±0.09	5.40±0.23	1.34±0.09	4.95±0.39	1.36±0.17	14.53±2.16	12.73±1.89
	50	10	1.17±0.08	6.41±0.44	1.42±0.16	5.03±0.61	1.55±0.16	15.58±1.96	6.43±1.28
		30	1.82±0.22	5.86±0.61	1.28±0.19	4.23±0.48	1.23±0.09	14.42±2.22	13.39±1.52
		60	1.42±0.09	5.52±0.43	1.11±0.16	4.42±0.56	1.16±0.15	13.63±2.15	18.14±1.45
剪口（干）	20	10	1.78±0.23	6.78±0.59	1.51±0.08	5.04±0.43	1.66±0.24	16.77±2.69	—
		30	2.44±0.19	6.13±0.47	1.23±0.07	4.88±0.37	1.2±60.18	15.94±2.17	4.26±0.65
		60	1.89±0.15	5.82±0.41	1.12±0.15	4.59±0.62	1.02±0.07	14.44±2.07	13.27±189
	50	10	1.61±0.11	5.63±0.65	1.35±0.18	4.24±0.59	1.24±0.15	14.07±1.08	15.50±1.26
		30	1.59±0.13	5.31±0.48	0.98±0.05	3.95±0.28	1.19±0.08	13.02±1.29	21.80±3.97
		60	1.47±0.10	5.03±0.59	0.87±0.14	3.88±0.53	1.11±0.16	12.36±1.89	25.77±4.65
主根（鲜）	20	10	0.92±0.15	4.68±0.39	0.59±0.06	3.83±0.04	1.12±0.12	11.14±1.22	—
		30	0.85±0.09	4.63±0.58	0.47±0.05	3.68±0.02	1.03±0.08	10.66±1.31	3.09±0.39
		60	0.81±0.06	4.17±0.62	0.39±0.02	3.25±0.03	0.84±0.07	9.46±1.10	14.00±1.21
	50	10	0.91±0.13	3.80±0.44	0.43±0.05	3.45±0.03	0.96±0.07	9.55±1.21	13.18±1.42
		30	0.79±0.09	3.71±0.37	0.31±0.02	3.25±0.02	0.78±0.09	8.84±0.67	19.64±2.34
		60	0.85±0.11	3.54±0.42	0.25±0.03	2.72±0.03	0.81±0.09	8.17±0.73	25.73±2.01
主根（干）	20	10	0.93±0.15	4.74±0.51	0.48±0.06	3.61±0.04	0.83±0.05	10.59±1.32	3.73±3.51
		30	0.86±0.14	4.46±0.48	0.37±0.02	3.52±0.03	0.71±0.06	9.92±0.75	9.82±1.31
		60	0.79±0.16	4.21±0.47	0.28±0.01	2.47±0.03	0.64±0.07	8.39±0.69	23.73±3.08
	50	10	0.89±0.12	3.79±0.42	0.50±0.06	3.65±0.04	0.88±0.07	9.71±1.11	11.73±1.64
		30	0.77±0.09	3.38±0.35	0.38±0.04	3.19±0.03	0.65±0.05	8.37±0.92	23.91±3.33
		60	0.64±0.07	3.01±0.28	0.27±0.01	2.93±0.02	0.55±0.05	7.40±0.65	32.73±4.25
筋条（鲜）	20	10	0.82±0.07	3.17±0.45	0.83±0.06	2.34±0.45	0.88±0.16	8.04±1.39	—
		30	0.77±0.04	3.12±0.38	0.81±0.12	2.2±0.39	0.78±0.13	7.68±1.35	4.48±0.67
		60	0.63±0.08	2.56±0.33	0.71±0.09	1.81±0.31	0.54±0.08	6.25±1.06	22.26±3.45
	50	10	0.83±0.06	2.42±0.39	0.85±0.09	2.00±0.42	1.08±0.20	7.18±1.13	—
		30	0.74±0.08	2.03±0.29	0.71±0.09	1.81±0.36	0.72±0.09	6.01±0.09	16.30±2.32
		60	0.65±0.04	1.88±0.31	0.53±0.09	1.23±0.34	0.54±0.09	4.83±0.67	32.73±5.67
筋条（干）	20	10	0.79±0.09	3.28±0.30	0.78±0.13	1.71±0.33	0.62±0.08	7.18±1.16	—
		30	0.74±0.10	3.37±0.42	0.67±0.09	1.22±0.28	0.57±0.07	6.57±0.97	8.50±1.49
		60	0.66±0.05	2.96±0.35	0.60±0.04	0.86±0.11	0.43±0.06	5.51±0.91	23.26±3.78
	50	10	0.80±0.06	2.82±0.33	0.73±0.06	1.70±0.29	0.62±0.07	6.67±0.83	—
		30	0.68±0.09	2.46±0.36	0.58±0.07	1.30±0.19	0.56±0.06	5.58±0.45	16.34±2.97
		60	0.53±0.08	1.93±0.25	0.43±0.07	0.76±0.06	0.39±0.05	4.04±0.61	39.43±5.62

2.3.3　切片对三七皂苷含量的影响

三七药材在干燥前可选择切片或不切片。切片对皂苷含量的影响尚无定论。一方面，切片可显著降低药材干燥时间。有研究表明，相比整根干燥，相同处理工艺下，切片能够对皂苷含量的保留率提高 10%。另一方面，三七药材切片过程中汁液的流出会带出部分皂苷成分；且切片在干燥过程中，由于比表面积的增大，传质速率加快，也会导致皂苷成分在一定程度上的损失。笔者等研究了三七切片在不同干燥工艺下的三七皂苷含量变化规律（表 2.8）。

表 2.8　切片工艺对不同干燥方法下三七皂苷含量影响（$n=5$）

| 处理 | 工艺 | 皂苷含量 /% | | | | | |
		R_1	Rg_1	Rb_1	Re	Rd	$R_1+Rg_1+Rb_1$
A	整根	1.02±0.15ab	5.23±0.13a	2.78±0.04bcd	0.46±0.16ab	0.42±0.03c	9.02±0.32bc
	切片	0.94±0.03ab	5.31±0.00a	3.63±0.09a	0.58±0.01a	0.63±0.02ab	9.88±0.38a
B	整根	0.96±0.30ab	4.76±0.02bc	3.04±0.14b	0.39±0.00b	0.58±0.03abc	8.76±0.46bc
	切片	0.78±0.04b	4.56±0.02c	3.04±0.46b	0.46±0.11ab	0.54±0.14abc	8.39±0.40bcd
C	整根	0.95±0.11ab	4.76±0.00bc	2.78±0.00bcd	0.42±0.03ab	0.45±0.14bc	8.48±0.03bcd
	切片	0.80±0.04b	4.90±0.06bc	2.80±0.20bcd	0.46±0.12ab	0.51±0.00abc	8.50±0.31bcd
D_1	整根	0.92±0.00ab	4.79±0.00bc	2.69±0.08bcd	0.48±0.00ab	0.54±0.06abc	8.40±0.33bcd
	切片	1.00±0.05ab	4.79±0.30bc	2.65±0.15bcd	0.44±0.04ab	0.48±0.06bc	8.44±0.05bcd
D_2	整根	0.95±0.16ab	4.55±0.25c	3.06±0.16b	0.41±0.05b	0.69±0.09a	8.56±0.23bcd
	切片	1.12±0.00a	5.03±0.07ab	3.03±0.45b	0.47±0.00ab	0.54±0.00abc	9.18±0.09ab
D_3	整根	0.85±0.18ab	4.55±0.06c	2.42±0.33d	0.44±0.02ab	0.50±0.13abc	7.83±0.23d
	切片	0.93±0.01ab	4.62±0.25c	2.92±0.25bc	0.42±0.00b	0.57±0.10abc	8.46±0.51bcd

注：A.冻干；B.阴干；C.晒干；D_1.40℃烘干；D_2.50℃烘干；D_3.60℃烘干。

2.4　产地加工对三七素含量的影响

三七素分子式为 $C_5H_8N_2O_5$，分子量为 176.13，是一种小分子、大极性、特殊的水溶性非蛋白质氨基酸，不溶于甲醇等有机溶剂，结晶固体为无色，化学名为 β-N-草酰基-L-α, β-二氨基丙酸（β-N-oxalyl-L-α, β-diaminopropionic acid, β-ODAP），药理学主要表现为止血、抗脂解、促进脂肪合成等功效，为三七中止血、活血最强的单体成分。它通过促进血液循环、缓解肿胀、促进血液凝结等可达到止血、活血的效果（王珍等，2014）。

作为三七药材中的指标性成分之一，三七素含量的高低关系着三七药材的整体质量评价。本节主要详述产地加工工艺，如清洗、切片、干燥及打磨对三七素含量的影响。

2.4.1 清洗对三七素含量的影响

清洗对三七素含量有一定程度的影响。三七素含量与清洗时间和清洗温度呈现出一定的负相关性。有研究指出，经过冷水清洗，三七含量减小了10%，而温水清洗则降低了17%。当清洗时间从5min延长至30min，三七素含量从0.63%降至0.46%，降低了27%左右（表2.9）。

表 2.9 干燥前清洗处理对三七素含量的影响（$n=5$）

处理	三七素含量 /%	处理	三七素含量 /%
冷水清洗	0.65±0.01ab	洗 15min	0.52±0.00c
温水清洗	0.60±0.02b	洗 30min	0.46±0.01d
洗 5min	0.63±0.03b	不清洗	0.72±0.02a

2.4.2 干燥对三七素含量的影响

三七素为小分子氨基酸，受热易分解。因而干燥工艺尤其是干燥温度对三七素的含量影响较大。有研究指出，在几种常规的干燥方法中，冻干处理在温度相对较低的条件下完成，能够最大程度保存三七素含量。与冻干相比，阴干和晒干的三七素含量分别降低19%和34%。而烘干处理对三七素影响较大。40℃干燥相比冻干含量降低48%，当烘干温度的升高至60℃，三七素含量降低61%（表2.10）。

表 2.10 不同干燥方法商品三七主根三七素含量（$n=5$）

处理	三七素含量 /%	处理	三七素含量 /%
A	0.80±0.02a	D_1	0.42±0.03d
B	0.65±0.01b	D_2	0.40±0.02d
C	0.53±0.02c	D_3	0.31±0.02e

注：A. 冻干；B. 阴干；C. 晒干；D_1. 40℃烘干；D_2. 50℃烘干；D_3. 60℃烘干。

2.4.3 打磨和切片对三七素含量的影响

此外，打磨和切片干燥也会降低药材中三七素含量。有研究表明，打磨之后三七素含量下降 18%；根据不同的干燥方法和温度分析来看，切片干燥比整根干燥三七素含量下降 30%～50%。其中，60℃烘干对三七素含量影响最大。

2.5　产地加工对三七多糖和淀粉含量的影响

三七中多糖也是一类重要物质，具有免疫调节、创伤修复及抗癌等重要生理活性，主要由阿拉伯糖、葡萄糖和半乳糖等单糖构成（陈为和吕士杰，2009）。三七多糖的含量因产地、药材部位和药材规格的不同区别较大。有研究表明，根据产地不同，多糖含量不同，其变化范围为 0.011%～0.18%；根据规格不同，20 头中含量较高，为 0.14%，最低为 160 头，含量仅为 0.04%。此外，三七筋条中多糖含量最高，茎叶中多糖含量最低。作为三七中的活性成分之一，三七多糖为白色黏稠物或淡黄色粉末，溶于水，不溶于乙醇、丙酮等有机溶剂，其溶液呈中性，pH 为 7.0。

中药材中的多糖具有良好的生理活性，在免疫调节、抗癌方面展现了良好的生物活性。单糖及小分子寡糖易溶于水，在热水中溶解度更大。而多糖难溶于水，但能被水解成寡糖和单体。因此，在加工含糖类成分较高的中药材时，一般尽量少用水处理，尤其要注意与水的加热处理。不同产地加工工艺对三七多糖影响较大。三七入药部位为根与根茎。对于该类药材而言，淀粉含量比例较大。因此，本节结合三七常规的产地加工工艺流程，介绍不同加工处理下对多糖含量的影响，并分述各产地加工工艺对多糖与淀粉含量的影响。

2.5.1　清洗对糖类成分的影响

笔者等系统地研究了干燥前清洗和干燥后清洗对三七糖类含量的影响。研究发现，对于干燥前清洗、温水清洗和冷水清洗使三七中还原性糖含量降低了16% 和 24%，表明清洗过程会对三七多糖含量造成损失。值得注意的是，与皂苷不同，清洗温度的升高对还原性糖的影响反而较小。

对于干燥后清洗，三七中还原性糖含量和总糖含量均随着清洗时间的延长出现不同程度的降低。研究发现，当清洗时间增至 30min，三七中还原性糖和总糖分别降低了 28% 和 18.63%，与皂苷变化呈现相同的规律（表 2.11）。

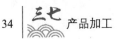

表 2.11　干燥后不同清洗时间三七糖类成分含量（n=5）

处理	还原性糖含量 /%	总糖含量 /%
不清洗	8.77±1.83a	48.64±0.04a
洗 5min	7.22±3.52a	48.69±0.57a
洗 15min	6.54±3.68a	47.02±0.06ab
洗 30min	6.32±3.26a	39.58±0.19b

2.5.2　清洗对三七淀粉的影响

干燥前对三七药材进行清洗会降低三七药材中原有淀粉含量。表 2.12 中显示，经温水清洗处理和冷水清洗处理，药材直链淀粉含量降低了 11% 左右。而支链淀粉含量无显著变化。冷水清洗对于总淀粉无显著变化；温水清洗则会降低总淀粉含量。对于干燥后清洗而言，总淀粉含量的变化规律与总糖相似，即随着清洗时间的延长，其含量逐渐降低（表 2.12）。

表 2.12　干燥前清洗处理对三七淀粉成分含量的影响（n=5）

处理	直链淀粉含量 /%	支链淀粉含量 /%	总淀粉含量 /%
冷水清洗	11.50±4.06a	29.71±2.32a	41.21±1.38a
温水清洗	11.31±6.77a	28.19±0.12a	39.50±1.13a
不清洗	12.91±0.11a	29.78±3.17a	42.69±3.07a

2.5.3　干燥对三七多糖和淀粉的影响

与皂苷成分相类似，干燥方法对三七糖类成分累积量影响较大。本书深入研究了冻干、阴干、晒干及不同温度烘干对三七多糖含量的影响。结果表明，50℃烘干下总糖含量最高，40℃烘干次之。阴干和冻干条件下多糖含量均较低。究其原因，一方面在 40~50℃的干燥条件下，可提高三七药材内部多糖的合成和转化速率，从而提高总糖含量。另一方面，冻干和烘干下三七多糖中还原性糖含量较大，而阴干和晒干则含量较小。该结论与干燥对皂苷含量的影响规律刚好相反（表 2.13）。

表 2.13　不同干燥方法商品三七主根糖类成分含量（n=5）

处理	还原性糖含量 /%	总糖含量 /%
A	11.02±0.37a	44.73±0.01e
B	6.66±0.12e	47.43±0.01c
C	6.92±0.03d	43.90±0.01f
D₁	8.98±0.30c	57.51±0.45b

处理	还原性糖含量 /%	总糖含量 /%
D₂	11.02±0.26a	60.61±0.13a
D₃	10.03±0.52b	46.58±0.01d

注：A. 冻干；B. 阴干；C. 晒干；D₁.40℃烘干；D₂.50℃烘干；D₃.60℃烘干。

干燥工艺对直链淀粉含量影响不大，而对支链淀粉具有一定影响。烘干温度升高，支链淀粉含量显著降低。研究表明，60℃干燥温度下，支链淀粉含量比40℃降低近45%。可见高温干燥可导致支链淀粉侧链的断裂或降解。此外，总淀粉的含量随着烘干温度的升高而逐渐降低。结合多糖含量的变化规律推测，烘干工艺可导致药材内部部分淀粉降解为多糖（表 2.14）。

表 2.14　不同干燥方法商品三七主根淀粉成分含量（n=5）

处理	直链淀粉含量 /%	支链淀粉含量 /%	总淀粉含量 /%
A	12.68±0.01a	25.17±0.01d	37.85±0.02b
B	11.50±4.06b	29.71±2.32a	41.21±1.38a
C	11.41±6.21bc	26.23±1.81c	37.64±1.01b
D₁	11.19±6.71c	26.46±1.62b	37.65±1.30b
D₂	10.81±0.06d	21.62±3.80e	32.43±3.74c
D₃	10.71±1.35d	14.56±1.03f	25.27±2.38d

注：A. 冻干；B. 阴干；C. 晒干；D₁.40℃烘干；D₂.50℃烘干；D₃.60℃烘干。

2.5.4　切片对三七多糖含量的影响

在干燥前对三七药材进行切片处理，虽可显著提高三七的干燥速率，但同时也对三七多糖的含量产生影响。有研究发现，切片处理有利于干燥过程中三七药材中还原性糖的生成。不同干燥工艺中，切片处理比整根干燥还原性糖含量提高 5%～10%。另外，切片总糖含量显著小于整根总糖含量，不同干燥工艺下，切片处理比整根干燥总糖含量降低32%（冻干）～44%（40℃烘干）。这表明切片工艺会导致三七内总糖分解（表 2.15）。

表 2.15　切片工艺对不同干燥方法下三七糖类成分含量影响（n=5）

处理	工艺	还原性糖含量 /%	总糖含量 /%
A	整根	11.32±0.66abc	49.55±0.08e
	切片	11.64±0.19ab	33.79±0.33i
B	整根	9.05±0.47e	55.23±0.04c
	切片	10.14±0.36cde	32.62±0.03ij

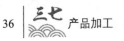

续表

处理	工艺	还原性糖含量 /%	总糖含量 /%
C	整根	9.45±0.16de	47.89±0.05f
	切片	10.11±0.69cde	27.32±0.03j
D₁	整根	10.21±0.69cde	60.46±0.09b
	切片	11.59±0.74ab	33.63±0.04i
D₂	整根	11.38±0.55abc	62.00±0.34a
	切片	12.34±0.10a	40.04±0.01g
D₃	整根	10.91±1.09bcde	52.68±0.05d
	切片	10.24±0.61cde	37.25±0.03h

注：A.冻干；B.阴干；C.晒干；D₁.40℃烘干；D₂.50℃烘干；D₃.60℃烘干。

切片之后药材内部结构充分暴露，淀粉降解速率加快，因而切片工艺对三七淀粉成分含量也具有显著影响。研究结果（表2.16）表明，当干燥样品为三七切片时，不同干燥工艺下直链淀粉积累量相比整根干燥降低了9%～50%；支链淀粉降低幅度较大，降低了50%～70%，总淀粉含量降低50%左右。

表2.16 切片工艺对不同干燥方法三七淀粉成分含量影响（*n*=5）

处理	工艺	直链淀粉含量 /%	支链淀粉含量 /%	总淀粉含量 /%
A	整根	12.18±2.82a	28.10±6.26b	40.28±1.08b
	切片	7.73±1.43ab	12.85±1.14cd	20.58±2.57de
B	整根	11.55±2.31a	34.81±5.39a	46.36±4.70a
	切片	10.54±2.17ab	13.26±2.98cd	23.80±5.15d
C	整根	11.40±2.17a	28.44±3.77b	39.84±1.95b
	切片	9.37±0.86ab	8.65±2.62d	18.02±3.48e
D₁	整根	11.35±1.99a	28.45±5.31b	39.80±3.30b
	切片	9.25±0.97ab	8.59±0.69d	23.43±0.28d
D₂	整根	11.27±2.49a	26.04±5.42b	37.31±4.91bc
	切片	6.96±0.02ab	12.88±0.67cd	19.84±0.69e
D₃	整根	11.08±2.59a	19.20±3.47c	30.28±6.06c
	切片	5.26±3.67b	10.86±12.29d	16.12±15.95f

注：A.冻干；B.阴干；C.晒干；D₁.40℃烘干；D₂.50℃烘干；D₃.60℃烘干。

2.5.5 打磨对三七多糖和淀粉含量的影响

打磨作为沿用至今的除杂方法，对多糖和淀粉含量有一定影响。有研究指出，三七经过打磨处理，还原性糖含量降低35%，总糖含量降低10%。同样，经过打磨处理，直链淀粉含量降低23%，支链淀粉含量降低4%，总淀粉含量降低8%。

2.6　产地加工对灰分的影响

清洗工艺可显著降低三七药材各部位的灰分含量。有研究指出，在20℃水温清洗60min条件下，剪口、主根和筋条的总灰分清除率分别为9.37%、12.82%和21.60%；而当水温升高至50℃时，剪口、主根和筋条的总灰分清除率分别为36.33%、16.12%和30.35%。在20℃时，随着清洗时间的延长，三七中的灰分含量也逐渐降低。因此，三七总灰分清除率随清洗时间的延长和水温的升高而上升。此外，切片干燥与整根干燥相比，可使灰分含量降低4%～10%（表2.17）。

表 2.17　清洗工艺对三七总灰分和酸不溶性灰分影响（n=5）

水温 /℃	清洗时间 /min		主根	剪口	筋条
			清除率 /%	清除率 /%	清除率 /%
20	10	总灰分	5.55±0.73	8.20±0.97	—
	30		8.67±1.25	9.77±1.25	11.78±2.13
	60		12.82±2.44	9.37±1.34	21.60±3.58
50	10		2.60±0.37	11.72±1.87	—
	30		9.88±1.26	10.55±0.98	13.51± 3.47
	60		16.12±3.21	36.33±4.26	30.35± 4.19
20	10	酸不溶性灰分	27.56±4.18	25.39±3.34	—
	30		18.02±2.26	17.97±2.10	6.76±1.15
	60		3.99±0.52	21.48±1.78	18.38±3.06
50	10		20.45±4.97	15.23±1.32	—
	30		1.21±0.26	17.97±2.13	8.30±1.23
	60		8.84±2.11	5.47±0.48	22.37±4.31

2.7　产地加工对重金属含量的影响

三七主要药用部位为根部，生长环境中较高的重金属背景值会使三七自身富集一部分的重金属，同时采挖时根部表皮会携带一部分含重金属的土壤。三七根表的Pb、Cd、As、Hg含量显著高于内部，而药材表面的浮土也会附着一部分重金属。因此，要解决三七中重金属含量偏高的问题，应从药材加工入手。对于三七药材来说，其缝隙、沟洼间较难清洗。干燥的三七根或剪口质地十分坚硬，用锉刀打磨十分费力，锉刀搓掉的表皮、泥土等杂质容易吸附在锉刀表面，从而在打磨处理过程中再次进入三七中，故锉刀打磨后三七药材中的根及剪口中土壤背景值较高的Cd和As含量会增加。从降低重金属含量的角度

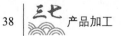

考虑，锉刀打磨效果不佳。

　　清洗可显著降低三七中重金属的含量。曾宪彩等（2015）通过研究比较了流水冲洗、锉刀打磨和清水浸泡等三种处理方式在降低重金属浓度和保障药效成分含量方面的差异性。结果表明，流水冲洗既能有效降低三七中重金属含量，又不损失 3 种皂苷类成分的含量，能保证药效。表 2.18 为三七剪口中重金属含量及安全限量标准。

表 2.18　三七剪口中重金属含量及安全限量标准（mg/kg，$n=4$）

处理方式	Pd	Cd	As	Hg
空白	0.94±0.51	0.24±0.14	1.61±1.70	0.0074±0.00058
锉刀打磨	0.56±0.20	1.79±2.32	2.91±1.54	0.0074±0.00078
流水冲洗	0.46±0.14	0.10±0.03	1.59±0.52	0.0072±0.00120
清水浸泡	0.47±0.16	0.20±0.11	0.93±1.12	0.0069±0.00050

注：Pd、Cd、As、Hg 的安全限量标准分别为 5.0mg/kg、0.3mg/kg、2.0mg/kg、0.2mg/kg。

　　笔者等进一步研究了清洗方式和清洗条件对三七体内溶出重金属的影响。结果显示，50℃温水清洗和普通自来水清洗均可显著降低三七中重金属含量。其中，50℃温水清洗对三七中 4 种重金属 Hg、As、Hg、Cu 的清除率最高，普通自来水次之。特别地，Cd 清除率与清洗方式关系不大，几种清洗方式均未能显著降低药材中的 Cd 含量。而清洗之后的三七药材，其重金属的体外溶出率也明显低于未干燥的三七。因此，在三七产地加工中引入清洗环节，是降低药材中重金属含量的有效途径和方法。

2.8　产地加工对其他成分的影响

1. 产地加工对三七黄酮类化合物的影响

　　黄酮类化合物是植物中的重要活性物质。大量研究表明，黄酮类化合物不仅具有扩血管作用，还具有降血脂、抗凝血、清除自由基、抗白血病、抗炎、镇痛、抗肿瘤、抗辐射等多种生理活性。黄酮类化合物多为结晶性固体，少数为无定形粉末。一般难溶或不溶于水，易溶于甲醇、乙醇、乙酸乙酯、乙醚等有机溶剂，易溶于稀碱液。

　　由于黄酮类化合物难溶于水，因而清洗对三七中总黄酮类化合物并无太大影响，笔者研究发现，三七中总黄酮类化合物不随清洗方式改变而变化，含量在 0.05%～0.07% 之间。对于干燥方法而言，冻干处理能够最大程度保存三七素，阴干处理含量次之。而在烘干处理中，随着干燥温度的升高，总黄酮类化合物含量逐渐降低。干燥前将样品进行切片，黄酮类化合物含量明显降低。

2. 产地加工对三七醇溶物含量影响

醇溶物含量与干燥方法有关。笔者等研究表明，采用冻干，三七药材中醇容物含量相较普通干燥可提高 10%～25%。

参 考 文 献

陈骏飞，徐娜，金艳，等，2017. 趁鲜清洗和干制后清洗对三七药材质量的影响［J］. 中国药学杂志，（14）：1227-1233.

陈为，吕士杰，2009. 三七多糖的研究进展［J］. 吉林医药学院学报，30（2）：106-110.

高明菊，冯光泉，曾鸿超，等，2010. 微波干燥对三七皂苷有效成分的影响［J］. 中药材，33（2）：198-200.

高明菊，冯光泉，曾鸿超，等，2011. 三七产地加工方法研究［J］. 时珍国医国药，22（1）：198-199.

郭徽，杨薇，刘英，2014. 云南三七主根干燥特性及其功效指标评价［J］. 农业工程学报，30（17）：305-313.

李琳，崔秀明，王承潇，等，2014a. 活性超微三七粉质量特征研究［J］. 中国生态学学会中药资源生态专业委员会学术年会.

李琳，王承潇，崔秀明，等，2014b. 活性三七饮片指纹图谱研究及单体皂苷含量测定［J］. 云南大学学报：自然科学版，36（4）：551-556.

刘雪松，邱志芳，王龙虎，等，2008. 三七浸膏真空带式干燥工艺研究［J］. 中国中药杂志，33（4）：385-388.

马煜，李明，魏生贤，等，2012. 三七薄层干燥特性研究［J］. 太阳能学报，33（6）：937-943.

区焕财，毛文菊，冯筱骁，等，2013. 三七热风干燥试验分析［J］. 湖南农机：学术版，40（3）：28-31.

王云峰，李明，王六玲，等，2010. 太阳能干燥装置性能及三七干燥效果［J］. 农业工程学报，26（10）：377-383.

王珍，杨靖亚，宋书杰，等，2014. 三七素对凝血功能的影响及止血机制［J］. 中国新药杂志，（3）：356-359.

杨海峰，武惠斌，刘洋，等，2011. 三七不同加工工艺对其生理指标的影响研究［J］. 吉林农业 c 版，（2）：52-53.

曾宪彩，朱美霖，蒋艳雪，等，2015. 不同清洗处理方式对三七剪口中重金属及药效成分的影响［J］. 中国实验方剂学杂志，21（8）：9-12.

周国燕，王春霞，胡晓亮，等，2011a. 干燥方法对三七切片有效成分和感官特性的影响［J］. 食品科学，32（22）：1-5.

周国燕，詹博，桑迎迎，等，2011b. 不同干燥方法对三七内部结构和复水品质的影响［J］. 食品科学，32（20）：44-47.

周国燕，张建军，桑迎迎，等，2013. 三七真空冷冻干燥工艺研究［J］. 中成药，35（11）：2525-2528.

第3章

三七饮片的生产

3.1　中药饮片概述

中药炮制是指中药在应用或制成其他剂型以前的加工过程，即将药材通过净制、切制或炮制操作，制成一定规格的饮片，以适应医疗要求及调配、制剂的需要，保证用药安全和有效。中药饮片的生产属于药材的炮制加工和精深加工领域。

3.1.1　传统中药饮片

传统中药饮片（现行药典或地方标准）是中医临床应用的主要方式之一，有几千年的应用经验与理论认识的支撑，可随症加减，用时需煎煮；传统中药饮片在根本上保留了原药材的物质基础，但易因入药形态的粗糙和差异，出现品质不均、质量难以控制、煎煮服用方式烦琐等问题。

3.1.2　新型中药饮片

随着社会的日益发展和时代的不断进步，人们对健康的关注度越来越高，中医药因其疗效确切、毒副作用小等优势越来越受到青睐，尤其是用于复杂疾病的治疗及养生保健方面。为有效保证中医的临床疗效，对中药饮片质量要求越来越高。随着新技术新方法在中药饮片炮制加工中的不断应用，相继出现了超微粉中药、纳米中药、中药粗颗粒饮片、定量压制饮片及中药配方颗粒等新型中药饮片，但这些新型中药饮片的出现是一把双刃剑，存在两面性。

1. 超微粉中药

中药超微粉碎技术是指以植物药材细胞破壁为目的，利用机械或流体力学途径将直径为 3mm 以上的中药粉体粉碎至 10～15μm 的过程。通过超微粉碎，能将原生材料的中心粒径从 150～200 目提高到 300 目以上，该细度条件下的细胞破壁率大于 95%。

相对于传统中药饮片，超微粉具有以下几个优势：明显提高药物体外溶出指标及其提取率，有利于难溶性成分的溶出；改善制剂品质，发展新剂型；提高药物生物利用度，增强药效；降低服用量，充分利用中药资源。然而，超微粉也存在一些问题：第一，不同药材粉碎粒度的研究尚待深入。超微粉化并不适用于所有中药品种。第二，中药超微粉化的基础研究有待加强。中药超微粉存在易团聚、难分散、相容性差等问题，导致分装剂量不能保持准确性和稳定性，对包装工艺和贮藏环境的要求较高，这些都直接阻碍了中药超微粉的实际应用。第三，中药饮片超微粉化后，其粒径很小，外观性状和显微鉴别特征不存在，稳定性较差，易氧化，挥发性成分含量降低，因此必须重新修订相关传统质量标准。第四，安全性研究较少。超微粉化是细胞级粉碎，细胞破壁后大量物质溶出，既有有效物质，也有无效或毒性物质。第五，缺少规范的临床验证。中药炮制的最终目的是临床应用，目前有关超微粉中药临床验证几乎是空白。

2. 纳米中药

纳米中药是指运用纳米技术制造的，粒径小于 100nm 的中药有效成分、有效部位、原药及中药复方制剂。

纳米中药具有如下几点优势：第一，纳米中药服用后由于吸收、代谢方式等的改变，可能在药物化学、药代动力学、药效学、药理学等方面产生新的作用，从而有可能提高药效。第二，节约有限的中药资源，纳米中药可提高生物利用度，减少用药量，节约用药量。第三，丰富剂型选择，运用纳米技术将单味中药、复方进行纳米化处理，或在原有复方中加入纳米化的中药，可改变中药传统的加工方法，并有可能通过改变给药途径、药物作用方式、作用部位等方面发挥出传统中药饮片无法比拟的功效。第四，将中药纳米粒进行一定的表面修饰后，可能使中药具有缓释作用。第五，纳米中药避免了传统中药及其复方在加工过程中烦琐的处理工序，有利于药物研究、开发、生产、管理规范化，易于符合并达到国际主流市场对产品的标准和要求。纳米中药主要存在的问题有：第一，由于量子尺寸效应和表面效应，纳米中药理化性质、生物活性等可能发生改变，药物会出现常态下没有的特性。第二，纳米药物由于粒度超细而影响药物的稳定性。第三，纳米药物的范围如果限定在某些含低分子、无机分子或难溶性的矿物药，则具有重要的实用价值，但若将纳米化范围推而广之，甚至包括中药饮片，则可能会损坏药物的有效成分。第四，在纳米粒生产过程中，对生产厂房、设备、放置措施等都有极其严格的规定，因此目前纳米颗粒的制备成本很高，产业化难度大。第五，纳米中药缺乏系统的安全性评价。纳米中药的制备往往需要一定的载体材料作为纳米结构的支撑，因此这些载体材料经过纳米化处理后是否产生毒性作用从而直接影响最终纳米制剂的生物安全性是未知的。第六，纳米技术生产的产品由于构成微粒的尺寸太小，也可能直接对人产生威胁。

3. 中药粗颗粒饮片

将中药材净选后，根据其质地制成一定粒度的颗粒，经干燥灭菌，然后按不同规格包装，供临床调配入药。

主要优势：单味药定量包装，较传统饮片剂量相对准确；通过干燥灭菌等加工步骤进一步提高了饮片洁净度，并有效避免了微生物对药材的污染，更利于保管贮藏；颗粒饮片较传统饮片的表面积增大，能有效提高有效成分的溶出，提高煎出量；有利于实现中药饮片加工的机械化和管理、配方的现代化。

存在问题：中药粗颗粒饮片具有一定的局限性，不是所有的中药饮片都适宜制备成颗粒，其中含糖、黏液质、淀粉较多的药材难以制粒成型；对一些种子类药材及含挥发油成分的药材，制成粗颗粒可将原有组织破坏，造成挥发性成分损失；粗颗粒饮片鉴别特征不明显，不易于外观鉴别，容易造成"混等混级"和"以次充优"的现象，不利于质量控制；粗颗粒饮片制备过程中，存在易粉碎的部位直接制成粉末，而不易粉碎的纤维达不到规定粒度的问题等。

4. 定量压制饮片

采用物理压制方法将花类、全草类、叶类及部分质轻或不规则饮片，不改变饮片外观形状及其内在质量、不添加任何辅料，压制成一定形状，制成定量压制饮片,再用一定的包装材料封装,做成无须称量、可直接调配的一种新型饮片。

主要优势:压制后的中药饮片体积大幅缩小,具有便于携带、运输、仓储、调剂、机械化包装、煎煮等优点;由于增加了饮片的密度,饮片在浸泡、煎煮时更易浸入水中,避免了饮片漂浮于液面,更有利于饮片浸润及成分溶出。

存在问题:定量压制饮片改变了原有饮片性状,无法从直观上鉴别出饮片的真伪优劣;非压制饮片多数质地较轻,饮片在煎药过程中一般要求后下,而制备成定量压制饮片后由于其密度的增加,煎药时入药方式是否需要调整,尚需进一步研究。

5. 中药配方颗粒

中药配方颗粒是指用符合炮制规范的传统中药饮片作为原料,经提取浓缩制成的、供中医临床配方用的颗粒。

主要优势:质量标准统一,实现了中药饮片的机械化和现代化,有利于走向国际市场;减轻调剂人员劳动强度,提高调剂环境质量;单味药定量包装,剂量相对准确;临床使用可随证组方,使用方便;便于携带调配保管服用。

存在问题:通过提取、加工等制药过程,已经失去中药饮片原有的性状和鉴别特点,仅靠有效成分或指标成分的含量对其进行质量控制,具有很大的片面性。中药饮片合煎过程中,成分间发生增溶、助溶、吸附、沉淀等物理反应,引起成分含量的改变以及药物成分间水解、氧化、还原作用产生新物质,对中药药效、毒性等具有一定的影响。中药配方颗粒与传统中药饮片相比,减少了合煎的过程,改变了传统用药的方式,受到部分传统中医师、科研工作者及患者抵制;存在配方颗粒品种和规格不全、溶解度差、价格较高及包装物污染等问题。

作为中药的大宗品种,三七传统饮片主要有三七片、三七粉、熟三七粉等。三七新型饮片主要有冻干三七片(粉)、三七超细粉及三七配方颗粒。三七饮片是以不同商品等级的三七为原料进行生产。因此,本章首先介绍了三七的分级标准,在此基础上,对各三七饮片的生产工艺进行阐述,并结合生产实际,讨论工艺对三七饮片内部质量之间的关联和影响。

3.2 三七药材分级

3.2.1 三七药材等级划分沿用历史

1959 版《中药志》记载"三七分春七和冬七两个规格，按个头大小分为 13 等，包括剪口、筋条和绒根"。1985 版《中国药典》初次将三七入药部位限定为主根、筋条和剪口。1989 版《中国道地药材》记载"于花前采挖三七为'春七'，秋冬种子成熟后采挖为'冬七'，根茎可加工为'剪口'、'筋条'和'绒根'三部分"。2011 版《中国中药材真伪鉴别图典（常用贵重药材、进口药材分册）》记载"本品剪去块根习称三七头子，剪下的三七芦头称为剪口，分拣的粗支根谓筋条，分拣的须根及细小支根谓三七尾或三七绒根。"杨光等（2016）将三七分为春七、冬七、剪口和筋条四个规格。

3.2.2 三七商品等级划分沿用历史

1984 年国家医药管理局、中华人民共和国卫生部制订的《七十六种药材商品规格标准》将三七块根划为春七、冬七两类。春七在 7～9 月采挖，打去花蕾，体重色好，量质俱佳。冬七结籽后采挖，体大质松。等级为"一等：（20 头）、二等：（30 头）、三等：（40 头）、四等：（60 头）、五等：（80 头）、六等：（120 头）、七等：（160 头）、八等：（200 头）、九等：（大二外）、十等：（小二外）、十一等：（无数头）、十二等：（筋条）、十三等：（剪口）"。《原产地域产品 文山三七》（GB 19086—2003）将文山三七划分为"20 头、30 头、40 头、60 头、80 头、120 头、160 头、200 头、无数头、筋条、毛根、剪口、茎叶、花 14 个规格。并分为优质和合格 2 个等级，其中 120 头、160 头、200 头、无数头小个头三七只设合格品等级。"《地理标志产品 文山三七》（GB/T 19086—2008）将三七划分为"10 头、20 头、30 头、40 头、60 头、80 头、无数头、筋条、毛根、剪口、茎叶、花 12 个规格。"杨光等在 2016 年根据原有三七商品规格等级及市场情况对三七规格等级提出建议范本。春七主根按头数多少辨别等级，共有 20 头、40 头、60 头、80 头、120 头、200 头、无数头及等外 8 个等级。

3.2.3 现代商品三七规格等级的变化

中药材商品规格等级是中药商品在市场买卖过程中自然生成的一种规范。

随着人们对中药材质量的深入认识，中药商品规格等级应运而生。但随着三七产地、种植、采收、加工、流通和制药等环节发生变化，上述三七商品规格等级标准已与现代市场发生较大的差异，《七十六种药材商品规格标准》中将三七分为春、冬两种规格，又将筋条、剪口不分春七、冬七分别划分为十二等、十三等。《中国药典》从 1985 年版开始记载三七分为主根、剪口和筋条三个药用部位。目前，三七商品规格划分主要依据药用部位和留种与否，分为主根（春七和

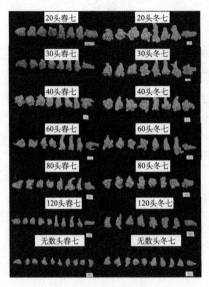

图 3.1　市售商品三七的不同规格、形态和等级

冬七）、剪口、筋条 4 个规格。《七十六种药材商品规格标准》中将三七主根按个头大小和长度分为 20 头、30 头、40 头、60 头、80 头、120 头、160 头、200 头、250 头（大二外）、300 头（小二外）、450 头（无数头）共 11 个等级，但经市场调研和产地调研发现，现在栽培的三七个头明显增大，160 头、200 头、大二外、小二外 4 个等级已在市场上找不到，120 头以下全部划为无数头（图 3.1），加之将十二等（筋条）及十三等（剪口）划分成两个规格，因此，目前来说，三七块根通常划分为春七、冬七 2 种规格，每个规格下含有 20 头、30 头、40 头、60 头、80 头、120 头、无数头和等外 8 个等级，筋条和剪口两个规格不分等级，均定为统货。

3.2.4　商品规格划分和三七品质的关联性

1. 外观性状

不同规格三七（春七和冬七）长度、密度和单重间均有较大差异，而同规格不同等级三七长度和直径随着头数数值的增加而逐步降低。通常来讲，一般20 头三七（春七、冬七）的长度≤6.00cm、直径在 1.80~3.80cm，30 头三七（春七、冬七）的长度≤5.90cm、直径在 1.30~3.50cm，其他级别三七的长度和直径均呈现出依次递减的趋势，无数头三七（春七、冬七）的长度≤2.40cm、直径在 0.90~1.40cm，表 3.1 为不同规格、等级商品三七外观性状比较。

表 3.1 不同规格、等级商品三七外观性状比较（*n*=3）

部位	规格	形状	等级 / 头	长度 / cm	直径 / cm	粗长比	密度 / （g/cm³）	质量 / （g/头）
主根	春七	圆锥形	20	4.10±0.20	3.21±0.20	1.31±0.21	1.31±0.01	25.70±3.80
			30	4.00±0.20	2.80±0.20	1.41±0.11	1.34±0.01	17.30±1.00
			40	3.10±0.40	2.40±0.20	1.30±0.20	1.33±0.02	12.30±0.91
			60	3.00±0.30	2.10±0.21	1.40±0.10	1.31±0.02	8.51±0.80
			80	3.10±0.30	1.90±0.30	1.61±0.30	1.31±0.01	6.12±0.71
			120	2.40±0.20	1.60±0.20	1.60±0.30	1.33±0.02	4.31±0.70
			无数头	2.20±0.40	1.30±0.10	1.70±0.41	1.31±0.01	2.30±0.30
		圆柱形	20	6.00±0.70	2.10±0.20	2.91±0.40	1.30±0.01	24.20±2.10
			30	5.70±0.30	1.61±0.20	3.60±0.40	1.33±0.03	18.71±1.20
			40	5.20±0.40	1.42±0.10	3.60±0.40	1.31±0.02	12.30±1.41
			60	4.80±0.30	1.30±0.10	3.60±0.40	1.32±0.03	9.03±0.91
			80	3.80±0.40	1.10±0.10	3.51±0.50	1.30±0.01	6.21±0.70
	冬七	圆锥形	20	4.80±0.40	3.20±0.10	1.51±0.10	1.27±0.02	25.71±1.50
			30	4.10±0.40	3.10±0.60	1.41±0.20	1.25±0.01	18.71±1.20
			40	3.40±0.20	2.31±0.31	1.51±0.21	1.28±0.02	14.31±1.90
			60	2.90±0.20	2.00±0.20	1.41±0.31	1.27±0.03	8.70±1.50
			80	2.70±0.2	1.71±0.21	1.61±0.21	1.27±0.01	5.50±0.70
			120	2.60±0.40	1.40±0.20	1.81±0.50	1.22±0.03	4.00±0.80
			无数头	2.40±0.20	1.10±0.20	2.20±0.50	1.21±0.03	1.90±0.30
		圆柱形	20	6.11±0.70	1.90±0.10	3.20±0.50	1.27±0.02	24.30±0.90
			30	5.91±0.30	1.90±0.40	3.10±0.50	1.28±0.02	19.00±0.70
			40	5.30±0.20	1.80±0.10	2.90±0.30	1.29±0.01	16.30±1.70
			60	4.00±0.20	1.60±0.10	2.50±0.10	1.26±0.03	9.50±0.40
			80	3.81±0.40	1.70±0.30	2.20±0.30	1.28±0.01	6.90±0.70
筋条				6.70±1.40			1.18±0.03	1.20±0.60
剪口				2.70±0.40			1.31±0.02	3.20±1.00

传统要求三七质量为"体重、质坚实"，不同规格三七商品的密度是春七（1.30～1.34g/cm³）≥剪口（1.29～1.33g/cm³）＞冬七（1.21～1.29g/cm³）＞筋条（1.14～1.21g/cm³），三七主根不同等级间的密度差异不明显。

2. 灰分和醇提物含量

商品规格与药材灰分和醇提物之间也有显著关联。笔者研究表明，市售不同规格三七药材中剪口总灰分含量最高，筋条含量次之，冬七总灰分含量高于

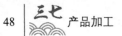

春七总灰分含量，分别为3%～6%和2%～4%，且各规格总灰分含量差异达到显著水平。三七各规格酸不溶性灰分含量呈现出剪口＞筋条＞春七的趋势，冬七含量跨度较大，为0.41%～1.55%。不同规格三七醇浸出物含量规律与总灰分一致，均为剪口＞筋条＞冬七＞春七，剪口醇浸出物含量普遍在30%以上；筋条含量仅有20%左右，而冬七含量和春七含量达17.00%～21.00%。

同规格不同等级三七主根中总灰分和酸不溶性灰分含量随着等级头数的增加呈逐步递增的趋势，不同形状间三七（圆锥形、圆柱形）相比两者含量差异不显著；不同等级和不同形状间三七主根的醇浸提物含量差异较小。这说明规格对三七总灰分含量、酸不溶性灰分含量和醇提物含量影响显著，而等级与总灰分含量和酸不溶性灰分含量间呈一定比例关系，但与醇提物含量间则不呈比例关系。

3. 皂苷含量

不同规格三七间皂苷成分含量差异显著，R_1、Rg_1、Rd等单体皂苷及$R_1+Rg_1+Rb_1$三种皂苷和含量为剪口＞冬七≥春七≥筋条，如表3.2所示。而春七的皂苷含量大多＜5.00%。同规格不同形状三七皂苷含量差异不显著。三七主根等级大小和皂苷成分含量之间不呈比例关系。笔者经研究发现，春七中，40头皂苷含量较高，而冬七60头或20头皂苷含量较高。值得注意的是，市售三七样品中无论是春七还是冬七均存在三种皂苷总和含量低于《中国药典》（2015版）5.00%标准的样品，表明市售三七药材质量良莠不齐，与药典规定的入药标准要求有一定的出入（表3.2）。

表3.2 不同规格、等级商品三七皂苷含量比较（$n=3$）

部位	规格	形状	等级/头	皂苷含量/%					
				R_1	Rg_1	Rb_1	Re	Rd	$R_1+Rg_1+Rb_1$
主根	春七	圆锥形	20	0.42±0.01	2.47±0.03	1.56±0.03	0.17±0.03	0.41±0.03	4.45±0.03
			30	0.76±0.01	2.39±0.01	1.44±0.03	0.13±0.03	0.44±0.02	4.59±0.04
			40	0.35±0.03	3.40±0.03	1.76±0.02	0.21±0.02	0.47±0.03	5.51±0.03
			60	0.51±0.02	2.83±0.01	1.11±0.03	0.17±0.03	0.28±0.03	4.45±0.03
			80	0.30±0.03	2.24±0.01	1.30±0.02	0.15±0.00	0.25±0.03	3.84±0.00
			120	0.42±0.01	3.37±0.01	1.56±0.02	0.17±0.01	0.41±0.03	5.35±0.03
			无数头	0.36±0.03	2.34±0.02	1.21±0.02	0.12±0.03	0.24±0.03	3.92±0.02

续表

部位	规格	形状	等级/头	皂苷含量 /%					
				R_1	Rg_1	Rb_1	Re	Rd	$R_1+Rg_1+Rb_1$
主根	春七	圆柱形	20	0.29±0.02	2.52±0.03	1.40±0.03	0.16±0.03	0.30±0.03	4.20±0.03
			30	0.61±0.00	2.27±0.04	0.96±0.01	0.15±0.01	0.28±0.00	3.84±0.01
			40	0.55±0.02	2.88±0.03	1.91±0.03	0.21±0.03	0.52±0.03	5.34±0.03
			60	0.46±0.01	3.21±0.00	1.61±0.03	0.16±0.00	0.51±0.03	5.28±0.01
			80	0.46±0.01	3.21±0.03	1.43±0.01	0.23±0.03	0.38±0.03	5.10±0.03
		均值		0.46	2.76	1.44	0.17	0.40	4.65
	冬七	圆锥形	20	0.40±0.03	2.81±0.01	1.44±0.03	0.30±0.03	0.41±0.03	4.65±0.03
			30	0.84±0.03	2.22±0.03	1.08±0.01	0.86±0.02	0.29±0.02	4.14±0.01
			40	0.47±0.04	3.38±0.01	2.00±0.03	0.58±0.03	0.59±0.03	5.86±0.03
			60	0.52±0.02	4.10±0.02	1.44±0.02	0.26±0.01	0.42±0.03	6.05±0.03
			80	0.41±0.01	2.76±0.02	1.48±0.03	0.26±0.03	0.35±0.03	4.64±0.00
			120	0.67±0.03	3.18±0.03	1.82±0.03	0.27±0.01	0.43±0.03	5.66±0.03
			无数头	0.53±0.00	3.11±0.02	1.75±0.04	0.33±0.03	0.29±0.00	5.39±0.02
		圆柱形	20	0.93±0.02	2.88±0.03	2.04±0.03	0.27±0.02	0.64±0.03	5.85±0.02
			30	0.35±0.03	3.12±0.00	1.51±0.00	0.42±0.03	0.43±0.01	4.98±0.03
			40	0.41±0.05	2.86±0.03	1.64±0.03	0.31±0.00	0.44±0.00	4.91±0.02
			60	0.58±0.03	2.66±0.00	1.50±0.03	0.41±0.03	0.39±0.01	4.74±0.01
			80	0.83±0.02	2.15±0.03	2.04±0.03	0.20±0.03	0.43±0.03	5.02±0.03
		均值		0.58	2.94	1.64	0.37	0.42	5.16
筋条				0.44±0.03	0.44±0.03	0.44±0.03	2.58±0.03	1.58±0.00	0.20±0.00
剪口				0.78±0.01	0.78±0.01	0.78±0.01	4.25±0.03	2.16±0.04	0.39±0.01

综上所述,三七各等级间外观性状和内在成分含量均有一定的差异性,且外观性状与等级大小相关性较大,内在成分含量同等级大小间比例关系不明确。其中长度和直径随三七等级头数的增加呈降低的趋势,这是由于三七是以大小为等级划分标准的。总灰分和酸不溶性灰分随三七等级头数的增加呈上升趋势,这主要与三七韧皮部和木质部的比例有关,三七头数数值越小,其韧皮部所占的比例越大,因而测定的总灰分含量和酸不溶性灰分含量就越大。但醇提物含量和皂苷含量与三七等级间不呈正比例关系。

3.3　熟三七炮制

中医和民间均有三七"生打熟补"之说，即认为生三七能消肿化瘀、止血活血、镇痛，熟三七则具有补气补血、强身健体、提高人体免疫力、促进发育的功效。从药理学角度分析可知，生、熟三七虽同为三七药材但各自具有独特的功效。

3.3.1　熟三七药理学作用

近年来中外学者对经过加工的熟三七进行了研究，有报道指出生三七经过热处理后药性有所改变，补血的功效得到加强，这与中医的三七"生攥熟补"的理论相吻合（刘环香等，1995）。王顺官（2012）认为熟三七破壁粉粒及其常规饮片能催化激活机体的免疫系统提高免疫应答，增强免疫功能，从而加强机体的抗炎能力，同时熟三七破壁粉粒及其常规饮片发挥了活血、化瘀、抗炎的功效。龙桂宁等（2012）发现熟三七破壁粉粒及其常规饮片均能增加红细胞数量和血红蛋白含量，且增加血虚小鼠的胸腺和脾脏指数，认为熟三七破壁粉粒及其常规饮片具有一定的补血作用，可用于辅助治疗血虚证。王若光等（1996）通过临床应用也证实了同样的观点。万晓青等（2014）报道了生三七及不同炮制品水、醇提取物均能显著增加小鼠的抓力，延长悬尾活动时间及耐缺氧时间，缩短小鼠水迷宫游泳持续时间；蒸三七水提物及油炒制三七水提物、醇提取物能显著缩短第4象限游泳时间，说明三七及其不同炮制品均具有增强小鼠体力、改善记忆能力及提高耐缺氧能力的作用；三七生品与炮制品的药理作用存在一定的差异，在益智方面，油炒制三七的作用较其他品种明显。彭芸崧等（2012）报道了生三七水提物和醇提物都能降低大鼠低切变率下全血黏度和血浆黏度、延长大鼠凝血时间；生三七水提物和醇提物、蒸三七醇提物、油炸水提物能增加大鼠微循环血流量。因此，生三七在改善血黏度、抗凝方面具有较好的作用，炮制后作用减弱，生三七可能具有较优的破瘀效果。

3.3.2　生、熟三七物质基础变化概述

大量研究表明，熟三七在化学成分上表现出明显异于生三七的特性。首先对于皂苷成分来说，总皂苷及三种单体皂苷的含量在炮制后均有不同程度的下

降。三七经不同方法炮制后三七皂苷 R_1 和人参皂苷 Rg_1、Rb_1 的含量均有不同程度降低，这可能与三七炮制为熟三七后补血补气功效的增强具有某些相联性，而皂苷成分含量的降低幅度和新生成成分含量的增加幅度与温度有关。其中人参皂苷 Rg_1、Rb_1、Re、Rc、Rb_2、Rb_3、Rd、R_2 的含量显著减少，而 Rh_1、Rg_2、Rg_3、$20R$-Rg_2 和 Rh_2 含量升高，新产生的成分主要是人参皂苷 Rh_1、Rk_3、Rh_4、Rg_5、Rg_3。

对于三七中其他物质来说，生三七经炮制后总黄酮类化合物含量有所下降，且炮制方法不同降低程度也不同（秦宇芬，2012）。而熟三七中的多糖含量高于生三七中的多糖含量，这可能与一些配糖体在高温高压作用下发生降解有关（王先友等，2010）。此外，三七经蒸制法炮制后，三七素含量会减少（周新惠，2014）。

炮制工艺对三七中物质变化有很大影响，由于篇幅原因，具体内容将在炮制工艺中详述。

3.3.3　熟三七炮制工艺研究

1. 油炸法

三七油炸工艺是目前研究和应用较少的一种方法。其炮制工艺如图 3.2 所示。

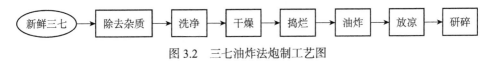

图 3.2　三七油炸法炮制工艺图

大量研究表明，与生三七相比，油炸三七炮制品的化学成分的质与量均发生了改变，溶出物含量下降。此外，油炸法炮制可能对皂苷成分有一定的破坏作用，总皂苷含量仅为生三七的 60%～70%，且随着油炸程度的加深，总皂苷含量急剧下降，由此得出结论，传统油炸法炮制三七欠妥（表 3.3）。

表 3.3　三七及其炮制品总皂苷含量（n=3）

样品	生三七	熟三七	熟三七	未熟三七	过熟三七
	11.46	7.07	6.83	10.74	3.95
	11.39	7.06	6.87	10.70	3.94
总皂苷含量 /%	11.40	6.97	6.86	10.69	2.97
	11.41	7.01	6.83	10.78	3.90
	11.41	7.00	6.81	10.72	3.98
平均值 /%	11.41	7.02	6.84	10.73	3.75

2. 酒制法

酒制是中药炮制中最为常用的一种炮制方法，用酒处理药材在我国已有悠久的历史，早在《五十二病方》中就有酒制丸、酒送服的记载。《神农本草经》中则记有"酒浸""酒煮"的药材炮制法。三七酒制品在消肿抗炎、活血化瘀方面具有良好的药理活血作用。

笔者深入研究了三七酒制的制备工艺和药效基础。研究表明，三七酒制工艺中，料液比、乙醇浓度及浸泡时间对炮制工艺有较大影响（Liao et al.，2017）。

料液比：料液比可影响三七炮制过程的传质推动力。研究发现，在一段范围内，总皂苷含量与总多酚含量均随着料液比的增加而逐渐增加，当料液比达到 1∶30 之后，二者含量出现下降趋势（图 3.3）。

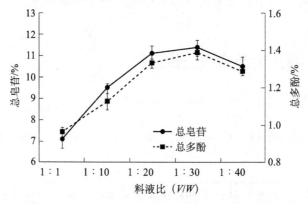

图 3.3　料液比对总皂苷含量与总多酚含量的影响

乙醇浓度：乙醇浓度也是影响三七酒制的重要因素。乙醇能影响皂苷等成分的溶解度及生物活性。笔者等研究发现，随着乙醇浓度的上升，总皂苷和总多酚的含量均有提高，在乙醇浓度为 50% 时，总皂苷含量和总多酚含量比乙醇浓度为 30% 时提高了近 100%。之后继续提高乙醇浓度，总皂苷与总多酚含量不再提高（图 3.4）。

酒制时间：三七的酒制时间为 10~50d。笔者等研究发现，在一定时间范围内，随着三七酒制时间的延长，酒中总皂苷含量与总多酚含量均有不同程度的提高，酒制 40d 后，总皂苷含量比 10d 时提高 100% 左右，总多酚含量提高 120% 左右。当酒制时间继续延长，总皂苷含量和总多酚含量无明显变化（图 3.5）。

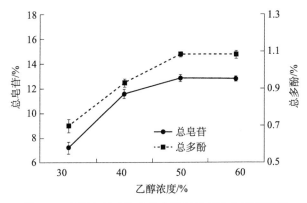

图 3.4　乙醇浓度对总皂苷含量与总多酚含量的影响

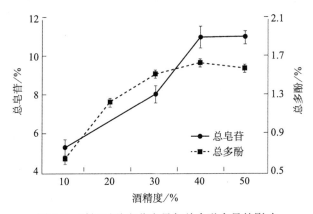

图 3.5　时间对总皂苷含量与总多酚含量的影响

　　在料液比 1 : 32，乙醇浓度 53%，浸泡时间 35d 的条件下，总皂苷和总多酚含量最高。此外，经过酒制的三七，在抗坏血酸的铁离子还原力、DPPH 清除率、超氧阴离子清除率及羟基自由基清除率等方面均表现出了较强活性（图 3.6）。

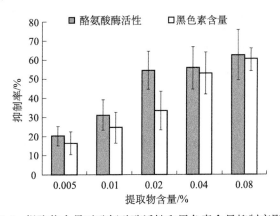

图 3.6　提取物含量对酪氨酸酶活性和黑色素含量抑制率影响

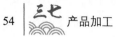

3. 微波辐射法

笔者等采用微波辐射对生三七药材进行炮制。研究发现，采用微波辐射法处理生三七药材，炮制效果等同于蒸制法处理。其中人参皂苷 Rg_1、Rb_1、Re、Rd 的含量显著减少，而 Rh_1、Rg_2、Rg_3、$20R\text{-}Rg_3$ 和 Rh_2 含量升高，新产生的成分主要是人参皂苷 Rh_1、Rk_3、Rh_4、Rg_5、Rg_3。相比于蒸制法，微波辐射法可显著缩短炮制时间，提高了药材的炮制效率。由此看来，微波处理可作为一种新兴的三七炮制方法进行深入研究。其中，乙醇浓度、微波功率、温度、时间、料液比均是影响微波炮制的重要因素。

乙醇浓度：随着乙醇浓度的升高，微波炮制的效率逐渐降低。通过微波辐射，可加速极性分子之间摩擦和振动，因此，微波炮制适用于水溶剂体系。当乙醇浓度从 0% 上升到 40% 时，稀有皂苷含量严重降低（图 3.7）。

微波功率：笔者等研究发现，微波功率是影响三七炮制的重要因素。在微波功率为 500W 时，稀有皂苷含量最高（图 3.8）。

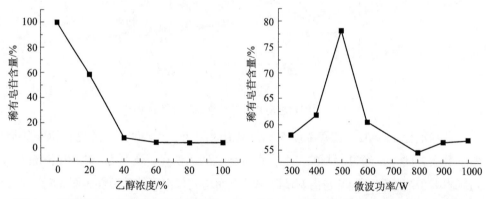

图 3.7　乙醇浓度对微波炮制效率的影响　　图 3.8　微波功率对微波炮制效率的影响

炮制温度：炮制温度较低（60～100℃）时，温度对皂苷的影响不大；当温度超过 100℃时，炮制温度上升，稀有皂苷的含量迅速提高，当温度达到 150℃时，含量最高。可知温度是影响微波炮制的重要影响因素（图 3.9）。

微波炮制时间：在一段时间内，稀有皂苷含量随着炮制时间的延长而增加，当超过 30min 后，由于微波场的作用，皂苷大幅分解，因此 20～30min 为微波炮制的最佳时间（图 3.10）。

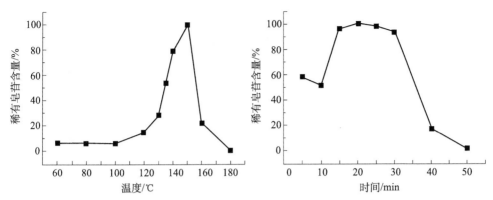

图 3.9 炮制温度对微波炮制效率的影响 图 3.10 微波炮制时间对微波炮制效率的影响

料液比:料液比会显著影响三七稀有皂苷的转化。随着料液比的上升,三七中稀有皂苷的含量逐渐增加;当料液比超过 1 ∶ 40 后,继续增大料液比,稀有皂苷含量反而降低。因此,以料液比为 1 ∶ 40 为宜(图 3.11)。

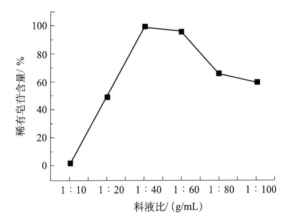

图 3.11 料液比对三七稀有皂苷含量的影响

4. 蒸制法

蒸制法是三七炮制最常用的方法,三七蒸制法工艺如图 3.12 所示。

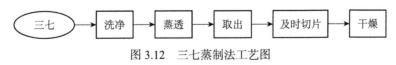

图 3.12 三七蒸制法工艺图

徐维统等采用正交试验法优选了熟三七最佳炮制工艺。研究表明,取净三七大小分档,置清水中浸润 3h,置笼屉内蒸 5h,取出、切片、干燥。在此工艺下可获得最优炮制工艺，研究同时表明，将三七在蒸制前进行完全浸润处理是一种较为理想的前处理方式（徐维统和王新功，2012）。盖雪和刘波（2005）则认为浸润处理会导致皂苷成分溶出和损失。该研究小组采用高压蒸制法对三七炮制方法进行了优化。结果发现，与清蒸法相比，将三七药材洗净后直接

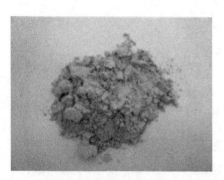

图 3.13 熟三七细粉

高压蒸 45min，使得操作时间大大缩短，饮片外观色泽好，而且人参皂苷 Rg$_1$ 的含量与生品比较无显著差异（$P>0.05$），且明显高于清蒸法制得的样品。

笔者对熟三七的蒸制工艺进行了深入的研究。经过优化筛选，选取的蒸制工艺为：药材净选；洗净；用蒸气蒸 3h；干燥；粉碎成极细粉。图 3.13 为熟三七细粉。

3.3.4 熟三七粉的加工

熟三七粉为浅黄色或黄棕色的粉末，气香、味苦回甜。

功能主治：补血活血。用于贫血，失血虚弱，月经不调，产后恶血不尽。

用法用量：口服。一次 3～5g，每日 3 次。

注意：感冒发热忌服。

贮藏：密封。

1. 熟三七粉生产工艺流程

熟三七粉生产工艺流程如图 3.14 所示。

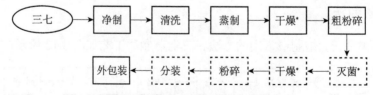

图 3.14 熟三七粉生产工艺流程

* 为质量控制点，控制项目：蒸制时间、粉碎粒径、灭菌温度、压力及时间、干燥温度及时间。

┆┈┈┆ 为 D 级净化区

2. 生产过程和工艺条件

熟三七净制、粗粉碎、灭菌、干燥、粉碎、包装同三七粉。

蒸制：将清洗洁净的三七放入蒸药箱中，放置量可略低于药框 2cm。打开电源打开蒸汽阀门，从产生水蒸气起计时，蒸制时间 3h。蒸制结束后取出，将材料转入烤盘中冷却。

干燥：将蒸制冷却的三七干燥，并控制水分≤10%，便于粗粉碎。操作：装盘不超过 4cm。将烤盘置于烘车上。烘干物料厚度 3～4cm，烘烤温度为（80±5）℃，烘烤时间约 10h，水分≤10.0%。图 3.15 为蒸煮锅。

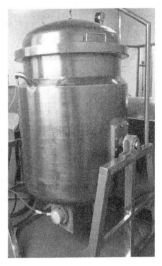

图 3.15 蒸煮锅

3.3.5 蒸制工艺对药材外观的影响

1. 外观品质

蒸制法对三七的外观品质有较大的影响，随着蒸制温度的升高、蒸制时间的延长，三七外观颜色越来越深，由浅咖啡色逐渐变成深褐色，这很可能与三七经蒸制法炮制后，许多化学成分发生了变化，有新成分生成相关，图 3.16、图 3.17 分别为三七不同药用部位经不同蒸制温度与不同时间所得样品。

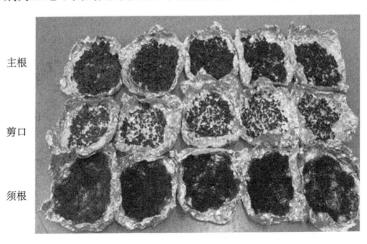

110℃   2h   4h   6h   8h   10h

图 3.16 三七不同药用部位在 110℃下不同时间蒸制样品

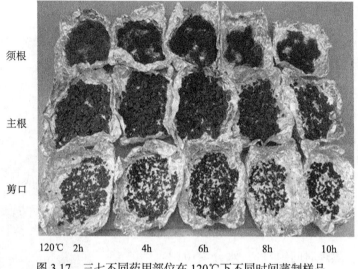

须根

主根

剪口

120℃　2h　　　　4h　　　6h　　　8h　　　10h

图 3.17　三七不同药用部位在 120℃下不同时间蒸制样品

2. 皂苷成分的影响

笔者经研究发现，在采用蒸制法炮制三七的过程中，水分和温度是关键因素。其中主要是皂苷随温度、时间的变化而发生不同程度的降解和转化，生成许多稀有皂苷，如图 3.18 所示。此外，三七皂苷 R_1、人参皂苷 Rg_1、Re、Rb_1、Rd 这五种皂苷的含量在蒸制条件下都有不同程度的降低，其中 Rg_1 降解最快，Rb_1、Rd 降解相对较慢（表 3.4）。此外，稀有人参皂苷 Rh_1、Rk_3、Rh_4、20S-Rg_3、20R-Rg_3 在蒸制条件下随着时间的延长、温度的升高均呈稳步增长趋势，其中人参皂苷 Rh_4 增长最快。

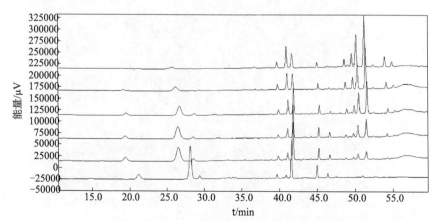

图 3.18　生三七及 110℃下不同蒸制时间炮制品的 HPLC 图谱

表 3.4　经新鲜切片处理的三七主根炮制后 10 种皂苷的含量（%）

样品	R₁	Rg₁	Re	Rb₁	Rd	Rh₁	Rk₃	Rh₄	20S-Rg₃	20R-Rg₃
生三七主根	1.179	4.085	0.509	2.827	0.698	0.111	—	—	—	—
105℃蒸制 2h（鲜）	1.253	3.350	0.440	3.006	0.690	0.298	0.071	0.196	0.048	0.024
105℃蒸制 4h	0.934	2.622	0.517	3.709	0.817	0.383	0.130	0.339	0.122	0.075
105℃蒸制 6h	0.611	1.974	0.343	2.665	0.526	0.604	0.238	0.564	0.162	0.100
105℃蒸制 8h	0.508	1.418	0.312	2.674	0.548	0.714	0.332	0.732	0.293	0.180
105℃蒸制 10h	0.280	0.999	0.167	2.352	0.483	0.875	0.445	1.009	0.348	0.256
110℃蒸制 2h	0.904	2.915	0.437	2.970	0.692	0.361	0.122	0.281	0.083	0.049
110℃蒸制 4h	0.542	2.052	0.355	2.771	0.632	0.625	0.288	0.626	0.185	0.127
110℃蒸制 6h	0.334	1.126	0.255	2.353	0.477	0.869	0.452	0.936	0.326	0.245
110℃蒸制 8h	0.106	0.493	0.093	2.202	0.451	1.104	0.625	1.323	0.541	0.419
110℃蒸制 10h	0.035	0.122	0.054	1.666	0.350	1.103	0.689	1.439	0.757	0.596
120℃蒸制 2h	0.424	1.410	0.214	2.679	0.572	0.737	0.380	0.817	0.322	0.207
120℃蒸制 4h	0.056	0.241	0.065	1.897	0.338	1.140	0.696	1.463	0.669	0.525
120℃蒸制 6h	—	—	—	1.188	0.136	1.009	0.702	1.432	0.958	0.807
120℃蒸制 8h	—	—	—	1.382	0.019	1.090	0.930	1.957	1.083	0.898
120℃蒸制 10h	—	—	—	1.365	—	0.910	0.926	2.066	1.068	0.982

　　总体而言，不同处理方法会影响皂苷成分转化的快慢。以三七主根为例，蒸制鲜三七主根样品明显比干三七主根样品快，而切片接触的相对表面积大，比整体更容易使皂苷成分转化。在蒸制过程中，三七主根炮制品按皂苷成分总体上的转化（包括降解和形成）速度为：蒸制鲜三七主根切片＞蒸制鲜三七主根整体＞蒸制干三七主根。

3. 糖类成分

　　笔者研究发现，不同蒸制法对三七主根中的可溶性糖含量有影响，随着蒸制温度的升高，可溶性糖含量逐渐减少，但减少不明显。由图 3.19 可知，在110℃条件下，随着时间的延长，可溶性糖含量先增加再减少，在110℃蒸制 6h后，可溶性糖含量达到最大。这可能是在蒸制过程中，可溶性糖含量的变化存在转化和降解两种形式，在 6h 之前，转化速率大于降解速率，含量呈增加状态，在 6h 之后，对可溶性糖破坏加大，使之含量降低。

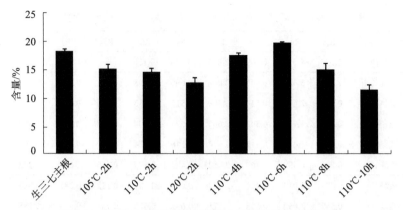

图 3.19　三七生品及不同炮制品中可溶性糖的含量比较

4. 三七素含量

笔者研究发现，不同蒸制法对三七主根中的三七素含量有影响，高温高压对三七素成分有破坏作用，且三七素含量随蒸制温度的升高、蒸制时间的延长不断减少，究其原因，可能是三七素在高温高压条件下不稳定，容易发生脱羧反应而减少。在 120℃减少的量明显比 105℃和 110℃条件下要多，在 110℃条件下蒸制 8h 和 10h 后三七素几乎检测不到，如图 3.20 所示。

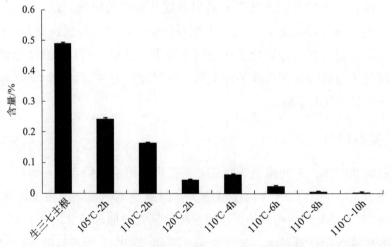

图 3.20　生三七主根及不同炮制品中三七素的含量比较

5. 总黄酮含量

蒸制法对黄酮类化合物破坏作用不大，适宜的蒸制温度和时间还能增加总黄酮的含量。不同蒸制法对三七主根中的总黄酮含量有影响。随着蒸制温度的升高，总黄酮含量有所增加，但在高温 120℃ 的条件下，总黄酮被破坏程度明显，导致总黄酮含量稍微减少。在 110℃ 条件下，随着时间的延长，总黄酮含量先增加再减少，在 110℃ 蒸制 8h 后，总黄酮含量达到最大，110℃ 蒸制 10h 时含量有所减少，如图 3.21 所示。分析其原因，可能是在蒸制过程中，总黄酮含量与其他物质含量的变化及其他具有黄酮母核的非黄酮类化合物的生成有关。

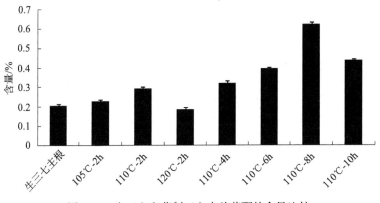

图 3.21　生三七和蒸制三七中总黄酮的含量比较

3.3.6　熟三七的干燥工艺

笔者研究了不同干燥方法对熟三七主根切片中五种皂苷的影响，如图 3.22 所示。其中，微波干燥对皂苷破坏比较大，皂苷含量减少得比较多；阴干和晒干方法对熟三七皂苷含量的影响区别不大；鼓风干燥对皂苷含量影响最小，且对温度具有可控性，可以作为最佳干燥方法。

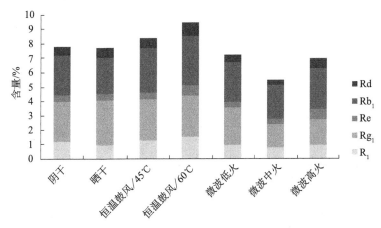

图 3.22　不同干燥方法对三七皂苷的影响

3.3.7 生、熟三七红外光谱对比

生三七与炮制品的红外光谱图相似，在定量情况下，主要物质峰强度发生变化，这与三七经炮制后各成分含量发生改变基本一致。在3400cm^{-1}附近有O—H伸缩振动吸收峰，2930cm^{-1}附近有甲基、亚甲基的C—H反对称伸缩振动吸收峰，1650cm^{-1}附近主要为酸、酮、醛、酰胺的C＝O伸缩振动吸收峰，1417cm^{-1}、1383cm^{-1}附近主要为C—H面内弯曲振动吸收峰，1155cm^{-1}、1079cm^{-1}、1020cm^{-1}附近主要为多糖内的C—O伸缩振动吸收峰。

三七中主要含有糖苷、多糖、黄酮等化学成分。在110℃条件下，随着蒸制时间的延长，各吸收峰强度不断减弱，蒸制2h、4h、6h后，各吸收峰强度差不多，蒸制8h、10h后，各吸收峰强度明显减弱，表明炮制工艺对三七的主要成分有影响，如图3.23所示。三七中糖苷、多糖等物质经炮制后含量有所减少，这与各成分的含量测定分析结果基本一致。

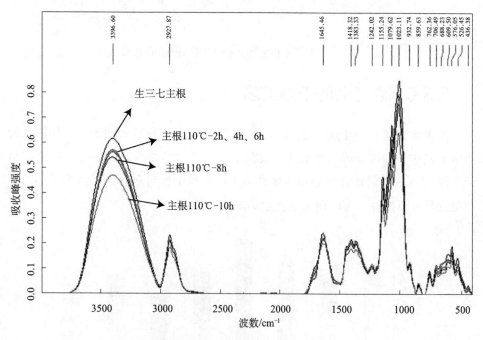

图 3.23　生、熟三七红外光谱对比

3.3.8 熟三七的质量标准研究

饮片标准包括以下几个方面：饮片名称、汉语拼音、来源、炮制、性状、

鉴别、检查、粒度、浸出物、含量测定、性味与归经、功能与主治、用法与用量、注意、贮藏。

笔者等根据《云南省中药饮片标准》（2005 年版）凡例要求，参照《中国药典》现行版的格式，对熟三七粉的质量标准作出了研究并起草了熟三七粉云南省地方标准。以现行三七粉标准（地方标准）作参照，熟三七粉标准在蒸制工艺、性状、含量测定等方面作出了新的规定，并增补了粒度要求作为标准内容。

3.4　三　七　片

三七片是三七饮片的常见形式。其加工工艺如图 3.24 所示。

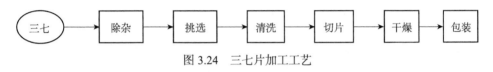

图 3.24　三七片加工工艺

3.4.1　三七片的加工

1. 三七片的加工

三七片为鲜三七主根经切片干燥后的初加工制品。纵切片呈长类圆形或不规则片状，横切片呈圆形，厚度不超过 3mm。图 3.25 为三七片。

选择三七片以片型完整、表面光滑、片型大者为佳，横切片菊花心（木质部呈放射排列）明显。

2. 三七片的切制

取鲜三七药材，置于洁净的地面，在分拣的过程中将夹杂在三七中的三七茎叶、松毛、石块等杂质拣出，杂质单独堆放；将病三七选出单独堆放。用剪刀将三七芦头剪除，单独放置；再剪去须根、筋条，剩余主根，单独堆放；将

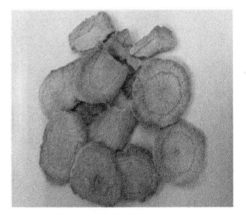

图 3.25　三七片

混合在一起的须根、筋条进行分拣，将筋条分选出，单独堆放。分部位清洗干

净，剪口、筋条、毛根转移入大棚或烤房干燥，主根备用。

取洗净的主根，放置于切片操作台上，调节切片机切片厚度，设置为5mm。将清洗干净的鲜三七主根，置于切片机上（图3.26），逐个放置，进行切片。切片可以进行横切或纵切，多以纵切片为主。每30min检查一次切片厚度。用塑料转周框接料，送入下道工序。

3. 三七片干燥

干燥设备多为热风循环烘箱（图3.27），干燥温度（50±5）℃，时间为3~4h，直到水分达12%以下；上料时每盘逐片平铺，上层与下层交叉平铺，厚度不超过2cm；干燥后取出，冷却。用筛子筛出直径小于1cm片及碎片，用中转袋密封。

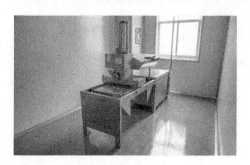 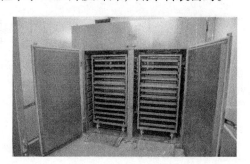

图3.26　切片机　　　　　　　　　图3.27　热风循环烘箱

4. 三七片质量要求

三七片气微、味苦回甜，纵切片呈长类圆形或不规则片状，横切片呈圆形、木质部呈放射排列，俗称菊花心。切面呈灰绿色、黄绿色、墨绿色。片厚2~3mm，水分含量≤12%，皂苷含量≥5.0%。

5. 三七片的包装及贮存

三七片要求密封贮藏。包装期间每30min随机抽取3个空袋求平均袋重，随机抽取3袋，分别精密称定重量，再减去空袋的平均值，求包装内容物的装量，检查装量差异是否在规定范围内。

3.4.2　生产工艺对三七切片皂苷含量的影响

三七切片的生产工艺会对皂苷含量产生一定影响。与常规的三七干燥过程相比，三七切片在干燥之前需要进行切制。一方面，切片可增加干燥样品的比表面积，扩大样品的干燥面，促进水分和热量的传递，从而推进了干燥过程，缩短了干燥时间。皂苷是一种热不稳定成分，缩短干燥时间可降低其成分在生产过程中的损耗。然而另一方面，三七切制会破坏三七细胞的组织结构，导致三七汁液的流出，大量的有效成分溶解在其中，随着三七汁液的流出而损失。

目前来讲，切片干燥是否会升高或降低三七皂苷含量的研究尚无定论。但不可否认的是，切片干燥对其具有重要影响。因此，研究三七片的快速干燥技术，探寻三七切片干燥与皂苷含量之间的变化规律，对提高三七片生产效率、保证活性成分的含量和饮片的质量方面，具有重要的意义。

不同的干燥方式同样会影响干燥方法对三七片的质量。为此，笔者以三七皂苷 R_1、人参皂苷 Rg_1、人参皂苷 Rb_1 为指标成分，考察了日光照晒、50℃烘烤、100℃烘烤、微波干燥对三七切片皂苷成分的影响（表 3.5）。

表 3.5　不同干燥方法对三七切片皂苷含量的影响（%）

样品	加工方法	三七皂苷 R_1	人参皂苷 Rg_1	人参皂苷 Rb_1	总和	与对照组比较
1组	日光照晒 16h	0.48	3.50	2.74	6.72	0
	50℃烘烤 9h	0.54	3.27	2.64	6.45	−4.0
	100℃烘烤 4h	0.35	2.88	2.08	5.31	−21.0
	微波干燥 20min	0.37	3.01	2.03	5.41	−19.5
2组	日光照晒 16h	0.48	3.87	3.41	7.76	0
	50℃烘烤 9h	0.48	3.67	3.16	7.31	−6.1
	100℃烘烤 4h	0.37	3.05	2.71	6.13	−16.1
	微波干燥 20min	0.41	3.32	2.74	6.47	−11.5
3组	日光照晒 16h	0.50	4.41	2.79	7.70	0
	50℃烘烤 9h	0.64	4.12	3.00	7.76	+0.8
	100℃烘烤 4h	0.54	4.07	2.73	7.34	−4.7
	微波干燥 20min	0.63	3.90	3.02	7.55	−2.0
4组	日光照晒 16h	0.51	4.08	3.23	7.82	0
	50℃烘烤 9h	0.55	4.05	3.39	7.99	+2.2
	100℃烘烤 4h	0.40	3.13	2.47	6.00	−23.3
	微波干燥 20min	0.46	3.39	2.76	6.61	−15.5
5组	日光照晒 16h	0.75	3.95	2.78	7.48	0
	50℃烘烤 9h	0.73	4.15	2.74	7.62	+1.9
	100℃烘烤 4h	0.54	3.56	2.29	6.39	−14.6
	微波干燥 20min	0.62	3.78	2.01	6.41	−14.3

烘烤：1～5 组三七皂苷含量降低了 4.0%～23.3%，平均降低了 8.5%；微波干燥：1～5 组三七皂苷含量也降低了 2.0%～19.5%，平均降低了 12.6%。

由此可知，不同干燥方法对三七切片的皂苷含量有一定的影响。1~5组每组均以日光照晒和50℃烘烤的三七皂苷含量变化不大，且在3组、4组、5组中50℃烘烤皂苷含量比日光照晒还高，说明50℃烘烤干燥三七切片对皂苷含量影响不大；每组考察均是微波干燥和100℃烘烤的三七皂苷含量损失较大。其中，100℃烘烤组皂苷损失最大。日光照晒和50℃烘烤三七切片皂苷含量无显著差异，而100℃烘烤和微波干燥20min这两种干燥方法皂苷含量差异显著，说明干燥温度太高三七切片皂苷含量损失较大。

3.5 三 七 粉

三七粉也是一种常见的三七饮片形式。三七粉通常是以三七主根为原料，经过前处理并粉碎至一定粒度的饮片。与三七片相比，三七粉具有携带方便、服用简单、免煎煮等优点。然而，因为三七粉失去了三七片的外观形态，市场上偶有以须根或其他成分混合打粉掺假，或以次充好等现象。根据粉碎度或粒径的不同，三七粉可分为普通粒度粉和超细粉。而根据制备工艺的不同，三七粉可分为冻干粉和普通干燥粉。本节首先比较不同规格的三七粉的药理活性、理化性质和体内吸收特性，并对三七粉的生产工艺做出介绍。

3.5.1 不同规格三七粉比较

三七粉的粉碎粒径一方面影响了饮片的微观形貌和粒子之间的作用力，在宏观上体现出不同的流动性和吸湿性。另一方面，粒径的大小与活性成分的溶出特性直接相关，从而对饮片的药理活性、体内吸收等特性产生重要影响。

1. 粒径分布和显微形貌特征

不同粒径的三七粉在粒度分布、显微形貌特征方面具有显著差异。应用激光粒度分析仪可对三七超微粉体与细粉、不同目数范围粉体的粒径及其分布进行表征并观察其显微形貌特征。研究发现，超微粉粒径分布在0.30~24μm，大部分粉体达到了10μm以下，呈对称的单峰分布，引起团聚的作用力为各种表面力，说明超微粉体均匀度和质量易控。三七细粉及不同目数范围的粉体粒径分布范围在2~190μm，分布不对称，引起团聚的作用力为重力的等质量力，说明其均匀度差，质量难以控制。超微粉体、细粉及不同目数范围粉体的粒径分布参数见表3.6。

表 3.6　超微粉体、细粉及不同目数范围粉体的粒径分布参数

样品	$d_{10}/\mu m$	$d_{90}/\mu m$	$d_{50}/\mu m$	$d_{4.3}/\mu m$
超微粉（单峰）	3.39	11.29	7.06	7.25
超微粉（多峰）	3.30	11.32	7.00	7.21
细粉（单峰）	3.17	18.41	9.95	106.50
细粉（多峰）	5.12	97.17	14.59	33.98
80～120 目粉（多峰）	4.49	190.45	10.82	53.03
120～150 目粉（多峰）	5.12	186.84	30.95	75.72
150～200 目粉（多峰）	5.49	136.56	42.17	58.51
200 目以上粉（多峰）	5.62	71.71	19.04	30.19

2. 理化性质

与微观结构相对应，随着粒径的减小，三七粉在宏观上逐渐出现团聚现象，伴随颜色变浅，粉末细腻，颗粒感消失，流动性和松密度都出现不同程度的改变。不同粒径三七粉的休止角和松密度结果见表 3.7。休止角是表征粉体流动性的重要参数。休止角越大，粉体流动性越差。由表 3.7 可知，随着粒径的减小，三七粉的流动性逐渐降低，松密度逐渐提高。

表 3.7　不同粒径三七粉的休止角和松密度比较

粒径 /μm	休止角 /（°）	松密度 /（g/cm^3）
152.07	44.30 ±0.74	0.495 ±0.019
40.93	48.54 ±0.42	0.575 ±0.017
30.97	50.56 ±0.57	0.581 ±0.012
23.35	53.28 ±0.05	0.600 ±0.025
20.87	54.52 ±0.41	0.638 ±0.011

粉体的吸湿性是指固体表面吸附水分的现象。粉体的吸湿性不仅影响粉体性质，还会影响化学稳定性。不同粒径的三七粉在水分含量和粉体吸湿性方面也有很大的差异。微粒的比表面积随着粒径的减小呈现大幅的增大。随着与空气的接触面积增大，其水分含量和吸湿性呈现逐渐升高的趋势（表 3.8、表 3.9）。因此，对于三七超微粉和破壁饮片，药物的吸湿性是需要重点考虑的问题，可从包装材料和贮藏方式上进行改进。

表 3.8　不同粒径三七粉含水量比较（$n=3$）

粒径（d_{90}）/μm	1	2	3	均值
156.83	4.93	4.90	4.94	4.92
67.03	6.39	6.48	6.31	6.39
31.84	7.08	7.02	7.07	7.06
22.68	7.17	7.15	7.19	7.17
19.02	7.21	7.18	7.15	7.18

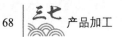

表 3.9　不同粒径三七粉吸湿性比较

粒径（d_{90}）/μm	4h	8h	12h	24h	48h
156.83	8.21	9.42	10.12	10.25	10.22
67.03	9.22	11.06	12.15	12.32	12.39
31.84	10.36	13.25	13.66	13.89	13.95
22.68	10.87	13.41	13.78	13.98	14.08
19.02	10.89	13.44	13.86	13.99	13.99

3. 溶出特性

饮片的溶出特性是评价其体内吸收的重要指标。饮片的溶出与其活性成分性质、饮片的结构有很大关系。不同规格的三七粉在溶出特性上具有很大的区别。三七超微粉、三七破壁饮片、三七细粉颗粒、三七细粉四种不同粉碎度三七粒径分布和皂苷类成分溶出见表 3.10、表 3.11。结果表明，4 种三七粉样品粒径分布 $d_{0.9}$ 排序：三七超微粉<三七破壁饮片<三七细粉颗粒<三七细粉。以人参皂苷 Rg_1、人参皂苷 Rb_1、三七皂苷 R_1 的总含量为指标，考察不同时间点的累积溶出量，绘制溶出曲线。结果表明，4 种样品的溶出速率排序：三七破壁饮片>三七细粉颗粒>三七超微粉>三七细粉。可知，在一定粒径范围内，三七的粒径与其溶出度呈负相关关系，即三七粉粒径越小，溶出度越高。然而，根据微粒分散体系和粒子双电层理论，当三七粉粒径过细时，在水中容易通过离子化作用产生絮凝-反絮凝以致结饼现象，导致粒子集聚结块，严重影响其溶出特性。

表 3.10　市售三七破壁饮片、三七细粉、三七超微粉、三七细粉颗粒粒径分布测定结果（μm）

样品	$d_{0.1}$	$d_{0.5}$	$d_{0.9}$
三七破壁饮片	5.156	17.635	51.543
三七细粉	6.720	28.230	124.142
三七超微粉	7.557	15.612	27.760
三七细粉颗粒	6.184	25.215	107.539

表 3.11　4 种三七粉样品溶出曲线测定结果（$n=6$）

取样时间 /min	三七破壁饮片 /%	三七细粉 /%	三七超微粉 /%	三七细粉颗粒 /%
5	99.5	74.0	76.4	80.7
10	102.1	80.0	87.9	90.0
15	102.1	85.7	91.9	98.1
20	102.3	88.0	93.4	99.2
30	101.5	91.0	95	101.3
60	101.7	99.0	95.8	102.7
90	101.1	97.6	95.5	101.2

4. 药效活性

三七粉的不同规格对其药效活性也有影响。

笔者等针对不同三七粉的药效活性做出了比较（表 3.12、表 3.13）。研究发现，超细粉、粗粉等三七的饮片制剂在大鼠动静脉血栓、角叉菜胶致小鼠尾部血栓，以及其他抗凝和抗血小板聚集实验中均显示出良好的抗血栓、抗凝和抗血小板聚集的作用。冻干粉和超细粉剂显示出在较小剂量时就能产生与三七粗粉较大剂量时相同的抗血栓和抗凝作用，因此这两种新的饮片制剂可能具有更好的生物利用度，对超细粉而言，这与超细粉有效成分的溶出速度快、溶出率高有关。而冻干粉由于其细胞内部结构的改变，有效成分溶出也得到加快。

表 3.12　不同三七粉对大鼠动脉、静脉旁路血栓形成的影响（$X \pm SD$，$n=10$）

组别	血栓湿重 /mg	血栓指数 /（mg/g）
正常对照组	45.5 ± 11.0	0.210 ± 0.033
阳性药物组	$26.4 \pm 12.4^{**}$	$0.123 \pm 0.054^{**}$
粗粉高剂量组	$29.4 \pm 11.9^{*}$	$0.186 \pm 0.069^{*}$
粗粉低剂量组	$29.0 \pm 15.7^{*}$	$0.175 \pm 0.042^{*}$
超细粉高剂量组	$21.2 \pm 13.9^{**}$	$0.133 \pm 0.037^{**}$
超细粉低剂量组	$23.6 \pm 8.2^{**}$	$0.109 \pm 0.055^{**}$
冻干粉高剂量组	$23.2 \pm 13.6^{**}$	$0.143 \pm 0.021^{**}$
冻干粉低剂量组	$24.4 \pm 12.4^{**}$	$0.167 \pm 0.049^{**}$

注：与正常对照组比较，$*P<0.05$，$**P<0.01$。

表 3.13　不同三七饮片制剂对大鼠血小板聚集、凝血酶原时间（PT）和部分凝血活酶时间（APTT）的影响（$X \pm SD$，$n=10$）

组别	血小板聚集	凝血酶原时间 /s	部分凝血活酶时间 /（mg/g）
正常对照组	10.00 ± 3.37	15.5 ± 4.0	41.6 ± 12.65
阳性药物组	$7.21 \pm 1.52^{**}$	$19.4 \pm 2.4^{**}$	$84.5 \pm 23.04^{**}$
粗粉高剂量组	$8.97 \pm 1.87^{*}$	$22.4 \pm 2.9^{*}$	$50.4 \pm 13.51^{*}$
粗粉低剂量组	$8.26 \pm 1.83^{*}$	$20.0 \pm 1.7^{*}$	$56.4 \pm 24.58^{*}$
超细粉高剂量组	$6.52 \pm 1.15^{**}$	$19.2 \pm 13.9^{**}$	$72.9 \pm 14.76^{**}$
超细粉低剂量组	$7.30 \pm 1.18^{**}$	$19.6 \pm 2.2^{**}$	$66.4 \pm 15.65^{**}$
冻干粉高剂量组	$6.07 \pm 2.39^{**}$	$22.2 \pm 3.6^{**}$	$78.8 \pm 22.03^{**}$
冻干粉低剂量组	$7.27 \pm 2.18^{**}$	$18.4 \pm 2.4^{**}$	$68.6 \pm 18.7^{**}$

注：与正常对照组比较，$*P<0.05$，$**P<0.01$。

3.5.2 普通三七粉的加工

1. 三七粉加工的环境要求

三七粉为直接口服中药饮片,加工需在洁净区域进行。三七粉加工区环境要求见表 3.14。

表 3.14 三七粉加工环境要求

项目	十万级标准
温度	18～26℃
相对湿度	45%～65%
压差	各室间>5Pa,与室外>10Pa
尘埃粒子≥0.5μm/m³	3500000
尘埃粒子≥5μm/m³	20000
沉降菌	≤10个/皿

三七粉:为灰白色或灰黄色粉末,气微味苦回甜。

功能主治:散瘀止血,消肿定痛。用于咯血,吐血,衄血,便血,崩漏,外伤出血,胸腹刺痛,跌扑肿痛。

用法用量:3～9g;吞服一次1～3g。外用适量。

2. 工艺流程

① 工艺流程图如图 3.28 所示。

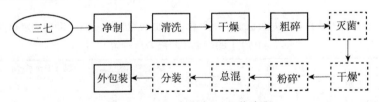

图 3.28 三七粉的加工工艺流程

⌐ ⌐ ⌐ 为 D 级控制区;* 为控制项目:干燥温度、时间;灭菌时间、温度;粉碎细度;混合时间

② 质量控制点见表 3.15。

表 3.15 质量控制点

工序	控制点	项目	标准
净制	净药材	净度	无灰土、无虫蛀霉变、无杂质、无非药用部位
干燥	干燥过程	温度	(80±5)℃
		时间	2～3h
	干燥品	水分	≤10.0%

续表

工序	控制点	项目	标准
粗碎	粗碎品	粒度	过 20 目筛
灭菌	灭菌过程	灭菌温度	121℃
		灭菌时间	30min
		灭菌压力	0.04～0.05MPa
		真空干燥时间	30min
干燥	干燥过程	温度	（80±5）℃
		时间	2～3h
	干燥品	水分	≤8.0%
粉碎	药材粉末	性状	外观、气味、色泽
		粒度	过 80～120 目筛
混合	混合时间	时间	30min
内包装	称量	装量及差异	计量合格证
外包装	贴标	外观	位置、准确、方正、牢固
	生产场地		一般生产区，不同时包装两个品种

3. 炮制工艺的操作程序要求及工艺技术参数

（1）净制

目的：除去泥土、灰屑、杂质、非药用部分、异物等。操作：将要挑拣的三七原药材平铺于操作台上，进行净选，除去非药用部位及杂质，用塑料周转框盛装物料。工艺要点：检查净选的中药材，并称量、记录；净选操作必须按要求分别拣选，清除杂质，除去非药用部分；拣选药材应设工作台，工作台表面应平整，不易产生脱落物；三七经净选后不得直接接触地面，净选后置于周转容器内。

（2）清洗

目的：洗净附着在三七表面的泥土。操作：在清洗区将净选后的三七用清洗机器（图 3.29）如毛刷式清洗机清洗，生产用水为生活用水。先开启水开关，然后开启清洗机电源，打开清洗机，用流动水将药材附着的泥土或不洁物洗掉，每次清洗时间为 15～20min，洗至有清水流出，目检无泥土。用塑料周转框盛装物料，并沥干水分，转入下道生产工序。工艺要点：清洗药材用水应符合国家饮用水标准；清洗区应有良好

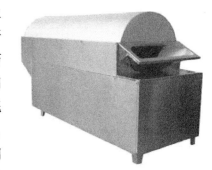

图 3.29 三七清洗机

的排水系统，地面不积水，易清洗，耐腐蚀；洗涤的设备或设施内表面应平整、光洁、易清洗、耐腐蚀，不与药材发生化学变化或吸附药材；药材洗涤应使用流动水，用过的水不得用于洗涤其他药材，不同的药材不宜在一起洗涤；洗涤时目测三七表面无泥，洗至水清，勿使药材在水中浸泡过久，以免损失药效。洗涤后的药材应及时转下道工序及时干燥。

（3）干燥

目的：将清洗干净的三七干燥，并控制水分≤10%，便于粗粉碎。操作：将沥干水分的三七平铺于烤盘内，厚度不超过4cm。将烤盘置于烘车上。开启烘箱电源，蒸气管道接通疏水器并接通在电磁阀上。烘箱温度调至上限85℃为报警系统，下限75℃为自动恒温。装满物料的烘车推入烘箱内，关紧门。使排湿手柄指向全循环位置。当烘箱加热到达一定时间，温度停止上升时，应将排湿手柄指向半循环位置或排湿位置上。按物料的湿度和烘干要求而选定循环—排湿—烘干的操作过程。烘干物料厚度3~4cm，烘烤温度为（80±5）℃，烘烤时间2~3h，水分≤10.0%。烘烤结束后，将烘车推出，待物料冷却，转入洁净容器内，进入下一道生产工序。工艺要点：干燥温度不超过85℃，水分≤10.0%，三七厚度不超过4cm。干燥后的三七应装入洁净容器。

（4）粗碎

目的：粉三七粉碎成粗颗粒，便于下一道灭菌、粉碎。将已冷却的三七进行粗碎，破碎为颗粒。所得三七颗粒盛于洁净容器内。工艺要点：投料须均匀，以防投料过度导致设备卡死。粗碎机筛网选用20目筛（图3.30）。

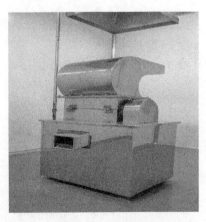

图3.30 粗碎机

（5）灭菌

目的：使物料达到用药要求。操作：将粗粉碎的三七颗粒推入灭菌操作间，三七颗粒装入灭菌车。打开空气压缩机、蒸汽阀门、进水阀门、进线电源开关、控制电源开关。按"开前门"键，用手拉开前门。用搬运车将三七移至柜门，送入灭菌腔。装载完成，把门关上，并按住门板。按下"关前门"键，锁紧前门。前后门关到位，空压气到位，进入准备阶段。预热一定温度，启动，循环三次真空转入升温。灭菌室压力上升至设定压力（0.04～0.05MPa）。温度持续上升到设定值 121℃，转入灭菌。灭菌室压力、温度维持在设定范围内，到设定灭菌时间 30min，转入干燥。排汽 1min 左右，真空泵启动抽湿热蒸汽，其间真空、补气相循环，到设定干燥时间 30min，结束真空干燥，补洁净空气。灭菌室压力上升至 1MPa，结束灯亮，按门真空 15s 后，开门将三七颗粒取出。灭菌所得三七颗粒推出放凉，盛于洁净容器内，及时转入粉碎工序。工艺要点：灭菌温度不超过 121℃，灭菌时间 30min，药材厚度为 3～4cm。灭菌设备及工艺的技术参数应经验证确认（图 3.31）。

（6）干燥

目的：三七颗粒水分控制在规定适宜范围内。将灭菌后的三七进行二次烘干，烘干厚度 3～4cm，烘烤温度（80±5）℃，烘烤时间 2～3h，水分≤8.0%，关上烘箱门后开始计时。所得三七放凉，盛于洁净容器内，及时转入粉碎工序。工艺要点：此干燥工序

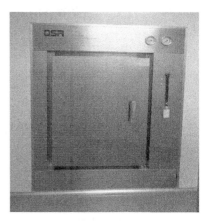

图 3.31　中药灭菌柜

须在洁净区进行。干燥温度为（80±5）℃，水分≤8.0%，厚度不超过 4cm。

（7）粉碎

工艺条件：生产设备为万能粉碎机（图 3.32），筛网目数 120 目。操作：将已灭菌的三七进行粉碎，所得三七粉盛于洁净容器内，及时转入下道工序。工艺要点：粉碎后能过 120 目筛。粉碎设备及工艺的技术参数应经验证确认。

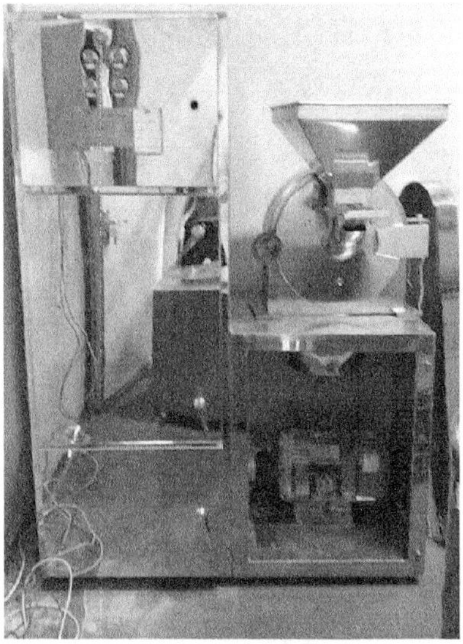

（8）混合

目的：通过混合，使三七粉均匀，保证质量。操作：将已粉碎的三七粉进行混合（图 3.33），混合时间 10～30min，所得三七超细粉装于聚乙烯塑料袋。工艺要点：时间 10～30min。混合后的粉应装入洁净容器。

图 3.32　万能粉碎机

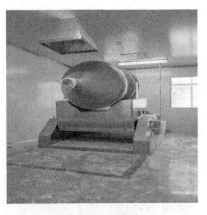

图 3.33　混合机

（9）分装

目的：把三七粉分装为一定规格的包装，便于调配、使用和贮藏。操作：根据产品包装规格要求，根据批生产指令确定每袋装量及装量差异范围。根据每袋重量，调节好称量器具的装量，分装时每隔 30min 抽查一次，严格控制装量差异，并详细记录抽查结果，确保每袋装量在控制范围内。工艺要求：操作中随时注意检查装量是否准确，每 30min 须检查一次装量，装量须在允许偏差范围。包装前检查包装材料有无破损，内部是否清洁、干燥，必要时要采用适当的方法进行清洁或消毒。

（10）外包装、贮藏

目的：便于贮藏运输。操作：仓库管理人员根据批包装指令发放标签、包装材料。标签要计数发放，并核对。每批包装结束后及时运至成品仓库规定位置。每完成一个批次的包装时，如遇有产品零头，按实际数量入库。剩余的包装材料及时清理退库。经检验合格的成品，仓库管理员填入库单入成品库。工艺要点：按批包装指令限额领取说明书、标签、纸箱、装箱单（合格证）等，并一一核对，在纸箱上指定位置打印产品批号、生产日期、有效期字码，并要求字迹清楚、准确无误。装纸箱：按批包装指令执行，放一张装箱单，用胶带封箱。

贮藏注意事项：成品应交由仓库保管，并填写相应记录。置阴凉通风干燥处保存，注意防潮。

3.5.3　三七超细粉的加工

三七超细粉：性状为灰黄色或灰白色粉末；气微，味苦回甜。

功能主治：散瘀止血，消肿定痛。用于咯血，吐血，衄血，便血，崩漏，外伤出血，胸腹刺痛，跌扑肿痛。

口服，3～9g/次，吞服 1～3g/次。外用适量。

注意：孕妇慎用。

贮藏：密封。

1. 生产工艺流程

图 3.34 为三七超细粉生产工艺流程。

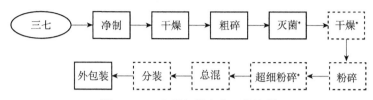

图 3.34 三七超细粉生产工艺流程

* 为质量控制点，控制项目：干燥温度及时间，灭菌温度、压力及时间，超细粉碎机分选频率、粉碎粒度。
┌┄┄┐
└┄┄┘ 为十万级净化区

2. 生产过程和工艺条件

净制、干燥、粗碎、灭菌、干燥、混合、包装工艺条件同三七粉。

粉碎：粉碎到 60 目，选用 60 目筛网。将灭菌干燥后物料粉碎到 60 目左右。

超细粉碎（气流粉碎）：将气流粉碎机分选频率设定在 60～80Hz，用洁净周转袋收集药粉，扎紧密封。

总混：粉碎结束，全部物料放入混合机混合 30min。混合结束，用洁净周转袋扎紧密封。移至暂存间暂存，同时检验中间品外观、水分、微生物，合格后移至下道工序。

图 3.35 为气流粉碎机。

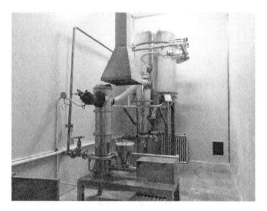

图 3.35 气流粉碎机

3.6 三七配方颗粒

三七配方颗粒的制备工艺与颗粒剂的基本相同，其制备工艺如图 3.36 所示。本书第 7 章系统地论述了三七各种成方制剂的传统制备工艺，其中包括颗粒剂，限于篇幅限制，本章将不再赘述。

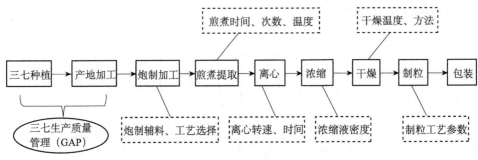

图 3.36　三七配方颗粒的制备工艺

3.6.1　三七配方颗粒的等效性研究

药物的等效性研究多从药学等效性、药效学等效性和生物等效性三个方面进行研究，其中药学等效性研究是以药物的化学成分为指标，药效学等效性研究是以药理效应为指标成分，生物等效性研究是以生物利用度有关参数作为评价指标。2005 年 3 月国家食品药品监督管理总局颁布的《化学药物制剂人体生物利用度和生物等效性研究技术指导原则》为药物等效性研究提供了参考和指导。三七配方颗粒与传统三七饮片的等效性问题，是相关领域的研究热点和难点，出现的问题表现在以下几个方面。

（1）三七配方颗粒混合与三七饮片两者所含化学成分并非完全一致

三七配方颗粒的主要成分是单味三七饮片用水煎煮的提取物，而传统的中药饮片使用方法是多味中药饮片的混合煎煮，在整个煎煮过程中发生了一系列分子间的吸附、沉淀、增溶、助溶、水解、酶解、中和、氧化、还原、分解、聚合等复杂的物理化学反应，其化学成分及其含量、药理作用、临床效果会不同。尽管很多国内的非临床研究文献都表明，中药配方颗粒的临床应用效果与传统中药饮片相比并无很大差别，临床使用过程中可以用多味中药配方颗粒直接混合冲服的方法代替多味中药饮片混合煎煮服用，但是这种观点并没有取得大多数专家包括中医临床专家的认可。而且这种观点的得出主要是建立在非临床试验数据上，具体的临床效果还必须建立在大量临床试验研究基础上。判定配方颗粒有没有临床效果，也必须进行足够大样本量的药物临床试验，进一步得出是否有效的结论。

（2）三七配方颗粒能否体现出传统中医药理论的炮制和配伍特点

中医药经过数千年的发展，形成了一套极具特色的中医药理论体系。配伍理论和炮制理论是中医药理论的两大优势和特点。传统中药饮片使用方法是合煎服用，饮片共煎，可以发生更多的物理化学反应，充分发挥饮片之间君臣佐使的相互配伍作用，提高药效，同时能提高有效成分的含量，降低药物的毒性，保证安全用药。三七配方颗粒的服用方法是各味中药配方颗粒混合后冲服，缺少饮片共煎的过程，中药配方颗粒混合与饮片合煎两者所含化学成分并非完全一致。

　　为此，笔者等选择三七的止血活性为研究对象，通过不同提取和干燥工艺制备三七提取物，并将三七活血化瘀的药理活性转化为对应的生物效价，以考察不同制备工艺对三七提取物抗凝血生物活性的影响，进而研究三七提取物与三七药材的生物等效性，进一步进行三七提取物的制备工艺、药理活性、活性成分三者之间的关联性研究。表 3.16 为不同制备方式下三七提取物止血活性的生物效价。

表 3.16　不同制备方式下三七提取物止血活性的生物效价（IU/mg）*

干燥方式	料液比	提取方式			
		煎煮（水）	超声提取（80%乙醇）	超声提取（60%乙醇）	超声提取（40%乙醇）
热风干燥	1∶10	148.34	351.17	258.17	219.94
	1∶8	153.30	401.92	275.65	246.91
	1∶6	135.95	345.15	261.30	232.52
真空干燥	1∶10	159.25	304.00	239.34	226.88
	1∶8	164.11	337.77	288.12	236.17
	1∶6	148.78	327.39	240.95	204.56
冷冻干燥	1∶10	173.14	417.86	296.34	240.75
	1∶8	183.44	448.81	298.47	262.55
	1∶6	138.96	306.89	266.04	250.41

　*三七原药材的生物效价为 100IU/mg。

　　通过表 3.16 可建立不同制备方式下的三七提取物的生物效价与三七原药材的生物等效性。将三七原药材的生物效价定为 100IU/mg，通过不同制备方式制备的三七提取物生物效价分别提高了 1.2~4.5 倍。将三七提取物中的三七总皂苷含量与其生物等效性进行线性关联（图 3.37），可发现由此得到生物效价与皂苷含量间的一元线性回归方程为 $y=948.76x+103.47$。通过对活性成分与生物效价的分析，可知不同提取物中活性成分含量与其生物效价存在着显著的正相关关系。

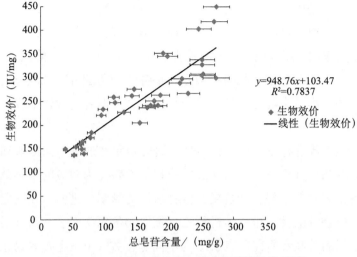

图 3.37　三七总皂苷含量与其生物等效性关系图

3.6.2　三七配方颗粒的新型制备工艺

　　由于三七水提物黏度较大，浸膏吸湿性较强，增加了三七配方颗粒剂过程中制软材和制粒难度，同时影响了产品的色泽、药物-辅料的均匀程度等质量。针对这个问题，笔者尝试将冷冻干燥工艺引入三七配方颗粒的制备过程中，具体工艺如图 3.38 所示。首先，对三七原药材采用水提醇沉法及回流超声法进行提取；然后利用真空冷冻干燥工艺处理三七提取液，将干燥处理后的大块粉末粉碎处理；将冻干所得提取物粉末与适宜辅料（乳糖、糊精、可溶性淀粉、MCC 等黏合剂）在制药用水、乙醇、PVP 中溶解/混合，溶液采用真空冷冻干燥方式处理，所制备的冻干粉末用少量黏合剂（黏合剂选取与步骤 3 一致）制备软材，烘干、取出、整粒，即得三七配方颗粒。

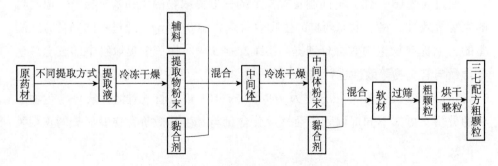

图 3.38　三七配方颗粒的新型制备工艺

与传统配方颗粒的制备工艺相比，该新型工艺采用冻干工艺对三七提取液进行干燥，得到了疏松和黏度小的中间体。将该中间体与黏合剂在水相中充分溶解，并进行二次冻干，可使药物与辅料在分子层面混合均匀。与传统干燥方式比较，采用该方法制备的三七配方颗粒，具有以下几个优点：有效成分含量提高了约 10%；药物有效成分与辅料在分子层面达到充分混合，分布更加均匀；其颗粒色度较传统方法有所提高（表 3.17），L 值（亮暗度）提高 3%～7%，a 值（红绿度）提高 30%～104%，b 值（蓝黄度）提高 30%～70%。其颗粒内部结晶程度较传统方法有所改善。其平衡吸湿时间较传统制备工艺延长 8%～22%，平衡吸湿量较传统制备工艺降低 3%～23%，更有利于颗粒的保存。

表 3.17　不同制备工艺下三七配方颗粒的色度检测

辅料	传统工艺			新型工艺		
	L	a	b	L	a	b
乳糖	18.83	4.17	9.47	20.30	8.53	14.33
RSD/%	7.05	1.39	3.99	1.97	7.97	7.93
甘露醇	23.93	5.37	11.17	24.83	10.80	18.73
RSD/%	4.69	8.61	6.29	0.83	2.45	1.34
糊精	22.83	6.67	12.67	18.27	6.27	11.17
RSD/%	8.65	9.64	6.33	2.21	5.74	2.74
微晶纤维素	25.53	9.97	17.23	24.43	13.40	23.07
RSD/%	1.19	7.66	2.92	2.33	1.97	1.95
可溶性淀粉	19.60	6.47	12.87	18.17	4.60	10.93
RSD/%	5.75	3.51	6.52	2.60	2.17	1.90

如图 3.39 所示，辅料的衍射峰非常明显；两种工艺衍射图中，在辅料特征衍射峰的对应位置出现了强度较弱的衍射峰，说明经两种工艺制备的颗粒，辅料的结晶度大大减弱；由新型工艺衍射图可以看出，特征衍射峰强度进一步减弱，说明在新型制备工艺下，三七提取物抑制了辅料的结晶，在颗粒中更多地以无定形或微晶形式存在。

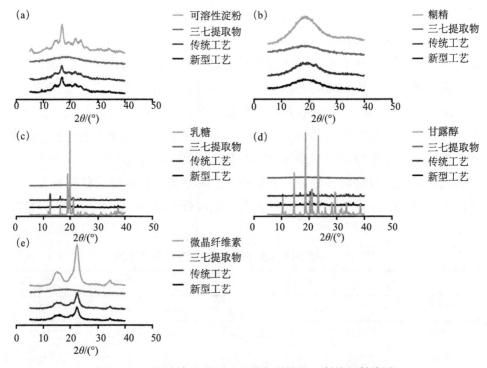

图 3.39　不同制备工艺下三七配方颗粒的 X 射线衍射检测

（a）可溶性淀粉；（b）糊精；（c）乳糖；（d）甘露醇；（e）微晶纤维素

如图 3.40 所示，在恒温 25℃、湿度 75% 条件下，传统工艺的三七配方颗粒

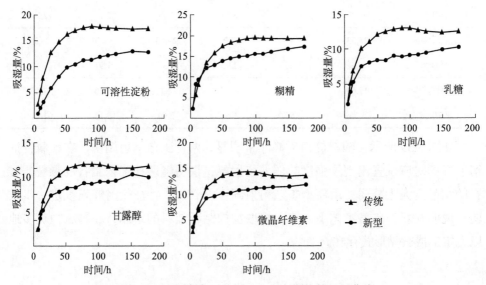

图 3.40　不同制备工艺下三七配方颗粒的吸湿曲线

吸湿率均大于新型工艺，说明经新型工艺后，三七提取物被辅料包裹的更加均匀，因此吸湿率发生明显下降。

3.7　冻干三七系列饮片

　　冻干三七系列饮片包括冻干三七、冻干三七片、冻干三七颗粒及冻干三七粉等四个品种（图 3.41）。

　　冻干三七呈类球形。质地酥脆，呈灰褐色或灰黄色。断面呈灰绿色、黄绿色或灰白色。质硬、气微、味苦、回甜。

　　冻干三七片为不规则薄片。外表皮呈灰褐色或灰黄色，有多数干缩皱纹。切面呈灰绿色、黄绿色或灰白色，具环纹和放射状纹理，质脆、气微、味苦回甜。

　　冻干三七颗粒为不规则粒状。呈灰褐色或灰黄色。手捻易碎。气微、味苦回甜。

　　冻干三七粉为浅黄绿色至灰白色的粉末。气微、味苦回甜。

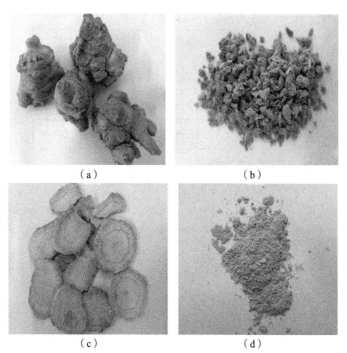

（a）　　　　　　　　　　　　　　（b）

（c）　　　　　　　　　　　　　　（d）

图 3.41　冻干三七（a）、冻干三七颗粒（b）、冻干三七片（c）以及冻干三七粉（d）

3.7.1 生产工艺

1. 生产工艺流程

图 3.42、图 3.43、图 3.44、图 3.45 分别为冻干三七、冻干三七片、冻干三七粒、冻干三七粉的生产工艺流程图。

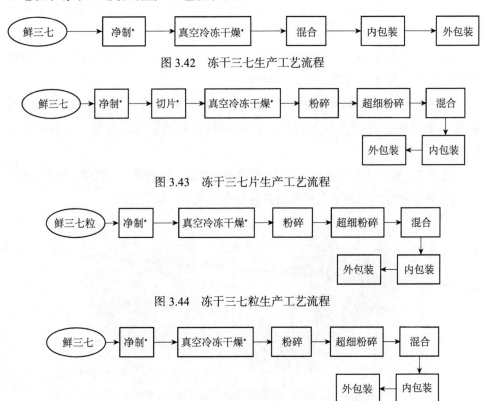

图 3.42 冻干三七生产工艺流程

图 3.43 冻干三七片生产工艺流程

图 3.44 冻干三七粒生产工艺流程

图 3.45 冻干三七粉生产工艺流程

* 为质量控制点，控制项目：净选、清洗干净程度、冻干时间、温度

2. 质量控制点

表 3.18 所示为质量控制点。

表 3.18 质量控制点

工序	控制点	项目	标准	频次
净制	净药材	净度	无泥土、无杂质、无非药用部位	随时 / 每批
冷冻干燥	降温	最低温度	−40℃	设备运行时
	升温	最高温度	40℃	设备运行时
	冻干后	水分	≤5.0%	结束时

净制：取药材拣选，去除杂质，除去须根、剪口，用饮用水清洗，直到清洗水无明显浑浊。取出，晾至无滴水。

3. 真空冷冻干燥

开启冷冻温度，将三七冷冻至-40℃，保持 2h，调节升华温度为-25℃，使得升华阶段温度不超过-25℃，保持时间 20～22h，待物料温度全部到达-25℃以上时，进入解析阶段，调节温度为 40℃，待物料温度与设定温度一致时停止，水分≤5.0%，干燥完成后装入周转袋内密封，称重。

粉碎、超细粉碎、混合、内包装、外包装生产工艺同三七粉。

图 3.46 为真空冷冻干燥机。

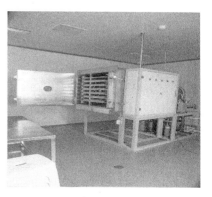

图 3.46　真空冷冻干燥机

3.7.2　冻干工艺中的影响因素

低温冷冻干燥是一个复杂的机制，涉及汽-液-固三相的动态平衡及在此过程中水分的动态迁移及热量传递的变化。笔者等研究发现，在冻干三七的生产工艺中，尤其是在低温冷冻干燥的核心操作中，真空压强、干燥温度（解析阶段）及三七物料的形态（片、全根、粒）等均会对最终的产品质量及产品的干燥特性（干燥速率、生产率、面积收缩率）产生影响。图 3.47 为冻干工艺中的影响因素。

1. 干燥速率

三七切片的干燥速率与干燥室压强之间呈先升后降的关系。这是因为干燥室的压强会影响三七切片中气体导热系数，同时也会影响水蒸气通过三七孔隙的传质系数。当干燥室压强增大时，气体的导热系数增大，即三七的有效导热系数增大，从而对传热有利；同时当干燥室压强增大时，分子扩散系数会减少，传质系数减少，这会对传质不利。由于有效导热系数的增大，传入物料的热量就比原来多，引起三七界面温度的升高，使三七界面的水蒸气分压增大，则传质推动力增大，有利于传质。因此，当干燥室压强增大时，传质阻力与传质推

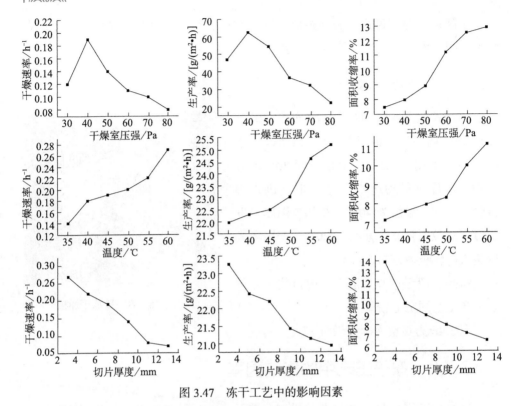

图 3.47 冻干工艺中的影响因素

动力两者的增加比例影响着传质速率到底是增大还是减小。因此，真空冷冻干燥存在一个最佳干燥室压强，当干燥室压强未达到最佳压强时，三七的界面温度一直保持上升，传质推动力和三七界面的水蒸气分压也会一直在增加，确保了整个冻干过程传质推动力的增加大于传质阻力的增加，所以使真空冷冻干燥时间缩短，提高了三七切片的干燥速率。

随着加热板温度的上升，三七的干燥速率也随之增大。这主要是由于加热板温度的升高，三七切片的界面温度上升，提高了传质推动力，加快了水蒸气的逸出速率，缩短了干燥时间，所以，干燥速率随之增大。

三七切片厚度对干燥速率的影响是单调递减的，即三七切片越厚，干燥速率越小。这主要是因为切片的厚度大，物料内部水分不易扩散，所需的干燥时间也会随着增大，导致干燥速率的降低。

2. 生产率

三七切片的生产率与干燥室压强之间呈先增后减的关系。在一定的干燥室压强范围内，随着干燥室压强的升高，三七切片的生产率随之增大。这主要是在升华阶段压强越高，干燥层的热质传递系数越大，升华界面温度上升越快，升华界面的温度升高会使水蒸气压增大，增大传质推动力，三七切片升温速度就快，冻干所需的时间随之减少。对于恒压操作的真空冷冻干燥过程，在解吸阶段加快干燥层升温会提高解吸速率，由于升华阶段解吸的结合水减少会延长解吸阶段的干燥时间。因此，生产率出现了先增后减的趋势。

随着加热板温度的升高，物料的单位时间内生产率也随之增大。这主要是由于加热板温度的升高，强化热量的输入，提高了传质推动力，缩短了干燥时间，所以，单位时间内生产率随之增大。

真空冷冻干燥三七切片时，热量通过干燥层向冷冻层传导，水蒸气通过干燥层逸出，因此三七切片厚度越厚，真空冷冻干燥的时间就越长，单位时间生产率越低。

3. 面积收缩率

从图 3.47 中可以看出，三七切片的面积收缩率与干燥室压强之间呈近似线性关系。随着干燥室压强增加，三七切片的面积收缩率也随着增大，说明采用较低的干燥室压强对保持三七切片干燥后的形状是有利的。这是因为当干燥室压强较低时，三七切片内冰界面缓慢退却，水分均匀彻底地通过干燥层，干燥层易保持疏松多孔的形态，致使干燥后三七切片面积变化率小。当干燥室压强较高时，三七切片内外很难形成较大的蒸汽压差来推动水蒸气逸出三七切片，部分水分会被干燥层吸收导致萎缩，同时，干燥室的压强较高时会影响着升华界面温度的升高，容易引起三七切片冻结层的融化，导致干燥层崩解，因此三七切片的面积收缩率必然升高。降低加热板的温度有助于保持人参切片的原始形状。

三七切片的面积收缩率与加热温度之间呈近似线性关系。随着加热温度升高，三七切片的面积收缩率也随之增大，升高加热板温度，会加剧物料收缩，因此，降低加热板的温度有助于保持三七切片的原始形状。

随着切片厚度的增加，三七切片的面积收缩率逐渐减小。这主要是因为当切片厚度较小时，在真空冷冻干燥的过程中，物料的冻结层容易产生局部融化，从而导致干燥后物料面积易收缩；当切片厚度较大时，即使在干燥前期用较高的加热温度，由于厚度大的物料具有能够保持稳定升华的能力，物料内部冻结层也不会融化，所以冻干后产品的面积变化率较小。

4. 冻干三七饮片与普通干燥三七饮片的比较

冻干三七饮片由于制备工艺的特殊性，与普通干燥三七饮片在产品的微观细胞结构上具有显著的差异。该差异性决定了两种饮片在感官特性、质地、皂苷成分溶出等方面都有很大的不同。

（1）微观结构

普通干燥三七饮片和冻干三七饮片在微观结构上有很大的区别，见图3.48、图3.49和表3.19。此外，冻干三七饮片的孔隙率，也显著于普通干燥三七饮片（表3.20）。

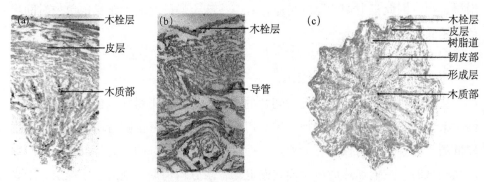

图 3.48　冻干三七饮片微观结构

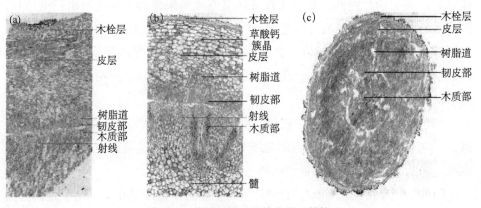

图 3.49　普通干燥三七饮片微观结构

表 3.19 普通干燥三七饮片与冻干三七饮片区别

部位	普通干燥三七饮片	冻干三七饮片
根头	木栓层为数列细胞，栓内层不明显，层宽广，皮层和韧皮部有树脂道散在，形成层成环，束中形成层有裂隙，木质部导管 1～2 列径向排列，射线宽广，薄壁细胞内含有淀粉粒，可见草酸钙簇晶	最外层可见木栓层，为数列细胞，皮层、韧皮部薄壁细胞破碎，细胞界限不清晰，未能清晰辨认树脂道。木质部导管可见，形态未发生变化，未见淀粉粒和草酸钙簇晶
剪口	木栓层为数列细胞，栓内层不明显，皮层宽广，皮层和韧皮部有树脂道散在，形成层成环，束中形成层有裂隙，木质部导管 1～2 列径向排列，射线宽广，中央有髓，薄壁细胞内含有淀粉粒，可见草酸钙簇晶	外层为数列细胞的木栓层，里面一层为细胞界限模糊的薄壁细胞和皮层细胞，细胞破碎不易分辨。韧皮部细胞破碎形成空洞，但木质部导管清晰可见
须根	木栓层为数列细胞，皮层宽广，树脂道较少，存在于皮层和韧皮部，形成层成环，木质部导管 1～2 列径向排列，射线宽广，薄壁细胞内含有淀粉粒，草酸钙簇晶较少	栓层为数列细胞排列，栓内层不明显，韧皮部有树脂道散在，形成层成环，木质部导管 1～2 列径向排列，射线宽广，薄壁细胞含淀粉粒，草酸钙簇晶稀少

表 3.20 经不同方法干燥的三七切片孔隙率

方法	孔隙率 /%	平均值 /%	标准差 /%	标准误
热风干燥	14.21，14.57，14.84	14.54	0.031607	0.182
真空干燥	10.19，10.57，10.23	10.33	0.20881	0.12
真空冷冻干燥	12.52，12.35，12.08	12.32	0.22189	0.128

（2）感官特性

将冻干三七饮片与热风干燥的三七饮片进行比较可发现，真空冷冻干燥后的三七切片样品表面比较平整，肉眼可明显看出菊花心木质部，颜色呈黄绿色，较新鲜，脆性较大，三七味较明显。这是由于真空冷冻干燥过程三七切片的干燥在冻结状态下完成，其物理结构和分子结构变化极小，组织结构和外观形态被较好地保存。而且干燥过程是在很低的温度下进行，且基本隔绝了空气，因此有效地保持了原料的色泽。经热风干燥后，三七切片样品的硬度大，色泽主要偏灰白色，且温度越高，颜色越深，随着干燥温度的升高，产品的色泽也随之加深，部分较好工艺下样品颜色为黄绿色，但比真空冷冻干燥的成品颜色深；表面无明显的皱缩现象，无光泽，可以被接受，但整体外观没有真空冷冻干燥工艺的好；有一定的药味，但不浓郁，这主要是因为在热风干燥过程中，空气的流动挥发了药味。经真空干燥后，三七切片样品颜色泛白，干燥温度越高，成品的颜色越浅，越发黄白色；皱缩程度与温度关系较大，随着温度的升高，皱缩越来越严重；药味不明显，这是因为真空干燥时间较长，不利于三七药性药味的保持。三七作为中药材，里面含有很多热敏性和易氧化性成分，如挥发油等，干燥时间越长，破坏越大，真空干燥的三七切片产品可以缩短干燥时间以保证外观品质优良，但会造成干燥不彻底等情况。

（3）复水品质

将冻干三七饮片与热风干燥、真空干燥的三七饮片进行比较可发现（表3.21和表3.22），热风干燥的复水比最大，复水时间最长，复水效果最差；真空干燥复水比最小，复水时间最短，复水效果较好；真空冷冻干燥复水比较大，复水时间较短，复水效果最好。

表3.21　经不同方法干燥的三七切片的复水时间和复水口感

复水品质	干燥方法		
	真空冷冻	热风干燥	真空干燥
复水平均时间 /min	5.5	9	4
复水后的口感	比较浓郁的中药味、微苦，口感较脆，滋味悠长	中药味较淡、感受不出新鲜三七的药味，在口中味道停留时间短	口感较脆，有一定药味，但不明显

表3.22　经不同方法干燥的三七切片的复水比

方法	孔隙率 /%	平均值 /%	标准差 /%	标准误
热风干燥	2.54，2.43，2.49	2.4867	0.05508	0.03180
真空干燥	2.21，2.24，2.31	2.2533	0.05132	0.02963
真空冷冻干燥	2.37，2.36，2.28	2.3367	0.04933	0.02848

（4）皂苷溶出率

冻干三七的显著特点之一，即为显著增加活性成分（三七总皂苷）的溶出率。三七经冻干后，内部水分直接汽化升华，造成细胞内部大量的间隙，可加快水分的渗入，并促进活性成分在细胞内的解析。此外，冻干三七的质地疏松、复水性好，可加快有效成分的溶出。对比冻干三七饮片和普通干燥三七饮片的体外溶出曲线可发现，冻干三七饮片中皂苷的溶出率比普通干燥三七饮片提高了约10%（图3.50）。

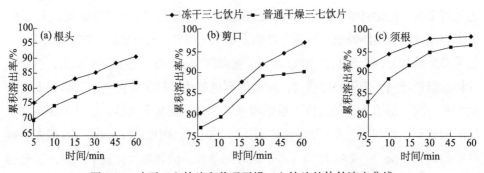

图 3.50　冻干三七饮片和普通干燥三七饮片的体外溶出曲线

参 考 文 献

盖雪，刘波，2005. 熟三七炮制方法的改进［J］. 药学研究，24（5）：304-305.

刘环香，张洪，吴东方，等，1995. 热处理对三七药理作用的影响［J］. 中药材，18（3）：144-146.

龙桂宁，于礼建，崔建东，等，2012. 熟三七破壁粉粒与常规饮片对血虚模型小鼠的影响［J］. 中药材，35（2）：291-293.

牛超，石典花，孙立靖，等，2015. 新型中药饮片研究进展［J］. 药学研究，（2）：100-102.

彭芸崧，陈素红，吕圭源，等，2012. 生三七及其不同炮制品对血瘀模型大鼠的影响［J］. 中华中医药学刊，30（4）：901-902.

秦宇芬，2012. 三七不同炮制品中总黄酮的含量分析［J］. 中国基层医药，19（11）：1664-1666.

万晓青，陈素红，彭芸崧，等，2014. 三七及其炮制品对血虚模型大鼠的补血益气作用比较［J］. 中国现代应用药学，31（6）：696-699.

王若光，尤昭玲，李克湘，1996. 人参三七相似之性探析［J］. 辽宁中医杂志，23（1）：39-40.

王顺官，2012. 熟三七破壁粉粒和常规饮片对小鼠免疫功能的影响［J］. 中药材，35（1）：122-124.

王先友，杨浩，刘蕾，2010. 生、熟三七中多糖的含量比较［J］. 河南大学学报（医学版），29（4）：235-236.

徐维统，王新功，2012. 正交试验法优选熟三七最佳炮制工艺［J］. 山东中医杂志，（8）:601-602.

杨光，王诺，詹志来，等，2016. 中药材市场商品规格等级划分依据现状调查［J］. 中国中药杂志，41（5）：761-763.

周新惠，2014. 生熟三七炮制及其部分药理评价研究［D］. 昆明：昆明医科大学.

Liao P R，Liu Y，Zhao M Z，et al，2017. The development of a *Panax notoginseng* medicinal liquor processing technology using the response surface method and a study of its antioxidant activity and its effects on mouse melanoma B16 cells［J］. Food & Function.

第4章

三七有效成分的提取

三七化学成分研究始于 20 世纪 30 年代初期，但其水溶性成分研究困难，直到 70 年代后随着配糖体成分分离和结构鉴定技术的发展，才有较显著的进展。随着其化学成分和生理活性研究的深入，三七的医疗保健作用不断被阐明，并已广泛应用于心脑血管疾病及抗衰老等，被开发成许多种中成药和保健产品，拥有十分广阔的市场应用前景。三七与人参和西洋参含有类似的化学成分，包括皂苷（saponins）、黄酮（flavonoids）、多糖（polysaccharides）、氨基酸（amino acids）、脂肪酸（fatty acids）及环肽类（cyclopeptides）等多种类型的化合物。

三七中有效成分的提取方法尽管各式各样，但从本质上讲，提取过程属于将溶质（有效成分）从药材固相向溶剂相转移的传质过程。根据扩散原理，三七药材有效成分的提取可分为三个阶段（王博然等，2017）。

① 浸润与渗透阶段。当提取介质与三七药材粉末混合时，介质首先吸附于药材粉粒表面使之浸润，然后以一定的速率渗透进入药材内部，充分浸润药材细胞。药材浸润效率取决于溶剂与药材界面的性质，如固液界面张力、药材本身性质等。例如，药材中含蛋白质、淀粉、纤维素等极性成分，极性介质（水）容易浸润，进而分子通过毛细管及细胞间隙渗透进入药材细胞内。

② 解吸与溶解阶段。当提取介质充分浸润三七并进入细胞内部时，能够将吸附于细胞组织中的皂苷等有效成分溶解。溶解能力与提取介质和有效成分之间的亲和力大小有关。当提取介质和有效成分之间的亲和力大于有效成分和细胞之间的亲和力时，就能将有效成分溶解，解除吸附而转移至溶剂中。

③ 扩散阶段。当有效成分在三七细胞内部的提取介质中充分溶解形成高浓

度溶液后，与细胞外部的溶液介质形成浓度差和渗透压差。浓度差的推动力使得皂苷等成分从细胞内部向细胞外部的定向扩散；而渗透压的推动力使得细胞外部的介质进入细胞内。该过程可用菲克（Fick）扩散第一定律进行描述。公式如下：

$$\frac{\mathrm{d}m}{\mathrm{d}t} = -DA\frac{\mathrm{d}C}{\mathrm{d}x}$$

式中，$\frac{\mathrm{d}m}{\mathrm{d}t}$为扩散速度；$\frac{\mathrm{d}C}{\mathrm{d}x}$为浓度梯度；$D$为扩散系数；$A$为扩散界面S的面积。

　　扩散系数 D 由药材本身性质，如密度、黏度、孔隙率等决定，也受到提取条件的影响，如提取温度、介质黏度等的影响。由菲克扩散定律可知，三七中有效成分的扩散速度与其扩散系数、扩散面积、浓度梯度成正比。三七经过适当的粉碎可增加其中成分的扩散面积，调节三七药材与介质的逆向运动速度可提高浓度梯度。

　　影响三七提取效率的因素有以下几个方面：

　　① 提取溶剂。提取介质的性质与用量对三七提取率有较大的影响，应根据目标有效成分、目标部位的性质选择合适的提取溶剂。

　　② 药材粒度。三七粉粒越小，接触面积与扩散面积越大，越有利于溶剂渗入粉粒内部，有利于有效成分的扩散，提高提取速率；但是并非药材越细越好，如采用渗漉法，粒度过细会阻碍溶剂的流动；同时，三七药材粉碎过细，会造成细胞破裂，导致杂质浸出增加，后续的分离纯化难度加大。

　　③ 提取温度。提高提取温度可增大扩散系数 D，有利于三七中有效成分的扩散，但杂质的含量也随之增加；且提高提取温度有可能导致不耐热成分遭到破坏或挥发性成分大量损失。

　　④ 浓度梯度。浓度梯度越大，浸提速率越快。增强搅拌（浸渍法）或强制循环（渗漉法）是提高浓度梯度的有效措施。

　　⑤ 提取压力。增加提取压力可加速介质的浸润和渗透能力，增加有效成分的扩散速度，提高提取效率。

　　⑥ 提取时间。提取时间越长，浸提越完全，但当有效成分在三七细胞内外部达到扩散、置换平衡后，延长提取时间，不会再增加有效成分的提取量，反而会导致有效成分的水解、破坏及微生物的滋长。

　　下面分述三七中皂苷、三七素、三七多糖、氨基酸及其他成分的提取方法。

4.1 三七皂苷的提取

达玛烷型四环三萜皂苷是人参属植物的主要生理活性成分，而三七以富含达玛烷型四环三萜皂苷，不含齐墩果酸型皂苷为显著特点，这也是三七与人参、西洋参的最大区别。

三七地下部分既含有 20（S）-原人参二醇型皂苷，也含有 20（S）-原人参三醇型皂苷（图 4.1），主根、须根和根茎（又称卢头或剪口）的皂苷组成基本相同，其含量以剪口最高，因此，剪口是三七总皂苷的主要工业原料。地上部分成分则以 20（S）-原人参二醇型皂苷为主，叶、花、果实以及果梗等各部位的皂苷组成有所差异。

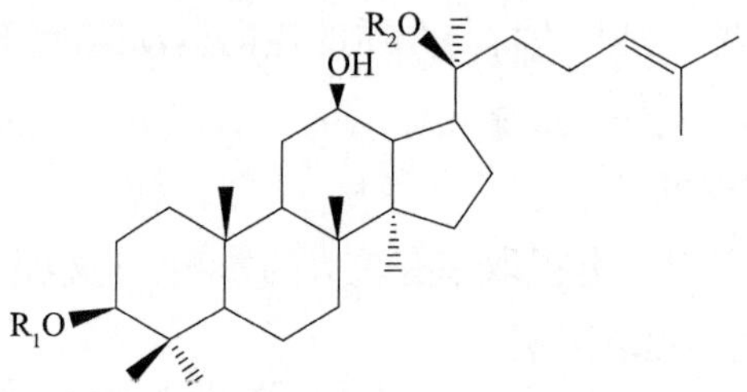

R₁=R₂=H
原人参二醇型

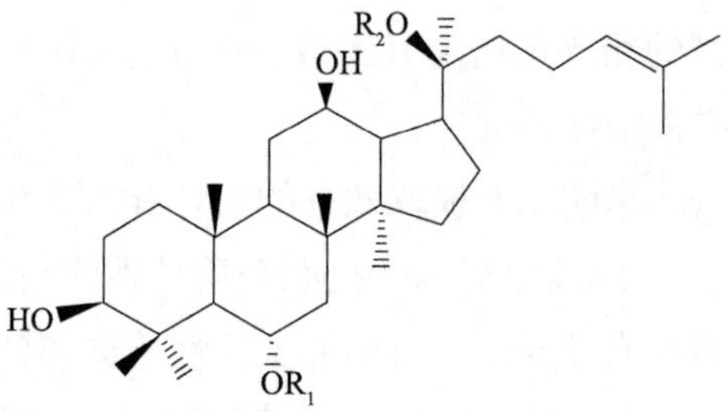

R₁=R₂=H
原人参三醇型

图 4.1 达玛烷型四环三萜人参皂苷化学结构式

4.1.1 生产工艺和操作要点

三七总皂苷（total saponins of *Panax notoginseng*，tPNS）是三七根部提取的有效成分。由三七中分离得到 20 种达玛烷（dammarane），根据水解后次皂苷元结构的不同，分为人参皂苷（ginsenoside）Rg、Rb、Ro 3 种类型，包括人参皂苷 Rg_1、Rg_2、Rb_1、Rb_2、Rc、Rd、Re、Rh、F_2，三七皂苷 R_1、R_2、R_3、R_6、Fa、Fc、Fe、R_4 等 70 多种单体皂苷。

目前，三七皂苷的工业生产工艺与大多数皂苷类的生产工艺相同，主要采用渗漉法提取，并通过大孔树脂纯化，进一步浓缩、精制、干燥制得。典型的生产工艺和操作要点如下所示（丁艳芬，2013）。

粉碎—提取—浓缩—澄清—离心过滤—大孔树脂洗脱—脱色—浓缩—干燥

粉碎：筛目 3mm，在粉碎时加入粉碎量 8% 的纯化水，以防止产生粉尘导致损失。

提取：每次投三七剪口粉 5.00kg。加 5 倍量 70% 的乙醇，常温浸泡（浸泡时搅拌器转速为 15r/min）1h 后，每次提取 4h，提取 4 次，提取结束后，过滤，合并 4 次提取液。

浓缩：负压 -0.06～-0.08MPa，浓缩温度 40～45℃，浓缩至相对密度为 1.02～1.08。

澄清：将回收乙醇后的浓缩液用 5 倍量的纯化水稀释，加热到 72～75℃时加入澄清剂组 0.50kg，静置 3～5min，搅拌 30min，冷却静置至室温后离心分离。

离心过滤：静置澄清后的浓缩液用滤布（500 目）过滤后，通过管式离心分离。

脱糖：脱糖用层析柱（大孔吸附树脂 15.00kg，柱体积 20L，柱径比为 6：1）。

上药液：开启药液泵，将药液罐中的药液送至一组脱糖树脂柱内，上药液时要把药液均匀地送入每支树脂柱内，直到药液面升至树脂柱上部视镜的 1/3 处时停止送药液，打开树脂柱底部排污阀，控制流速在 1.2～1.5BV/h；待药液降至树脂柱下部视镜的 1/3 时，开启药液泵上药液。重复上述操作，直至药液罐中的药液全部上完。

洗糖：上药结束后，待药液降至树脂面上 1～2cm 处时开始洗糖，即用纯化水洗去脱糖树脂中吸附的糖分。洗糖方法：打开纯化水高位槽底部出水阀、脱糖离子交换柱顶部进水阀及底部排污阀，用纯化水（1.25BV）（上进下出，正洗）洗至树脂柱排出液无味、颜色较淡即可。控制流速在 1.2～1.5BV/h。

洗脱：打开乙醇高位槽的出口阀，用浓度为 80% 以上的乙醇（1.25BV）洗脱（上进下出，正洗）树脂中的药液，并将洗脱出的药液排至脱糖药液罐。注意：①刚开始洗脱时，从树脂柱内排出的液体是 5%～10% 乙醇溶液，洗至排出液带有颜色及乙醇味时，表明排出的液体为药液，将其排至脱糖药液罐。②洗脱过程中必须随时取样测试：用试管从脱糖树脂柱底部的取样口取少许药液，加入少量饮用水，用力摇动，仔细观察，若有泡沫产生，静置 2～5min，泡沫不消失则表明药液还没洗完，继续洗脱；若无泡沫产生则表明药液已洗脱完全，关闭乙醇高位槽出口阀。打开纯化水高位槽底部出水阀及脱糖离子交换柱顶部进水阀，用试管从脱糖树脂柱底部的取样口取少许液体，测定其浓度，大于或等于30%的部分将排至乙醇回收罐，若小于30%则打开树脂柱底部排污阀，将其外排。用纯化水洗至树脂柱排出的水无味、无色后，关闭树脂柱底部的排污阀，使纯化水液面保持在树脂面以上2～3cm处（从树脂柱中部的视镜可目测），浸泡柱内树脂，备用。

脱色：用脱色柱装脱色树脂2.00kg进行脱色，柱体积4L，柱径比100：7.5。打开乙醇高位槽的出口阀及脱色离子交换柱顶部进口阀、底部排污阀，加入浓度为80%以上的乙醇2kg，用试管从脱色树脂柱底部的取样口取少许液体，有乙醇味则关闭排污阀，即可开始上药液。

检查各进口阀门是处于开启状态，各出口阀门是否处于关闭状态。

上药液：打开脱糖药液储罐出口阀、启动泵，将药液泵入脱色树脂柱内；打开脱色树脂柱的药液入口阀门与底部出口阀门，调整并保持药液流速在1.5～2.0BV/h，直至药液全部脱色完毕为止，脱色后的药液放入脱色药液贮罐中。药液上完后，待液面降至树脂面以上2～3cm，打开乙醇高位槽的出口阀及脱色树脂顶部进口阀，用浓度为90%以上的乙醇1.0BV将药液全部赶下，把柱内乙醇全部放入脱色药液贮罐。

浓缩：用旋转蒸发仪真空浓缩至药液相对密度为1.04～1.08。

干燥：喷雾干燥。将减压浓缩后的各料药液打入药液调配罐中，加入适量纯化水，开启搅拌器搅拌，升温至70℃，调节其相对密度在1.04～1.08；将药液加入高速离心喷雾干燥机中。启动喷雾干燥机，并控制塔内负压在−5～−20Pa范围内。进口温度升高180～200℃，出口温度达到70℃以上时启动料泵，用纯化水试喷，若无异常情况则打入药液进行喷雾，喷雾过程中出口温度保持在60～70℃。干燥结束后包装即可。

4.1.2　三七皂苷提取常用方法

1. 渗漉法

渗漉法是将适度粉碎的药材置渗漉筒中，由上部不断添加溶剂，溶剂渗过药材层向下流动过程中浸出药材成分的方法。渗漉属于动态浸出方法，溶剂利用率高，有效成分浸出完全，可直接收集浸出液。渗漉法是三七皂苷提取的一种常用方法。有学者针对渗漉法提取三七总皂苷的方法做出了研究。渗漉法提取三七皂苷中，常用的提取溶剂为水-乙醇的混合体系，浸泡时间通常为24h左右，渗漉流速常用 1～3mL/（min·kg）。提取率可达 95% 左右（谭朝阳等，2010）。

渗漉法提取要注意以下几点。

① 三七渗入渗漉桶前，需先充分润湿药材，使其充分膨胀，以免药材在桶内膨胀，造成三七药材过量使渗漉不均匀，润湿时间一般为 15min～6h，也有文献报道润湿时间 24h 提取效果较好。

② 装柱应分次加入，每次应均匀压平，且应松紧适宜、四周均匀、渗漉桶装粉量一般不超过筒体积的 2/3。

③ 装柱后三七药材粉末上部以滤纸覆盖，防止加溶剂时三七粉末浮起。然后打开渗漉筒的阀门，至上部缓慢加入溶剂以利于气泡排除。

④ 渗漉前应浸渍 24～48h，完成皂苷在溶剂中的溶解扩散过程。

⑤ 渗漉速度以 1000g 三七药材计，一般为 1～3mL/min（慢速），3～5mL/min（快速），用 4～8 份溶剂完成浸出过程。

⑥ 初滤液的 85% 另外保存，待滤液浓缩后与初滤液合并。

常用设备：渗漉法的设备为渗漉筒。

2. 回流提取法

回流提取法是用乙醇等易挥发的有机溶剂提取原料成分，将浸出液加热蒸馏，其中挥发性溶剂馏出后又被冷却，重复流回浸出容器中浸提原料，这样周而复始，直至有效成分回流提取完全。

回流提取也是三七皂苷提取的一种常用方法。目前已有大量文献对三七皂苷的回流提取的工艺进行报道。常用的提取溶剂为水-乙醇的混合溶剂。不同的文献报道，30%、50% 和 70% 的乙醇溶液均可作为提取溶剂，以 70% 最为常用；提取溶剂用量可为三七药材的 6～10 倍量。此外，三七药材的粉碎粒度也会对提取造成影响。虽然降低药材的粉碎粒度可增加有效成分的提取率，但粉碎粒度并非越小越好。有研究指出，当三七药材的粉碎粒径控制在 16～24 目范围内时，三七总皂苷的提取率最高，可达 92% 左右（表 4.1）。回流法提取三七皂苷的时间一般以 1～3h/ 次，回流 2～3 次为宜（张莹，2015）。

表 4.1　不同粒径范围的提取率比较

粒径范围 / 目	三七总皂苷提取率 /（mg/g 生药）	粒径范围 / 目	三七总皂苷提取率 /（mg/g 生药）
8～12	85.35±1.01	16～24	91.85±2.66
12～16	89.49±1.30	24～40	84.48±3.42

3. 煎煮法

煎煮法是将药材加水煎煮取汁的方法。该法是最早使用的一种简易浸出方法，至今仍是制备浸出制剂最常用的方法。由于浸出溶剂通常为水，故有时也称为"水煮法"或"水提法"。三七药材在加热煎煮前，将药材冷浸 30～60min；煎煮时每次加水量为药材的 6～8 倍，沸腾后改为文火；每次煎煮 1～2h，通常煎煮 2～3 次。虽然煎煮法适用于对湿热稳定且溶于水的成分。但是该法采用水作为溶剂，因此提取得到的三七皂苷杂质较多，且提取率低于回流提取法。有研究指出，采用回流提取法提取的三七总皂苷含量比煎煮法提高约 3%，且重金属砷含量较低（蒋艳雪等，2013）。表 4.2 为不同提取方式下三七中有效成分的质量分数。

表 4.2　不同提取方式下三七中有效成分的质量分数（$n=5$）

提取方式	三七皂苷 R_1	人参皂苷 Rg_1	人参皂苷 Rb_1
水提取	1.460	3.878	2.400
乙醇提取	1.625	4.589	2.884
甲醇提取	1.640	4.569	2.869

4. 浸渍法

浸渍法是将药材用定量溶剂，在一定温度下浸泡一定时间，提取有效成分的方法。根据浸渍温度的不同，可分为冷浸法（室温）和热浸法（40～60℃）；根据浸渍次数的不同，可分为单次浸渍和多次浸渍。

由于浸渍时间较长，因此三七不宜用水浸渍，多用不同浓度的乙醇浸渍，浸渍过程应密封，防止溶剂挥发损失；浸渍过程中应加强搅拌，促进溶剂循环，提高浸出效果；可采用多次浸渍法来减少单次浸渍时药渣吸附浸液所引起的有效成分的损失。

在实际生产操作中，浸渍法常与渗漉法联用，即先将三七药材浸渍 24～48h，使皂苷成分在溶剂中充分溶解、扩散之后再进行渗漉操作，可使三七总皂苷的提取率达到 95% 以上（唐红芳等，2001）。

5. 超声提取法

超声提取法是利用超声波的空化效应、机械效应和热效应等加速胞内有效物质的释放、扩散和溶解，显著提高提取率的提取方法。

① 空化效应。通常情况下，介质内部或多或少地溶解一些微气泡，这些

气泡在超声波的作用下产生振动，当声压达到一定值时，气泡由于定向扩散（directed diffusion）而增大，形成共振腔，然后突然闭合，这就是超声波的空化效应。这种气泡在闭合时会在其周围产生几千个大气压的压力，形成微激波，它可造成植物细胞壁及整个生物体破裂，而且整个破裂过程在瞬间完成，有利于有效成分的溶出。

② 机械效应。超声波在介质中的传播可以使介质质点在其传播空间内产生振动，从而强化介质的扩散、传播，这就是超声波的机械效应。超声波在传播过程中产生一种辐射压强，沿声波方向传播，对物料有很强的破坏作用，可使细胞组织变形，植物蛋白质变性；同时，它还可以给予介质和悬浮体以不同的加速度，且介质分子的运动速度远大于悬浮体分子的运动速度，从而在两者间产生摩擦，这种摩擦力可使生物分子解聚，使细胞壁上的有效成分更快地溶解于溶剂之中。

③ 热效应。和其他物理波一样，超声波在介质中的传播过程也是一个能量的传播和扩散过程，即超声波在介质的传播过程中，其声能不断被介质的质点吸收，介质将所吸收的能量全部或大部分转变成热能，从而导致介质本身和药材组织温度的升高，增大了药物有效成分的溶解速度。由于这种吸收声能引起的药物组织内部温度的升高是瞬间的，因此可以使被提取成分的生物活性保持不变。

此外，超声波还可以产生许多次级效应，如乳化、扩散、击碎、化学效应等，这些作用也促进植物体中有效成分的溶解，促使药物有效成分进入介质，并与介质充分混合，加快提取过程的进行，并提高药物有效成分的提取率。

目前超声提取法已在三七总皂苷的提取中得到了广泛应用。采用超声提取总皂苷，具有以下几个优点。

① 超声提取总皂苷，不需加热，避免了常规煎煮法、回流提取法长时间加热对有效成分的不良影响，适用于对热敏物质的提取；同时，由于其不需加热，因而也节省了能源。

② 超声波提取提高了皂苷成分的提取率，节省了原料药材，有利于药材的充分利用，提高了经济效益。

③ 溶剂用量少，节省了溶剂。

④ 超声波提取是一个物理过程，在整个浸提过程中无化学反应发生，不影响三七总皂苷的生理活性。

⑤ 提取物有效成分含量高，有利于进一步精制。

在超声提取工艺中，超声时间、超声频率（表 4.3）和料液比均会影响皂苷的得率和生物活性（高强和姜忠丽，2016）。在高频条件下，皂苷的转移率（提取率）及皂苷得率均高于低频处理（丁艳芬，2013）。

表 4.3 超声波频率的选择

频率	溶剂	时间 /min	温度 /℃	次数 / 次	转移率 /%	主要皂苷含量 /%
高频（50kHz）	70% 乙醇	30	40	3	98.7	83.4
低频（25kHz）	70% 乙醇	30	40	3	95.9	82.3

超声时间和料液比也是重要影响因素之一。超声时间通常以 2～3h 为宜。时间过短，皂苷成分未能充分提取，时间过长，则会造成部分成分的损失。料液比以 1 : 25 至 1 : 35 之间为宜（图 4.2 和图 4.3）。

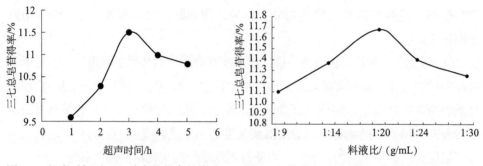

图 4.2 超声时间对三七总皂苷得率的影响　图 4.3 料液比对三七总皂苷得率的影响

乙醇浓度同样是超声提取中的重要影响因素，与皂苷提取率及其生物活性直接关联。乙醇浓度在 70%～80% 内，皂苷成分具有较好的提取率，且生物活性较高（图 4.4）。乙醇是一种良好的增溶剂，可调节提取介质的极性。皂苷成分与 70% 左右的乙醇体系极性相似，根据相似相溶原则，该条件下皂苷的提取率最高，为 85%～90%。皂苷含量直接关系药物的生物活性，因此，该条件下提取产物的生物活性也相对较好（图 4.5）。

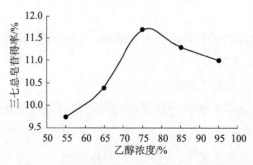

图 4.4 乙醇浓度对三七总皂苷得率的影响

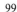

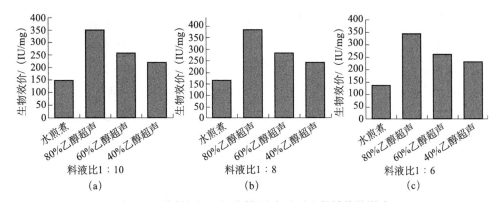

图 4.5　不同料液比及不同提取方法对生物效价的影响

6. 微波辅助提取法

微波辅助提取是利用微波能进行物质萃取的一种新发展起来的技术，是使用适合的溶剂在微波反应器中从天然植物、矿物或动物组织中提取各种化学成分的技术和方法（郭景强，2010）。

微波辅助提取的机理可从以下 3 个方面来分析。

① 微波辐射过程是高频电磁波穿透萃取介质到达物料内部的微管束和腺胞系统的过程。由于吸收了微波能，细胞内部的温度将迅速上升，从而使细胞内部的压力超过细胞壁膨胀所能承受的能力，结果细胞破裂，其内的有效成分自由流出，并在较低的温度下溶解于萃取介质中。通过进一步的过滤和分离，即可获得所需的萃取物。

② 微波所产生的电磁场可加速被萃取组分的分子由固体内部向固液界面扩散的速率。例如，以水作溶剂时，在微波场的作用下，水分子由高速转动状态转变为激发态，这是一种高能量的不稳定状态。此时，水分子或者汽化以加强萃取组分的驱动力，或者释放出自身多余的能量回到基态，所释放出的能量将传递给其他物质的分子，以加速其热运动，从而缩短萃取组分的分子由固体内部扩散至固液界面的时间，结果就是萃取速率提高数倍，并能降低萃取温度，最大限度地保证萃取物的质量。

③ 由于微波的频率与分子转动的频率相关联，因此微波能是一种由离子迁移和偶极子转动而引起分子运动的非离子化辐射能，当它作用于分子时，可促进分子的转动运动，若分子具有一定的极性，即可在微波场的作用下产生瞬时极化，并以 24.5 亿次 /s 的速度做极性变换运动，从而产生键的振动、撕裂和粒

子间的摩擦和碰撞，并迅速生成大量的热能，促使细胞破裂，使细胞液溢出并扩散至溶剂中。在微波萃取中，吸收微波能力的差异可使基体物质的某些区域或萃取体系中的某些组分被选择性加热，从而使被萃取物质从基体或体系中分离，进入具有较小介电常数、微波吸收能力相对较差的萃取溶剂中。

微波辅助提取三七皂苷已得到了广泛的应用，相对于其他提取方法，微波辅助提取三七总皂苷具有以下优势。

① 快速高效。三七样品及溶剂中的偶极分子在高频微波能的作用下，产生偶极涡流、离子传导和高频率摩擦，从而在短时间内产生大量的热量。偶极分子旋转导致的弱氢键破裂、离子迁移等加速了溶剂分子对样品基体的渗透，目标成分三七皂苷很快溶剂化，使微波萃取时间显著缩短。

② 加热均匀。微波加热是通过体加热进行的。独特的物料受热方式，使整个三七样品被加热，无温度梯度，具有加热均匀的优点。由于消除了物料内的热梯度，提取质量大大提高，有效地保护三七皂苷的功能成分。

③ 选择性。由于不同化合物具有不同的介电常数，所以微波萃取具有选择性加热的特点。溶质和溶剂的极性越大，对微波能的吸收越大，升温越快，萃取速度增大得越快；而对于非极性溶剂，微波几乎不起加热作用。所以，可通过选择不同极性的溶剂，以达到三七皂苷提取的最佳效果。

④ 生物效应。三七细胞中含有极性水分子，所以在微波场的作用下引起强烈的极性振荡，容易导致细胞分子间氢键断裂，细胞膜结构被电击穿、破裂，进而促进基体的渗透和待提取成分的溶剂化。此外，微波萃取还可实现时间、温度、压力控制，保证在萃取过程中有机物不发生分解。因此，利用微波辅助提取三七总皂苷在热与非热效应的协同作用下，更能提高萃取效率。

⑤ 节省溶剂。与其他萃取方法相比，微波萃取能减少萃取试剂的消耗，微波萃取可以在相同条件下同时萃取多种样品。用于生产过程时，溶剂用量较常规方法可减少50%~90%。

利用微波辅助提取三七皂苷，提取溶剂三七中的水分、提取功率、提取温度、提取时间均会影响提取率（林文等，2009）。现分述如下：

提取溶剂的选择对萃取结果的影响至关重要。微波提取中要求溶剂必须有一定的极性，以吸收微波能进行内部加热；所选溶剂对目标萃取物必须具有较强的溶解能力；此外，还需考虑溶剂的沸点及其对后续测定的干扰。

溶剂的极性对于提取率影响很大。三七皂苷的微波辅助提取中，常用溶剂为不同浓度的乙醇溶液。一方面，乙醇浓度增大可以提高皂苷的溶解度，增加浓度梯度，有利于传质，另一方面，微波通过离子传导和偶极子转动加热介质，分子极性越大，吸收的微波能就越多，其被加热的速度也越快。乙醇浓度的增大导致体系极性减小，导致吸收的微波能变小，降低了皂苷成分的提取速率。两者综合作用的结果使得乙醇浓度在 60% 左右时皂苷提取率最高（图 4.6）。

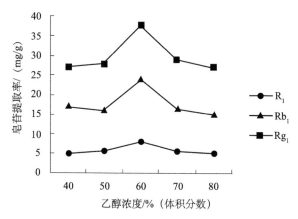

图 4.6　乙醇浓度对三七皂苷提取率的影响

三七药材的初始含水量对提取率影响也很大。水是极性分子，因此物料中含有水分才能有效吸收微波能产生温度差。若物料不含水分，就要采取物料再湿的方法，使其具有足够的水分。笔者等研究发现，三七样品水分为 20% 时微波提取率最高（表 4.4）。

表 4.4　三七药材的初始含水量对提取率影响

项目	水分含量 /%				
	10	20	30	40	50
三七总皂苷提取率 /%	78.5	88.6	75.4	80.1	77.6
三七总皂苷得率 /%	31.5	36.5	28.5	37.1	26.5

在微波密闭容器中，内部压力达到十几个大气压，使得溶剂沸点比常压下要高。因此，用微波提取可以达到常压下使用相同溶剂所达不到的提取温度，从而提高三七总皂苷得率，但又不至于分解目标产物。得率随温度升高而增大的趋势仅表现在不太高的温度范围内，当温度过高时，则会导致三七皂苷成分的分解，从而使得率下降（图 4.7）。

微波萃取时间与被测物样品量、溶剂体积和加热功率有关。一般情况下，萃取时间在 10～15min 内。在萃取过程中，一般加热 1～2min 即可达到所要求的萃取温度。有研究结果显示，三七皂苷的提取率随微波时间延长而有所提高，但提高幅度不大，可忽略不计（图 4.8）。

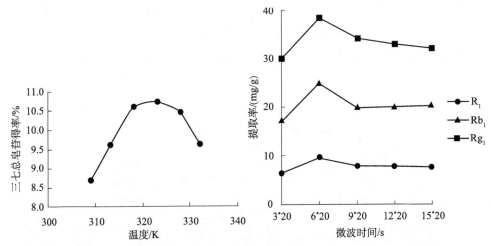

图 4.7　温度对三七总皂苷得率的影响　　图 4.8　微波萃取时间对三七皂苷提取率的影响

　　在微波功率低时对植物组织细胞的破坏作用比较小，溶出物较少，提取率低；随着微波功率不断增加，瞬间能量很大，分子运动越剧烈，细胞内水蒸气汽化产生的压力使细胞膜（壁）破坏程度加大，细胞内皂苷类化合物的提取率也随之提高。但是，当微波功率过高时，反而使皂苷成分部分分解，降低了提取率。有研究表明，在微波功率为 340W 时具有较好的提取率（图 4.9）。

　　在微波辅助提取过程中，料液比的影响较为复杂。一方面，料液比较大时，微波热效应的负载量增加，提取物升温较慢，从而降低了皂苷成分的溶出；另一方面，料液比增加会导致皂苷从三七内部向表面扩散的浓度梯度增大，从而增大了传质动力，有利于皂苷的提取（图 4.10）。

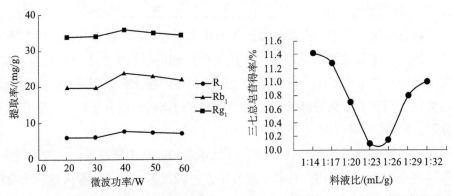

图 4.9　微波功率对三种皂苷提取率的影响　　图 4.10　料液比对三七总皂苷得率的影响

7. 超临界流体萃取法

超临界流体萃取法（SFE）是指利用超临界条件下的流体作为萃取剂，从液体或固体中萃取出特定成分，以达到某种分离目的。超临界流体（SCF）的密度对温度和压力的变化很敏感，而其溶解能力在一定压力范围内与其密度成比例，因此可以通过控制温度和压力来改变物质在超临界流体中的溶解度，特别是在临界点附近，温度和压力的微小变化可导致溶质溶解度发生几个数量级的突变。

与其他常规分离方法相比，超临界流体具有以下特点。

① 通过调节温度和压力可全部或选择性地提取有效成分或脱除有害物质。

② 选择适宜的溶剂如 CO_2 可在较低温度和无氧环境下操作，分离、精制热敏性物质和易氧化物质。

③ 超临界流体具有良好的渗透性和溶解性，能从固体或黏稠的原料中快速提取有效成分。

④ 降低超临界相的密度，很容易使溶剂从产品中分离，无溶剂污染，且回收溶剂无相变过程，能耗低。

⑤ 兼有蒸馏和萃取双重功能，可用于有机物的分离、精制。

超临界流体萃取存在的不足有：

① 高压下萃取，相平衡较复杂，物性数据缺乏。

② 需要高压装置与高压操作，投资费用高，安全要求也高。

③ 超临界流体中溶质浓度相对还是较低，故需大量溶剂循环。

④ 超临界流体萃取过程固体物料居多，连续化生产较困难。

目前超临界流体萃取技术多用于提取三七中的脂溶性成分（段贤春等，2011），对三七总皂苷的提取研究相对较少。在萃取之前，需要将三七药材进行轧胚处理，通过该处理大量细胞的细胞壁受到挤压和撕裂作用而遭到破坏，细胞内部结构也会受到不同程度的破坏。轧胚后，三七由粒状变成片状，其表面积增大，同时，由于三七的生理结构受到破坏，原来隐藏在内部的表面大量地暴露出来变成外表面。通过该处理，皂苷的提取率可增加 20%～30%（图 4.11）（黄雪等，2008）。

三七皂苷的提取率受萃取时间、萃取温度、萃取压力、夹带剂用量、CO_2 流量等因素的影响（黄雪等，2008）。有研究指出，在萃取温度 45℃左右，压力 35MPa 左右，CO_2 流量 23kg/h 左右，夹带剂 300mL 左右，萃取时间 2.5h 的条件时，提取率最高，为 10% 左右（图 4.12～图 4.16）。

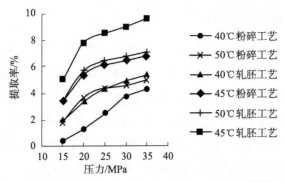

图 4.11　不同温度、压力及工艺下对三七提取率的影响

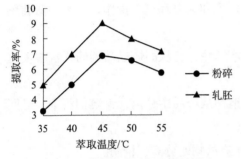

图 4.12　萃取温度对提取率的影响

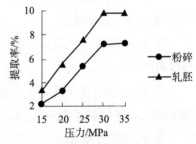

图 4.13　萃取压力对提取率的影响

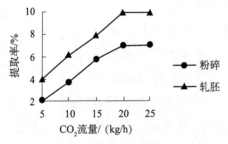

图 4.14　CO_2 流量对提取率的影响

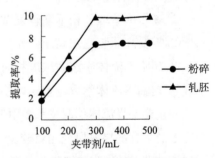

图 4.15　夹带剂用量对提取率的影响

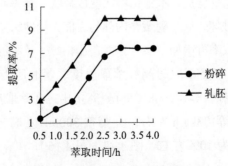

图 4.16　萃取时间对提取率的影响

8. 酶提取法

酶作为一种生物催化剂，在中药提取中，对中草药细胞壁的有效成分进行分解破坏，从而降低传质阻力，提高提取率；可改变中药目标产物的生理生化性能，优化产物效用，并且酶提取法操作简单，条件温和，环保无毒，现已将其用于中药提取过程（宋成英，2013）。

（1）酶提取法的基本原理

大多数中药为植物性草药，中药材中的有效成分多存在于植物细胞的细胞质中。在中药提取过程中，溶剂需要克服来自细胞壁及细胞间质的传质阻力。细胞壁是由纤维素、半纤维素、果胶质等物质构成的致密结构，选用合适的酶（如纤维素酶、半纤维素酶、果胶酶）对中药材进行预处理，能分解构成细胞壁的纤维素、半纤维素及果胶质，从而破坏细胞壁的结构，产生局部的坍塌、溶解、疏松，减少溶剂提取时来自细胞壁和细胞间质的阻力，加快有效成分溶出细胞的速率，提高提取效率，缩短提取时间。

（2）酶提取法的特点

① 反应条件温和，产物不易变性。酶提取法主要利用酶破坏细胞壁结构，具有反应条件温和、选择性高的特点，而酶的专一性可避免对底物外物质的破坏。在提取热稳定性差或含量较少的化学成分时，优势更为明显。

② 提高提取率，缩短提取时间。酶提取法预处理减少了中药材中有效成分的溶出及溶剂提取时的传质阻力，缩短了提取时间，提高了提取率，具有很大的应用价值。

③ 降低成本，环保节能。酶提取法是绿色高效的植物提取技术，可利用相关的酶制剂来提高提取物的极性，从而减少有机溶剂的使用，降低成本。

④ 优化有效组分。酶提取法不仅可以应用在中药材的提取过程，也可对中药提取物进行酶法处理，优化有效组分，提高目标产物的药用价值。

⑤ 工艺简单可行。酶提取法在原工艺条件上仅增加了1个操作单元，反应条件温和易获得。不需要对原有工艺设备进行过多的改变，对反应设备的要求较低，操作简单。

目前已有学者针对三七皂苷的酶提取法工艺做出了研究。研究发现，相比渗漉提取、回流提取等传统工艺，三七总皂苷采用复合酶提取法，其产量和得率均有不同程度的提高。在该提取工艺中，酶的种类、用量、酶解时间、药材颗粒度、提取温度、提取 pH 等均会影响皂苷的提取物得率（王莉等，2013；宋

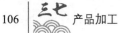

宏新等，2009；隋晓璠等，2005）。

（3）酶的种类

三七药材细胞壁及细胞间质中的纤维素、半纤维素、果胶质等具有大分子结构的物质是提取中传质的主要阻力来源。所以采用酶提取法，分解破坏植物细胞的细胞壁，多采用纤维素酶、半纤维素酶、果胶酶。采用几种酶复合使用的复合酶解法提取三七总皂苷效果更佳（表 4.5）（李元波等，2005）。

表 4.5　提取方法与结果比较

提取方法	皂苷含量 /%					提取物得率 /%				
	1	2	3	平均值	RSD	1	2	3	平均值	RSD
乙醇提取法	7.76	8.13	7.94	7.94	2.33	21.24	20.34	21.04	21.04	0.61
渗漉法	8.12	8.24	7.99	8.12	2.54	17.22	17.70	17.56	17.49	1.41
纤维素酶解法	9.46	8.78	9.46	9.23	2.87	27.22	26.03	26.50	26.58	1.02
果胶酶酶解法	8.90	8.64	9.16	8.90	2.92	34.52	33.92	35.32	34.59	2.03
复合酶解法	11.26	11.38	10.97	11.20	2.67	32.01	32.50	33.46	32.43	0.82

（4）酶的用量

随着酶的浓度的升高，与底物的接触面积增大，酶解反应速率增大。但当酶的浓度达到过饱和时，底物浓度相对较低，酶与底物竞争，会对酶产生抑制作用，酶得不到充分利用，造成浪费。有研究指出，在三七总皂苷的提取工艺中，酶的适宜用量为 140U/g 左右。

（5）酶解时间

三七总皂苷的提取率通常随提取时间的延长而增加，直到药材细胞内外有效成分的浓度达到平衡为止。所以不必无限制地延长提取时间，一般用水加热提取以每次 2～3h 为宜（图 4.17 和图 4.18）。

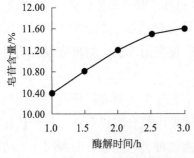

图 4.17　酶解时间对皂苷含量的影响

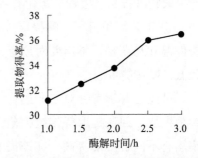

图 4.18　酶解时间对提取物得率的影响

（6）药材颗粒度

为利于酶解，需对三七药材进行粉碎预处理。粉碎颗粒越细，越易悬浮在酶解液中，增加有效面积而易被酶水解，加快水解速度。但粉碎过细，吸附作用过强，反而会影响扩散作用。因此通常在提取前将三七皂苷适当粉碎，以提高酶解效率。

（7）提取溶剂

酶提取法的关键是选择适当的溶剂。溶剂选择适当，就可以比较顺利地将需要的成分提取出来，并且可溶解较多的有效成分。选择溶剂主要注意以下 3 点：①溶剂对有效成分溶解度大，对杂质溶解度小。②溶剂不能与中药的成分发生化学变化。③溶剂要经济、易得、使用安全等。对于三七总皂苷，主要采用水作为提取的溶剂。

（8）温度及 pH

温度和 pH 是影响三七皂苷提取的重要因素。温度升高，分子运动加快，溶解、扩散速度也加快，有利于有效成分的提出，所以热提效率常比冷提效率高。但温度过高，有些有效成分被破坏，酶的活性降低，甚至失活，同时杂质的溶出也增多。故一般加热不超过 60℃，最高不超过 100℃。过高或过低的 pH 都会导致酶失活，pH 不仅影响酶的立体构象，也影响底物解离状态。在最适宜的 pH 下进行提取，效率最高。三七总皂苷酶解提取的适宜温度为 45～55℃，最适宜 pH 为 4～5。

酶解技术也可作为药材预处理方式，串联超声、微波提取等几种提取方法提取三七总皂苷，可充分发挥各自的提取的优势，有提高效率、缩短提取时间、提高提取物得率等特点（表 4.6）。

表 4.6　提取方法比较结果

提取方法	皂苷含量 /%					提取物得率 /%				
	1	2	3	平均值	RSD	1	2	3	平均值	RSD
乙醇提取法	7.76	8.13	7.94	7.94	2.33	21.24	20.34	21.04	20.87	0.61
超声法	8.61	8.42	8.68	8.57	1.57	23.00	17.70	17.56	19.42	1.41
超声纤维素酶法	9.06	9.37	9.50	9.31	2.43	27.22	30.56	26.50	28.09	1.02
超声果胶酶酶法	8.93	8.55	9.12	8.87	3.27	34.52	35.12	35.32	34.99	2.03
超声复合酶法	10.33	10.52	10.00	10.28	2.56	37.12	38.88	36.38	37.46	2.02

选用合适的酶（如纤维素酶、半纤维素酶、果胶酶）对三七进行预处理，能分解构成细胞壁的纤维素、半纤维素及果胶，再结合超声提取的空化作用，可充分破坏药材细胞壁，使皂苷成分迅速溶出，提高了得率，缩短了提取时间（杨庆稳等，2017；周琳等，2006）。

4.1.3　三七皂苷的纯化

1. 总皂苷提取液的分离

三七药材在提取后，药渣需要用沉降分离法、离心分离法、过滤分离法进行固液分离，除去固体药渣，保留三七总皂苷提取液进行下一部分离纯化。

沉降分离法：沉降分离法是指固体物与液体介质密度相差悬殊，固体物靠自身重量自然下沉，用虹吸法吸取上层澄清液，使固体与液体分离的一种方法。该方法对料液中固体物含量少，粒子细而轻者不宜使用。这种方法能去除大量杂质，但分离不完全。

离心分离法：在离心力的作用下，利用三七提取液中药渣与液体的密度差进行分离的方法。因为离心力比重力大 2000～3000 倍，所以离心分离效果优于沉降分离法。

过滤分离法：中药提取液通过多孔介质时截留药渣而实现固液分离的方法。过滤机制有表面过滤（膜过滤）与深层过滤（砂滤棒、垂熔玻璃漏斗）。三七提取液的固液分离常用的是膜过滤法。

2. 总皂苷提取液的纯化

纯化中药提取物可最大限度富集有效成分。传统的纯化方法有水提醇沉法、醇提水纯法、澄清剂法、盐析法、透析法等。对于三七总皂苷提取液，常用的纯化方法为大孔树脂过滤法。

大孔树脂过滤法是利用高分子聚合物的特殊结构和选择性吸附将中药提取液中不同分子量的有效成分或有效部位通过分子筛及表面吸附、表面电性、氢键物理吸附截留于树脂，再经过适宜溶剂洗脱回收，以除去杂质的一种方法。大孔树脂过滤法具有如下特点：提取物的纯度高；杂质分离率高；可降低产物的吸湿性，增加制剂的稳定性；对有机物的选择性强、吸附量大、吸附迅速、解析容易、树脂稳定、再生方便、高效节能等。

采用大孔树脂过滤法分离纯化三七总皂苷，树脂种类、吸附流速、清洗液流速、洗脱液种类、树脂药材比、树脂柱径高比、洗脱液流速等条件，均会影响最终的分离纯化效果。

树脂种类：分离三七总皂苷最常用的树脂型号有 D101、AB-8、HPD100、HPD300 等。几种树脂在三七总皂苷吸附率和解吸率上并无显著区别（表4.7 和表4.8）。

表 4.7　不同型号树脂的参数性能

树脂型号	粒径范围 /mm	含水量 /%	比表面积 /（m²/g）	比照吸附量 /（mg/g）	堆积密度（湿态） /（g/mL）
D101	0.3～1.25（≥90%）	65～75	≥550	≥40	0.65～0.7
AB-8	0.3～1.25（≥90%）	65～75	≥480	≥45	0.65～0.7
HPD100	0.3～1.25（≥90%）	65～75	650～700	≥40	0.65～0.75
HPD300	0.3～1.25（≥90%）	65～75	≥330	≥40	0.65～0.7

表 4.8　不同型号树脂在三七总皂苷的吸附率和解吸率

树脂型号	吸附率 /%	解吸率 /%
D101	234	94.3
AB-8	231	95.5
HPD100	236	94.2
HPD300	229	94.9

吸附流速：上柱吸附流速过快，三七总皂苷损失较大，当吸附流速小于6BV/h时，三七总皂苷保留率较高。表 4.9 为不同吸附流速对三七总皂苷保留率的影响。

表 4.9　不同吸附流速对三七总皂苷保留率的影响（n=3）

吸附流速 /（BV/h）	三七总皂苷保留率 /%	吸附流速 /（BV/h）	三七总皂苷保留率 /%
2	94.1	8	84.3
4	93.7	10	75.7
6	93.4		

清洗液流速：清洗液流速在 2.5～20BV/h 范围内，三七总皂苷的保留率均较高。具体操作时，为加快实验进程，可在清洗液流速控制范围内适当增大清洗流速（表 4.10）。

表 4.10　不同清洗液流速对三七总皂苷保留率的影响（n=3）

清洗液流速 /（BV/h）	三七总皂苷保留率 /%	清洗液流速 /（BV/h）	三七总皂苷保留率 /%
2.5	97.2	20	95.5
5	96.3	30	90.4
10	95.7		

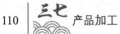

洗脱液种类：常用的洗脱液为水-乙醇的混合体系。有研究指出，随着乙醇浓度的提高，三七总皂苷的转移率逐渐增大，在应用 70% 乙醇作为洗脱剂进行洗脱时，三七总皂苷的转移率可达到 94% 以上，三七总皂苷基本洗脱，并且纯度较高（表 4.11）。因此，在保证有效成分尽可能转移的前提下，宜选用洗脱杂质较少、洗脱体积较小的 70% 乙醇作为洗脱液。

表 4.11 乙醇浓度对洗脱效果的影响（%, n=3）

乙醇浓度	三七总皂苷转移率	三七总皂苷纯度
30	69.7	64.9
50	80.4	67.7
70	94.3	78.8
95	95.1	71.3

树脂药材比：树脂用量与上柱的药材量（树脂药材比）是影响三七总皂苷转移率的重要因素。树脂药材比值过小，会引起药量超载，使药物泄漏流失，降低保留率。树脂药材比值增大，保留率基本不变，然而纯度下降，并且上柱时间延长，成本增加。有研究指出，树脂药材比为 4∶1 为宜（表 4.12）。

表 4.12 树脂药材比考查（%, n=3）

树脂药材比	三七总皂苷转移率	三七总皂苷纯度
10∶1	95.6	67.0
8∶1	95.5	69.3
6∶1	95.3	71.1
4∶1	95.3	76.4
2∶1	77.6	72.1

树脂柱径高比：是影响三七总皂苷转移率的又一因素，树脂柱过短，容易引起药物的泄漏；树脂柱过长，三七总皂苷转移过程中容易损失。因此，树脂柱径高比控制在 1∶6 较好（表 4.13）。

表 4.13 树脂柱径高比考查（%, n=3）

树脂柱径高比	三七总皂苷转移率	三七总皂苷纯度
1∶10	89.4	73.7
1∶8	92.8	74.1
1∶6	94.5	76.1

洗脱液流速：洗脱液流速较低时，三七总皂苷的转移率和纯度较低；洗脱液流速过高则会造成成分的损失，且树脂和皂苷成分未充分吸附，导致纯度下降。有研究指出，三七皂苷提取液的洗脱液流速控制在 9~12BV/h 为宜（表 4.14）。

表 4.14　流速的考查（%，*n*=3）

洗脱液流速 /（BV/h）	三七总皂苷转移率	三七总皂苷纯度
3	93.1	73.7
6	94.7	74.1
9	95.2	76.1
12	94.9	76.4
15	92.4	72.1

4.1.4　三七总皂苷提取液的浓缩与干燥

三七总皂苷提取液经分离和纯化后，液体量仍然很大，为了后续制剂的制备，需经过浓缩或干燥等操作减小体积、提高皂苷含量和纯度。浓缩方法有蒸发、蒸馏、反渗透。

1. 蒸发

蒸发是指通过加热使提取液中的部分溶剂汽化并除去，从而提高溶液中皂苷浓度的单元操作。

蒸发效率通常以蒸发器的生产强度来表示，即单位时间、单位传热面积上所蒸发的溶剂或水量，如下式所示。

$$U = \frac{W}{A} = \frac{K \cdot \Delta t_m}{r'}$$

式中，U 为蒸发器的生产强度，kg/（m²/h）；W 为蒸发量，kg/h；A 为蒸发器的传热面积，m²；K 为蒸发器传热系数，kJ/（m²·h·℃）；Δt_m 为加热蒸汽的饱和温度与溶液沸点之差，℃；r' 为二次蒸气的汽化潜热，kJ/kg。

由上式可知，生产强度与传热温度差及传热系数成正比，与二次蒸气的汽化潜热成反比。

传热温度差 Δt_m 的影响：提高传热温度差 Δt_m 可有效提高蒸发效率。常用的方法有：提高加热蒸汽压力，以提高蒸汽的湿度；减压浓缩可降低溶剂沸点。

传热系数的影响：提高蒸发效率的另外一有效途径是增加传热系数，提高传热系数的有效方法是减少热阻：①及时除去蒸发所产生的溶剂蒸汽。②增加蒸发面积、减少液层厚度等。

蒸发可分为自然蒸发和沸腾蒸发。后者蒸发速度快，效率高，在三七总皂苷提取液中的生产中常用。沸腾蒸发常用以下几种方式：

常压蒸发：在一个大气压下将提取液蒸发浓缩的操作。通常采用敞口夹层不锈钢蒸发锅进行常压蒸发浓缩。该法操作简便，但蒸发效率低，蒸发温度高，时间长，三七皂苷浓缩物易受污染，环境潮湿。

减压蒸发：在减压条件下进行蒸发的操作。常采用密闭蒸发器，在减压条件下操作，可使溶剂在低于沸点的温度下蒸发，温度一般控制在 40~60℃。该法可避免皂苷成分的破坏，蒸发速度快，效率高。

多效蒸发：用一次蒸汽加热产生的二次蒸汽引入后一效蒸发器当作一次蒸气供加热使用，依次类推组成的多效蒸发器。最后一效引出的二次蒸汽进入冷凝器。为了维持一定的温度差，多效蒸发器一般在减压条件下进行操作。

薄膜蒸发：利用三七皂苷提取液在形成液膜的条件下进行蒸发的操作。该法传热速度快且均匀，提取液受热时间短，适合热敏性物质的操作。

2. 蒸馏

蒸馏与蒸发的区别是蒸馏将溶液进行浓缩的同时回收溶剂。生产中多为减压蒸馏，可降低蒸馏温度。常用的减压蒸馏设备为减压蒸馏塔（图 4.19）。

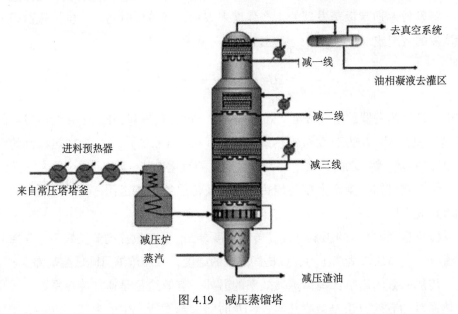

图 4.19 减压蒸馏塔

3. 反渗透

反渗透的原料是在高于溶液渗透压的压力下，借助反渗透膜只允许水分子透过的截留作用，将水分子从三七皂苷提取液中分离出去，从而达到浓缩溶液的目的。反渗透属于膜技术，其特点是在低温下进行，耗能低，截留能力强。图 4.20 为反渗透原理示意图。

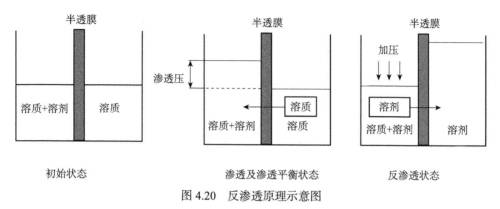

图 4.20　反渗透原理示意图

4.1.5　三七皂苷的干燥

三七皂苷提取液经浓缩后一般为流浸膏或浸膏，有时仍需进一步干燥以满足以下需要：①增强提取物的稳定性，利于保存。②有利于控制原料及制剂规格。③有利于制剂的制备。对于三七流浸膏或浸膏，常用的干燥方法有烘干法、减压干燥法、喷雾干燥法、冷冻干燥法等。

烘干法：将三七浸膏摊放在烘盘内，放入烘箱或烘房进行干燥。由于物料处于静止状态，干燥速率很慢。且产物通常呈大块状，需砸碎或粉碎成一定粒度。

减压干燥法：将三七皂苷提取物放置在浅盘内，放到干燥柜的隔板上，密闭，抽去空气减压而进行干燥的方法。减压干燥的温度低，干燥速度快，减小了三七浸膏与空气的接触，从而避免污染或氧化变质。产品呈松脆的海绵状，易于粉碎。但是生产能力小，劳动强度大。

喷雾干燥法：对三七成方制剂的研发具有重要意义。三七浸膏黏度较大，不易干燥。采用喷雾干燥法可方便得到干浸膏，作为中间体任意调节辅料用量，对剂型设计带来很大的方便。图 4.21 为喷雾干燥工艺流程。

冷冻干燥法：在低温真空下干燥，有利于产物的稳定，且干燥产品质地疏松，溶解性好，对中药制剂现代化同样具有重要意义。但操作费用较高，生产能力较高，限制了其在实际生产中的进一步应用。

此外，还有红外干燥法和微波干燥法，在实际生产中的应用不多。

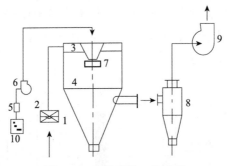

图 4.21　喷雾干燥工艺流程

1.空气过滤器；2.加热器；3.热风分配器；4.干燥室；5.过滤器；6.泵；7.喷头；8.旋风分离器；9.风机；
10.料液槽

4.2　三七素的提取

三七素又称田七氨酸，是一种非蛋白氨基酸，是三七中主要的水溶性止血活性成分，不溶于甲醇等有机溶剂。三七素（图 4.22）是一种无色板状结晶，分子式为 $C_5H_8N_2O_5$，分子量为 176.13。因为具有手性碳原子，所以三七素有两个同分异构体，其中存在于天然植物中的为 L-构型。

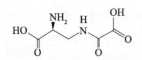

图 4.22　三七素分子结构式

4.2.1　三七素的粗提

三七素的提取通常采用直接超声提取或加热回流提取。提取溶剂可使用水、甲醇及硼酸缓冲液（张玉萍和余琼，2009）。笔者等研究发现，纯水超声提取三七素含量最高，加热回流提取三七素含量降低，可能原因是三七素受热不稳定，发生脱羧反应而减少。使用硼酸回流提取，由于硼酸控制 pH 为 4.0，必须让弱酸完全离子化，使氨基正离子完全吸引弱酸性负离子，从而对其 pH 有所影响。

提高料液比可增大三七素在提取溶剂中的浓度差，从而提高传质推动力。然而料液比过大，则溶液体系升温较慢，传质系数降低，提取时间延长，导致提取率降低。综合考虑，以料液比 1:20 左右为宜（图 4.23）。

在一定时间范围内，三七素提取率随提取时间延长而上升。当大于 15min 时，提取率增加不明显，因此提取时间以 15min 为宜（图 4.24）。

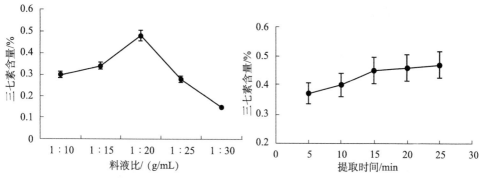

图 4.23　料液比对三七素含量的影响　　　图 4.24　提取时间对三七素含量的影响

提取 1 次与提取 2 次三七素提取率相差很大，说明提取 1 次之后残渣中三七素残留量还有很多。提取 2 次和 3 次时，三七素提取率相当，说明三七素此时已经提取近完全。为考虑时间与溶剂成本，因此选择提取 2 次为宜（图 4.25）。

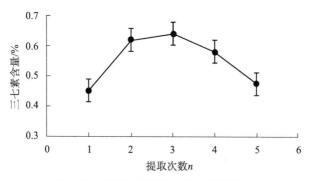

图 4.25　提取次数对三七素含量的影响

4.2.2　三七素的分离

1. 离子交换法

三七素作为一种特殊的非蛋白氨基酸，由于其极性大，分子量小，因此常选择离子交换树脂来分离三七素单体（李琳，2015）。

笔者等对中性氧化铝、碱性氧化铝、葡聚糖凝胶（Sephadex）LH-20、732 型阳离子交换树脂四种填料进行比较。中性氧化铝对三七素的吸附比碱性氧化铝好，说明三七素显中性可能偏酸性。中性氧化铝的分离效果没有 Sephadex LH-20、732 型阳离子交换树脂好，所含杂质较多。Sephadex LH-20 和 732 型阳离子交换树脂相比，发现 Sephadex LH-20 吸附三七素量较少，回收率太低，因此选择用 732 型阳离子树脂作为分离填料。732 型阳离子交换树脂对三七素分离工艺为：浓缩浓度为 1.35mmol/L 三七素粗提物，上 732型阳离子树脂柱，以 2mL/min 流速收集洗脱液，每 5min 1 管，吸附 360min后，吸附率达到 96%。用二次蒸馏水洗脱至无黄色，再用 0.1% 氨水洗脱，流速控制为 2mL/min，每 5min 1 管至洗脱液对茚三酮呈阴性，洗脱率为67.96%。

（1）上样初始浓度的影响

由于阳离子交换树脂对三七素吸附具有一定的饱和状态，浓度过高时，没有被吸附，浓度太低，吸附量不够，因此溶液中三七素的浓度较大时，阳离子交换树脂对三七素的吸附活性位点周围的浓度就越高，当流速适当时，阳离子交换树脂对其达到最佳吸附状态（图 4.26）。

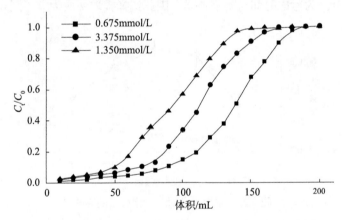

图 4.26　上样浓度对 732 型阳离子树脂吸附三七素的影响

（2）流速的影响

在较高的流速下，单位时间内经过树脂活性位点的三七素就越多，因而树脂填充柱达到吸附饱和所需要的时间就短，不利于三七素在固定床上的吸附。而在较低的流速下，三七素在吸附柱内的停留时间就越长，就有更多的时间与离子交换树脂接触而容易被吸附，获得较高的去除率。因此，应选择较低的流速进行上样（图 4.27）。

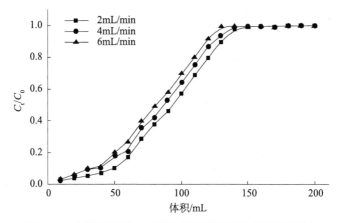

图 4.27　上样流速对 732 型阳离子树脂吸附三七素的影响

2. 分子印迹法

有研究采用分子印迹法从三七素提取液中分离富集三七素。具体方法为：采用假模板分子印迹技术，以硅胶为载体，在其表面接枝 APTES 和甲基丙烯酰氯，引入烯键，优化假模板分子印迹技术的选择，制备对三七素具有良好选择识别性的表面分子印迹聚合物。吸附实验结果显示，聚合物的最大吸附量是 0.185mmol/g，在 15min 内即能达到吸附平衡。此外，该聚合物在高温、酸、碱环境下都表现出良好稳定性。以表面分子印迹聚合物作为固相萃取填料制备 SDMISPE 柱，相比空白表面分子印迹固相萃取柱 SNISPE，可实现三七提取液中三七素的分离富集，得到的三七素纯度为 98.7%，回收率达 83.7%（图 4.28）。

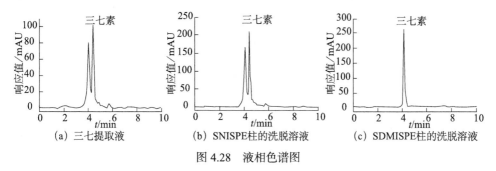

图 4.28　液相色谱图

4.2.3　三七素的纯化

三七素的纯化可采用葡聚糖凝胶柱 LH-20 与 CM Sephadex C-25 柱纯化。其中，CM Sephadex C-25 柱效果优于葡聚糖凝胶柱 LH-20。

凝胶色谱法：三七素提取液用正丁醇萃取，弃去正丁醇相合并水相浓缩备用。将提取液经凝胶过滤色谱和凝胶过滤离子交换色谱纯化后经重结晶可得到 100mg 三七素纯品，但是使用凝胶色谱法分离纯化三七素成本较高。

离子交换树脂法：将提取液合并后醇沉，最后用正丁醇萃取，弃去正丁醇相合并水相备用。将提取液经以苯乙烯和二乙烯苯制备的离子交换树脂纯化，水中结晶，得到三七素纯品。也可先用乙醚浸提三七粉末，然后醇提，残渣风干后用水溶液超声提取，合并提取液浓缩备用。将提取液经葡萄糖凝胶色谱柱纯化，洗脱液浓缩后再经离子交换树脂纯化，最后得到产物三七素纯品。

4.3　三七多糖的提取

测定不同三七部位中的糖类物质发现，三七主根＞三七花＞三七茎叶。三七多糖具有促进抗体生成、增强巨噬细胞吞噬活性、增强机体免疫力等活性。研究表明，三七多糖由阿拉伯糖、葡萄糖和半乳糖等单糖组成。此外，三七中还含有单糖（鼠李糖、木糖和葡萄糖）和低聚糖等（陈为和昌士杰，2009）。

4.3.1　粗多糖的提取

1. 水提法

三七多糖为极性大分子化合物，不溶于乙醇，提取大多先采用乙醇或甲醇回流，除去皂苷等杂质后，再采用热水提取，并用醇沉法粗分离多糖。将三七粉碎后用无水乙醇浸泡，去除油脂和色素，药渣用水提醇沉法、中性蛋白酶＋Sevag 法洗脱蛋白得到粗多糖，其中糖的含量为 83%。

2. 内部沸腾法

内部沸腾法已经成功应用到较多小分子成分的提取。该法先让易挥发的乙醇渗透植物组织，然后快速加入温度高于乙醇沸点的热水，使植物组织内部的乙醇气化，将有效成分带出，提取速度快，收率高。以减压内部沸腾法预处理三七物料，除去皂苷、黄酮、单糖等小分子物质，再采用常压内部沸腾法提取多糖，与乙醇回流预处理后水提的传统提取方法相比，得率增加 2% 左右，速度提高 15 倍，乙醇用量减少 2.5 倍左右（表 4.15）。在内部沸腾法工艺中，解吸剂浓度、提取温度、料液比及提取时间均会影响三七多糖的得率（温拥军等，2013；翁艳英等，2011）。

表 4.15　两种提取方法的比较

提取方法	提取时间 /min	95% 乙醇用量 /mL	多糖得率 /%	含量 /%
传统法	180	159	3.5	62.5
内部沸腾法	12	61.5	5.6	62.8

（1）解吸剂浓度的影响

三七多糖的得率随着解吸剂（乙醇）浓度的增加而增加，当乙醇浓度达到一定值时则趋于平缓。乙醇含量较低时，物料中有效成分的解吸不够充分，没有充足的乙醇渗透到物料内部，影响多糖的溶出率，造成多糖得率增加较慢。随着物料中乙醇含量的增加，有效成分解吸已经达到饱和，多糖得率增加不明显。有研究指出，采用 80% 乙醇作为解吸剂为宜（图 4.29）。

（2）提取温度的影响

三七多糖在低温时溶解度低，造成扩散困难，因此低温时提取效果较差。当提取温度超过 95℃时，多糖得率基本恒定。三七物料具有溶胀性，升高温度到 100℃时，有效成分还未溶解已被阻滞，不利于多糖的溶出。另外，温度过高，提取液中杂质大量溶出，得率也会降低（图 4.30）。

（3）料液比的影响

增加热水的用量，会增加物料的稀释程度，使得物料中的乙醇含量降低较快，造成物料内部沸腾时间较短，有效成分的溶出较少。此外，随着料液比的增加，在具有相同热量的条件下，提取液的温度会下降，这样也会造成多糖得率降低。故三七多糖得率具有先缓慢增加后下降的趋势。有研究指出，当料液比由 1 ∶ 10 增加到 1 ∶ 30 时，多糖的提取率下降幅度较小，但当料液比为 1 ∶ 15 时有最大的提取率（图 4.31）。

（4）提取时间的影响

随着提取时间的延长，多糖的得率逐渐增加，增加的趋势较大；当提取时间达到一定值时，多糖得率增加得较缓慢，此外，如果提取时间较长，药渣中的淀粉、木糖、纤维素等成分会溶出得更多，对后续粗多糖的分离及检测增加一定的难度和误差。有研究指出，提取 8min 为较优提取时间。

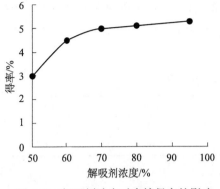

图 4.29　解吸剂浓度对多糖得率的影响

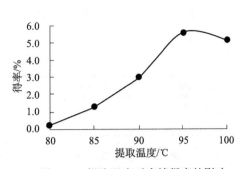

图 4.30　提取温度对多糖得率的影响

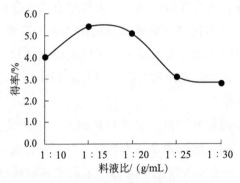

图 4.31　料液比对多糖得率的影响

4.3.2　多糖的纯化

提取得到的三七多糖溶液一般含有较多杂质，首先需要考虑除去多糖提取液中的蛋白质。常用的蛋白方法有 Sevag 法、三氯三氟乙烷法、三氯乙酸法及酶解法等。其中 Sevag 法是脱除蛋白质的经典方法，但效率不高，且多糖会有一定程度的损失。三七多糖中也含有一些色素，根据其性质可采用不同的脱色方法。目前常用的脱色方法有离子交换法、氧化法、金属络合物交换法和吸附法（纤维素、硅藻土、活性炭）等。DEAE-纤维素法是通过离子交换作用来达到脱色的目的，并且能够分离纯化多糖。对于无机盐、色素、单糖和寡糖等小分子物质，可采用透析法除去。提取、除杂后所得的多糖通常是混合多糖，若要获得均一多糖，还需对多糖进行分离纯化。

分离纯化多糖的方法很多，如分步沉淀法、季铵盐沉淀法、柱层析法、超滤法和超离心法等，然而往往一种方法只能除去其中一种或几种杂质，不能一次性地获得均一组分。只有综合利用几种纯化方法才能达到纯化效果。离子交换柱层析适合于分离各种酸性、中性黏多糖，是目前多糖纯化中应用最广的一种方法。

三七粗多糖依次采用葡聚糖凝胶色谱柱 G-50、DEAE-650Toyopearl 弱阴离子树脂柱、制备型凝胶渗透 HLPC 色谱柱纯化，得到三七多糖 Sanchinan-A（SA），分子量为 1.5×106；粗多糖依次经 DEAE-Sepharose Fast Flow 阴离子色谱柱、CM Sepharose Fast Flow 阴离子色谱柱、Sephadex G2200 凝胶色谱柱纯化，测得样品 PNPSⅡa 含分子量为 9.98×10^5 和 2.83×10^4 的混合物，PNPSⅡb 的分子量为 2.07×10^4。应用树脂柱层析、活性炭和膜分离技术纯化等步骤，精制纯化得到三七多糖。用该法得到的三七多糖具有蛋白质、重金属和灰分含量低，质量稳定的特点。

工业上常用 70% 的乙醇，从三七总皂苷制备后的废渣、废液中提取三七多糖。用大孔树脂纯化皂苷，而多糖等其他有效成分仍留在废渣、废液中未得到有效利用。取提取三七总皂苷后的废渣，用水提取两次，合并提取液，浓缩，加入乙醇，搅拌均匀，静置过夜，过滤，收集沉淀，用乙醇洗涤，取出沉淀，于 80℃ 减压干燥，粉碎得灰黄色的粉末；收集洗脱液，浓缩，加入乙醇，搅拌均匀，静置过夜，过滤，收集沉淀，用 93% 乙醇清洗，于 80℃ 减压干燥，粉碎得灰黄色粉末（林晓等，2015）。此外，也可采用超声波辅助提取三七多糖，较传统的水煎煮法，具有提取率高、提取时间短且能耗低的特点。

4.4　三七中氨基酸类成分的提取

三七中含有多种氨基酸和蛋白质成分，其氨基酸种类可达 19 种以上。其中 8 种属于人体必需氨基酸，如赖氨酸、色氨酸、苯丙氨酸、甲硫氨酸、苏氨酸、异亮氨酸、亮氨酸和缬氨酸。三七对人体的营养氨基酸补充十分有益。由于三七不同部位的自身功能和代谢存在差异，三七不同部位的氨基酸含量各不相同。三七花中氨基酸含量最高，但不含有精氨酸；侧根中各种氨基酸含量与主根中也有较大差异，侧根中不含精氨酸和蛋氨酸。

特别地，γ-氨基丁酸（GABA）是一种天然存在的四碳非蛋白类氨基酸，哺乳动物体内约有 33% 的神经中枢的神经突触部位都是为递质进行信号传导，现已被认定是哺乳动物中枢神经系统中重要的抑制性神经传达物质，具有调节血压血脂、改善人体免疫力、辅助治疗神经退行性疾病等功能。GABA 是三七茎叶中主要的氨基酸类成分之一。因此，本节以 GABA 为代表，介绍三七中氨基酸类成分的提取、分离和纯化方法和影响因素。

4.4.1 GABA 提取

GABA 的提取总流程如图 4.32 所示。

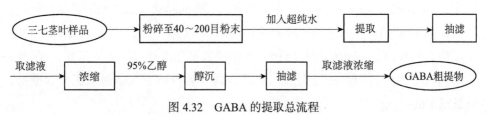

图 4.32 GABA 的提取总流程

其中，提取溶剂、提取时间、提取次数、提取温度、料液比等因素均会影响 GABA 提取率（杨晶晶，2015）。

1. 提取溶剂的影响

由于 GABA 具有极易溶于水、微溶于热乙醇等理化性质，随着提取溶剂中乙醇所占比例的提高，三七茎叶中 GABA 提取率逐步降低。因此，最佳的提取溶剂为水（图 4.33）。

2. 提取时间的影响

随着提取时间的延长，GABA 提取率也逐渐提高。在提取三七茎叶 3h 之后，GABA 提取率增加幅度变小，此现象可能是由于提取溶液随着提取时间的延长接近饱和状态，使得 GABA 提取率降低（图 4.34）。

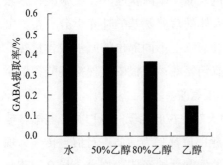

图 4.33 不同溶剂对 GABA 提取率的影响

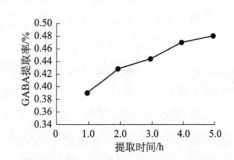

图 4.34 提取时间对 GABA 提取率的影响

3. 提取次数的影响

随着逐步增加提取次数，GABA 提取率随之逐渐降低。其中，GABA 提取率在提取第 4 次和第 5 次时结果趋近为零。同时，生产时间随着提取次数的增加而延长，降低生产效率，间接增加生产成本，故提取次数以 3 次为宜（图 4.35）。

4. 提取温度的影响

随着提取温度的升高，三七茎叶中 GABA 提取率整体趋势为先升后降。可能由于提取温度会对分子间作用力作用产生影响，过高的提取温度则会破坏分子间作用力，使提取溶液中 GABA 析出。同时，提取温度的高低也对生产设备产生影响，温度过高会增加对生产设备的硬性条件要求，直接增加生产成本及设备维护等，也提高生产中各方面的危险风险（图 4.36）。

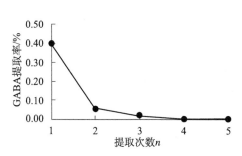
图 4.35　提取次数对 GABA 提取率的影响

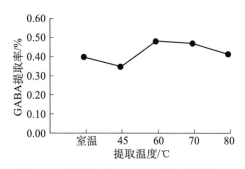
图 4.36　提取温度对 GABA 提取率的影响

5. 料液比的影响

当料液比较低时（<1 ∶ 5），出现了干燥的植物吸胀吸水作用，使三七茎叶提取溶液被吸收完全，无法检测其 GABA 提取率，在此条件下进行实验会造成 GABA 溶出不完全。之后随着增加提取料液比，在搅拌过程中使提取溶液与干燥的三七茎叶粉充分接触，GABA 提取率也在逐渐增加。当提取料液比超过 1 ∶ 10 之后，三七茎叶中 GABA 提取率增加速率减慢。若再不断增加料液比，不仅增加了后续提取液浓缩时间，延长了生产时间，而且生产成本也会随之增加。有研究指出，最佳提取料液比为 1 ∶ 10 左右（图 4.37）。

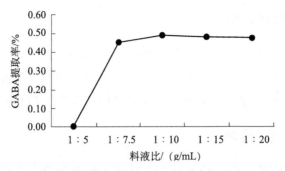

图 4.37 料液比对 GABA 提取率的影响

4.4.2 GABA 脱色

三七茎叶中叶绿素含量为 3.26mg/g, 类胡萝卜素为 0.37mg/g, 除此之外还有其他色素, 虽然诸多色素对人体无害, 但是对 GABA 的提取产生了严重影响, 降低了成品的透光度, 致使白色的 GABA 粉末变成黄色或者棕色的粉末, 故在制备 GABA 的过程中应添加脱色步骤 (杨晶晶, 2015)。

脱色是生产工艺中一个不可缺少的步骤, 脱色效果的好坏直接影响成品的色级和纯度等评判指标。现今主要采用的脱色材料有活性炭、树脂、双氧水、凝胶等, 主要靠吸附、氧化、分子筛原理进行脱色。其中活性炭价格低廉, 安全无毒, 操作简单, 脱色效果好, 被广泛应用到生产工艺中。采用树脂脱色也是生产中常用的方法之一, 因其脱色成本不高, 操作简单, 适用性较高, 可重复回收利用, 而得到广泛的应用。采用双氧水进行脱色, 适用性低, 成本较高, 较少被应用至生产中。凝胶层析脱色法则是根据分子筛原理分离色素与大分子物质, 每次脱色量少, 且脱色时间较长, 成本较高, 不宜应用于生产工艺中。

GABA 脱色总流程如图 4.38 所示。

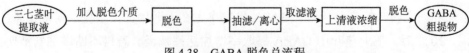

图 4.38 GABA 脱色总流程

在 GABA 脱色工艺中, 脱色介质及其用量、脱色时间、脱色温度等 4 个因素均会对 GABA 保留率和提取液脱色率产生影响, 此外, 也会影响工艺的节能、环保、省时、省料等多种指标。

1. 脱色介质

常用的脱色介质为活性炭和 D101 大孔树脂。笔者等研究发现，活性炭脱色效果最佳，D101 次之，脱色率可达 50% 上，其余脱色介质脱色效果均不佳，其中 732 型阳离子树脂的脱色率为负值，此原因可能为该树脂颜色过深，为深棕色，将一部分外来色素代入提取液中所致。通过对比这几种脱色介质的 GABA 保留率可发现，732 型阳离子树脂的吸附 GABA 量最少，D296 树脂的 GABA 量最多，这些脱色介质 GABA 保留率在 70%～94% 之间（图 4.39）。

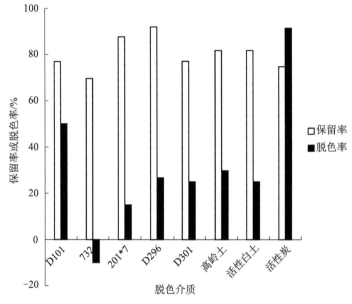

图 4.39 脱色介质对保留率与脱色率的影响

2. 脱色介质使用量

笔者等通过比较不同活性炭使用量的脱色率结果发现，随着活性炭使用量的增加，脱色率也呈上升趋势，至活性炭使用量达 2%，脱色率曲线趋于平滑，此时脱色率可达 98% 上，活性炭使用量增加至 20%，脱色率曲线略有下降。活性炭吸附原理大多为动态物理吸附，可能由于其他外界因素影响，脱色率降低。通过比较 GABA 保留率发现，随着活性炭使用量的增加，其保留率也呈下降趋势，活性炭使用量在 1%～3% 之间，GABA 保留率曲线趋于平滑，随后继续增大活性炭使用量，GABA 保留率下降趋势明显（图 4.40）。

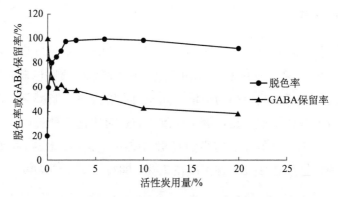

图 4.40　活性炭使用量对脱色率与 GABA 保留率的影响

3. 脱色时间

笔者等通过比较不同脱色时间的脱色率结果发现，随着脱色时间的延长，脱色率曲线呈缓慢增加趋势。脱色时间超过 30min 后，脱色率曲线趋于平滑，可能达到活性炭动态吸附平衡点。比较不同脱色时间的 GABA 保留率结果发现，随着脱色时间的延长，GABA 保留率曲线下降趋势呈先急后缓趋势，脱色 30min 为曲线拐点（图 4.41）。

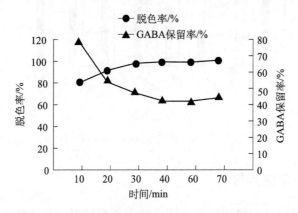

图 4.41　时间对脱色率和 GABA 保留率的影响

4. 脱色温度

通过比较不同脱色温度的脱色率结果发现，随着脱色温度的升高，脱色率曲线呈先上升后下降趋势，40℃为曲线拐点。比较不同脱色温度的 GABA 保留率结果发现，随着脱色温度的升高，GABA 保留率曲线总体呈缓慢增加趋势，在 60℃后曲线趋于平滑。综合两者考虑，最终选取脱色温度为 60℃（图 4.42）。

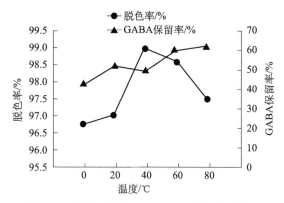

图 4.42　温度对脱色率与 GABA 保留率的影响

4.4.3　GABA 的纯化

GABA 提取后会掺杂很多蛋白质、多糖及其他氨基酸，可采用离子交换法与硅胶层析分离法进行分离纯化。笔者等研究了 732 型阳离子交换树脂对GABA 的纯化工艺并对其静态吸附、动态吸附特性的影响因素做出了分析。

1. 静态吸附

笔者等绘制了 GABA 在 732 型阳离子交换树脂中的静态吸附曲线发现，GABA 吸附量随着吸附时间的延长呈上升趋势。前 10min 的曲线斜率较高，表明在这段时间吸附较快，随着时间的延长，吸附速率减慢，曲线拐点约在 60min处。因此，60min 为较优吸附时间（图 4.43）。

2. 动态吸附

（1）上样流速

动态吸附中，流速越快，样品与树脂之间接触不充足，降低其吸附面积，导致其吸附量低；而流速越慢越利于样品吸附，且操作时间长。因此，随着上样流速的增加，GABA 吸附量呈先上升后下降的趋势，在 1.00mL/min 处出现了曲线拐点（图 4.44）。

（2）上样 pH

由于当样品越接近中性时，样品离子形式存在，使其吸附能力降低。因此随着上样 pH 的增加，GABA 吸附量呈下降的趋势，说明在酸性条件可促进GABA 的吸附（图 4.45）。

用阳离子交换树脂纯化后的 GABA 样品可通过硅胶柱进一步纯化得到纯度较高的 GABA 产品。

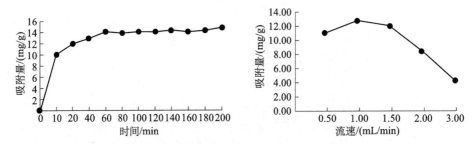

图 4.43　吸附时间对样品中 GABA 静态吸附的影响　　图 4.44　上样流速对 GABA 吸附量的影响

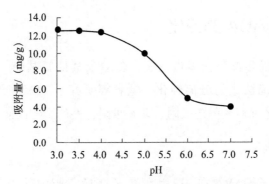

图 4.45　上样 pH 对样品中 GABA 动态吸附的影响

4.5　其他成分的提取

4.5.1　黄酮类

三七中含有槲皮素、槲皮素-3-*O*-槐糖苷、山奈酚、甘草素等多种黄酮类成分。由于各种黄酮类化合物在植物体中存在的部位不同，结合状态也可能不同。在花、叶、果等组织中主要以苷的形式存在；在木质部等坚硬的组织中则多为非苷的游离态，即苷元和黄酮配糖基存在。因此，因根据其在植物组织中的不同部位采用不同的提取方法。目前来讲，三七中黄酮的提取方法主要是溶剂提取法、微波提取法、超声提取法、酶解法等（王玮和李苑新，2014）。表 4.16 为不同部位采用的提取方法。

表 4.16　不同部位采用的提取方法

所在部位	提取方法
植物心材	乙醚或石油醚
树皮、根	脂溶性溶剂提取后再用水溶性溶剂提取
花、果实、茎叶	水或乙醇

溶剂提取法包括有机溶剂提取法、热水提取法、碱水提取法和表面活性剂提取法。

有机溶剂提取法是指利用有机溶剂提取黄酮类化合物，主要依据目标物质的极性来选择合适的溶剂。根据相似相溶的原则，大多数的苷元应用极性相对较小的氯仿、乙酸乙酯、乙醚等溶剂提取；极性较大的苷元及苷类则用极性较大的丙酮、乙醇、甲醇或混合溶剂提取。

热水提取法一般仅限于苷类，所以对黄酮苷类物质含量较高的三七可采用热水提取法。加水量、浸泡时间、煎煮时间和煎煮次数均是影响黄酮提取的关键因素。虽然此工艺安全环保，成本低廉，但存在着杂质较多、得率较低等缺点。

碱水提取法由于黄酮类化合物大多具有酚羟基，易溶于碱水而在酸性条件下溶解度较小，因此，在提取黄酮类化合物时可先用碱水浸出，再酸化提取液使黄酮成分形成沉淀析出。常用的碱提取液为饱和石灰水和氢氧化钠水溶液。

表面活性剂提取法广泛应用于有效成分的辅助提取中。其可以增加提取率，缩短提取时间，增大不易溶于水的有效成分在水中的溶解度，减少有机溶剂的使用，降低成本，在提取过程中可以优化目标组分，提高有效成分的纯度，而且应用在提取领域中的表面活性剂大多无毒无害，刺激性小，对水体的污染少，安全环保，并且较易处理。笔者等研究了表面活性剂辅助超声提取三七茎叶中的总黄酮，并以总黄酮得率为指标，对提取过程的影响因素进行了考察。

1. 表面活性剂种类

由图 4.46 和表 4.17 可知，表面活性剂均能提高三七茎叶总黄酮提取率，以加入 SDS（十二烷基硫酸钠）提取的总黄酮得率最高。与空白相比，SDS 和吐温-20 显著增加了 12.8% 和 9.9%。不同表面活性剂处理条件下，总黄酮提取率从高到低依次为 SDS＞吐温-20＞Triton X-100＞吐温-80＞司盘-20。

表 4.17　表面活性剂类型

表面活性剂	SDS	Triton X-100	吐温-20	吐温-80	司盘-20
HLB	40	14.6	16.7	15	8.6
类型	阴离子型	非离子型	非离子型	非离子型	非离子型

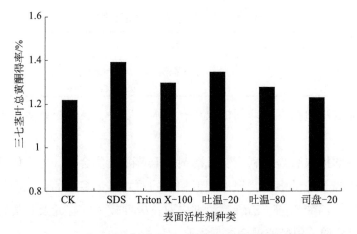

图 4.46 表面活性剂种类对三七茎叶总黄酮得率的影响

2. 提取时间

由图 4.47 可知，随提取时间的延长，总黄酮提取率升高，提取时间从 50min 到 60min，总黄酮含量变化不大，在 60min 时提取率达 1.61%。

3. 乙醇浓度

在提取溶剂中，乙醇浓度从 30% 增加到 50%，总黄酮含量由 1.22% 增加至 1.51%，达最大值，乙醇浓度超过 50% 后，总黄酮含量降低。因此，笔者认为，50% 乙醇浓度为较优提取溶剂浓度（图 4.48）。

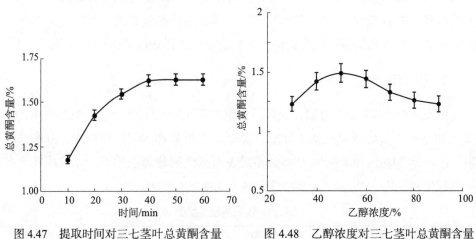

图 4.47 提取时间对三七茎叶总黄酮含量的影响

图 4.48 乙醇浓度对三七茎叶总黄酮含量的影响

4. 表面活性剂浓度

SDS 含量在 0.5%～2% 的范围内，三七茎叶总黄酮含量呈上升的趋势，SDS 含量超过 2% 时，总黄酮含量反而有所下降。故笔者认为最佳 SDS 含量为 2%（图 4.49）。

5. 料液比

由图 4.50 可知，在料液比为 1 ∶ 20 时总黄酮含量最高，之后呈下降趋势，因此在其他条件一定时，1 ∶ 20 的料液比为最佳提取条件。

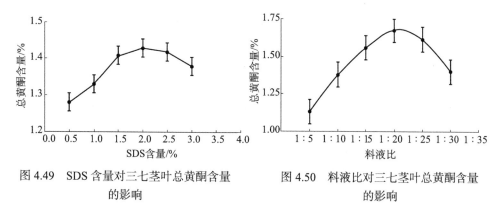

图 4.49　SDS 含量对三七茎叶总黄酮含量
的影响

图 4.50　料液比对三七茎叶总黄酮含量
的影响

通过对提取条件进行优化，三七茎叶总黄酮最佳提取工艺为 48.68% 的乙醇，1.88% SDS 在料液比为 1 ∶ 19.81 的条件下提取 52min。此条件下得到的总黄酮含量为 2.13%。

6. 黄酮类化合物的分离纯化

根据极性、分子量、酸碱性及特殊结构的差异，黄酮类化合物的分离和纯化主要依靠各种柱层析法、薄层色谱法、大孔树脂吸附法、高效液相色谱法、制备薄层层析法、纸层析法和超临界色谱法、pH 梯度萃取等。

4.5.2　三萜及甾体类化合物

三七种子中含有羽扇豆醇、20（R）-原人参二醇、三七苷元等丰富的三萜及甾体类化合物。该类物质多采用醇类溶剂进行提取。具体操作为：取三七粗粉，用一定浓度的甲醇或乙醇提取，回收醇，残留物加适量水分散，用乙醚或氯仿萃取，即可富集三萜及甾体皂苷元。水溶液采用水饱和的正丁醇萃取，正丁醇层回收溶剂,可得极性较大的三萜皂苷或甾体皂苷。另外,酸水解有机溶剂萃取也是提取苷元的常用方法。具体操作为:将三七粗粉在酸性溶液中加热水解,过滤,药渣用水洗后干燥,然后用有机溶剂提取出皂苷元。也可先用醇类溶剂提取皂苷,再加酸水解,过滤,有机试剂萃取,得皂苷元。此外,碱水提取法也可用于某些含有羧基的皂苷的提取。

色谱法是目前分离三萜类化合物最常用的方法,包括吸附色谱法、分配色谱法、高效液相色谱法、凝胶色谱法等。

4.5.3 挥发油及油脂类化合物

挥发油是三七的功效成分之一,目前已从三七叶、三七根中分离鉴定出的挥发油类成分主要由烯烃、环烷烃、倍半萜类、脂肪酸酯、苯取代物、萘取代物等构成。挥发油及油脂类物质可通过水蒸气蒸馏法提取结合二氯甲烷萃取制得。此外,超临界逆流萃取三七中的挥发油类成分也是目前成熟应用的方法之一。超临界逆流萃取具体内容可见相关章节。

参 考 文 献

陈为,吕士杰,2009.三七多糖的研究进展[J].吉林医药学院学报,30(2):106-110.

丁艳芬,2013.三七皂苷提取分离关键技术工程研究[D].昆明:昆明理工大学.

段贤春,章俊如,汪永忠,等,2011.超临界CO_2流体萃取三七脂溶性成分动力学模型[J].中药材,(8):1280-1285.

高强,姜忠丽,2016.超声波辅助提取三七皂苷的工艺优化[J].农业科技与装备,(6):44-46.

郭景强,2010.微波辅助提取技术及其在中药提取中的应用[J].天津药学,22(4):63-65.

黄雪,冯光炷,雒廷亮,等,2008.超临界CO_2萃取三七总皂苷[J].精细化工,25(3):238-242.

蒋艳雪,姜阳,朱美霖,等,2013.不同入药方式下三七的药效成分与砷含量测定[J].中国实验方剂学杂志,19(14):128-131.

李琳,2015.三七茎叶中三七素提取分离研究及经皮渗透性能评价[D].昆明:昆明理工大学.

李元波,殷辉安,唐明林,等,2005.复合酶解法提取三七皂苷的实验研究[J].天然产物研究与开发,17(4):488-492.

林文,李红娟,王志祥,等,2009.微波提取三七总皂苷的工艺研究[J].中成药,31(11):

1759-1761.

林晓，何国灿，钟宇鹏，等，2015. 响应面分析法优化三七渣多糖提取工艺的研究 [J]. 广州化工，43 (9): 69-71.

宋成英，2013. 酶解技术在中药提取中的应用研究 [J]. 时珍国医国药，24 (8): 1934-1935.

宋宏新，刘静，张彦娟，2009. 半仿生酶法提取三七皂苷工艺研究 [J]. 中草药，40 (6): 905-907.

隋晓璠，王超，李永吉，等，2005. 均匀设计优化纤维素酶解提取三七工艺的研究 [J]. 中医药学报，33 (4): 8-9.

谭朝阳，尤昭玲，袁宏佳，2010. 三七渗漉提取工艺的研究 [J]. 中国中医药信息杂志，17 (4): 51-52.

唐红芳，毛丽珍，徐世芳，2001. 正交试验法研究三七提取工艺 [J]. 中草药，32 (1): 26-28.

王博然，张文生，赵万顺，等，2017. 三七的提取动力学研究 [J]. 天然产物研究与开发，(1): 120-124.

王莉，赵剑，杨华蓉，等，2013. 酶解法与传统法提取三七剪口中三七三醇皂苷效果的对比 [J]. 华西药学杂志，28 (3).

王玮，李苑新，2014. 提取新技术用于黄酮类化合物的研究进展 [J]. 中国药房，(31): 2958-2960.

温拥军，蒋琼凤，郭浪，2013. 响应面法优化内部沸腾法提取三七多糖 [J]. 食品工业科技，34 (23): 260-263.

翁艳英，韦藤幼，童张法，2011. 内部沸腾法提取三七多糖的研究 [J]. 时珍国医国药，22 (6): 1435-1436.

杨晶晶，2015. 三七茎叶中 γ-氨基丁酸提取分离工艺的研究. 昆明：昆明理工大学.

杨庆稳，李洪山，雍康，等，2017. 微波辅助酶解提取三七总皂苷 [J]. 江苏农业科学，45 (4): 149-152.

张莹，2015. 三七热循环回流提取和醇提水沉过程质量控制技术研究. 杭州：浙江大学.

张玉萍，余琼，2009. 三七中三七素的提取分离及含量测定 [J]. 山西中医，25 (10): 55-56.

周琳，李元波，曾英，2006. 超声酶法提取三七总皂苷的研究 [J]. 中成药，28 (5): 642-645.

第5章

三七的成方制剂

5.1　中药制剂概述

将饮片加工为具有一定规格，可直接用于临床的药品成为中药制剂。将有药理活性的天然药物加工成具有一定规格、可直接用于临床的药品称为天然药物制剂。将饮片根据法定处方批量生产成具有商品名和商标，标明主治、用法、用量和规格的药品称为中成药。无论是什么制剂，必须遵循《中国药典》《中华人民共和国卫生部药品标准　中药成方制剂》《制剂规范》等规定。

5.1.1　中药制剂的特点

传统的中药制剂是在中医药理论指导下形成的独特配伍及用量的制剂，并在长期的继承、发展过程中形成了自己的特色。

中药制剂的优点：①药性持久，性和力缓，适用于慢性疾病的治疗。②疗效多为复方成分综合作用的结果，在疑难杂症、骨科疾病及滋补强壮等方面有独特的优势。③中药制剂原料多为天然物质，毒副作用小，患者顺应性好。

中药制剂的缺点：①相当一部分中药制剂的药效物质不完全明确，影响了工艺合理性的判断和生产规范化的监控，从而影响了质量标准的制定。②产品质量标准较低，目前已有标准未能全面反映产品的内在质量，无法对产品质量作出客观、全面的评价，以致临床疗效的不稳定。③部分制剂由于生产技术及剂型滞后影响了疗效的发挥。④药材因产地、采收季节、贮存条件的差异，导致质量较难统一和稳定，影响制剂投料、质量控制及临床疗效。

5.1.2 中药制剂的分类

中药材及其饮片是制备中药制剂的原料，根据制备工艺的区别，可分为以下四种：①以中药全粉直接入药。②以中药粗提物入药。③以中药活有效部位入药。④以中药单有效成分入药。在传统中药剂型中，如散剂、丸剂等多采用中药全粉入药。而现代化中药制剂，常采用先进技术提取药材中的有效成分或有效部位后入药（柯仲成等，2017）。

中药全粉是指将经过产地加工后中药或其饮片直接粉碎成所需粒度，作为原料药进行生产。通常适用于较为贵重的药材，如珍珠、鹿茸、阿胶、龟板、朱砂等动物药、矿物药。

中药粗体物是指采用一定方法制备的中药提取物经初步分离、纯化后制得的含有有效成分、辅助成分及无效成分的混合物。目前相当多的中药制剂，特别是口服制剂仍以中药粗提物维为主要原料。

中药有效部位是指起治疗作用的一类或几类有效成分的混合物，其含量达到总提取物的 50% 以上。常见的有效部位有总生物碱、总苷、总黄酮、总挥发油等。有效部位体现了中药多成分、多靶点、多途径发挥药效的特点，有利于提高制剂质量的控制水平。近年来有效部位的研究成为中药、天然药物开发的热点之一。

中药的有效成分是指起治疗作用的化学成分，一般指单一化合物，能用分子式和结构式表示，并具有一定的理化性质，如生物碱（长春新碱）、苷（黄芩苷）、有机酸（阿魏酸）、挥发油（蒿本内酯）等。通常来讲，一种中药饮片往往含有多种有效成分。

此外，需要明确的是，某些成分虽然没有显著疗效，但能辅助有效成分发挥疗效，或有利于浸出有效成分及增加制剂的稳定性，而完全没有药效或辅助药效的成分称为无效成分，或称杂质。

值得注意的是，中药中的"有效成分"和"无效成分"是相对的。例如，多糖及蛋白质在大部分中药制剂中作为杂质而被除去，而天花粉蛋白是中期妊娠引产药物；香菇、黄芪、人参等中药中所含的多糖成分具有良好的抗癌活性。因此，应根据治疗目的和药物特性提取有效成分去除杂质。

5.1.3 三七中药制剂概述

三七作为我国传统的中草药，在中药制剂中扮演了重要的角色。作为活血止血、化瘀定痛的特效药，三七是包括云南白药、片仔癀等在内的 360 多种中成药制剂的关键原料，涉及 1300 多家中药生产企业、超千亿规模的产值。其中，单血塞通系列产品就可达 100 亿元的年销售额。

按照入药部位分类，三七也可分为以全粉入药、以提取物入药、以有效部位入药及以有效成分入药四种形式。以全粉入药，即将三七饮片直接粉碎至所需粒度，作为原料药直接进行制剂的单元操作，所涉及的剂型主要有散剂、片剂、胶囊剂和丸剂。以粗提物 / 有效部位入药，须将三七药材或饮片经过提取纯化，得到三七提取物，并进行浓缩、干燥等一系列前处理，最后以浸膏或干浸膏作为原料药进行后续操作。所涉及的剂型除了片剂、胶囊剂，还包括颗粒剂、口服液等剂型。以有效成分入药，主要是指以三七总皂苷入药。该类药物对原料药的要求最高，需要三七总皂苷满足一定的纯度要求和质量要求，所涉及的剂型除了上述几种，还包括注射剂、粉针剂及滴丸。

本章首先介绍和论述三七粗提物、有效部位及有效成分的制备工艺及其要点。在此基础上，从全粉入药、粗提物 / 有效部位入药及有效成分入药三个层面入手，分剂型简述含有三七的各中药制剂、中成药的制备工艺（图 5.1）。

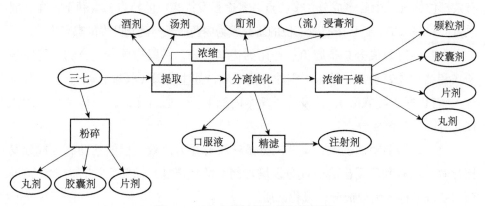

图 5.1　三七中药制剂生产流程简图

5.2　三七粗提物、有效部位及有效成分的制备

通常来讲，三七粗提物和有效部位中均含有三七总皂苷，其中，三七粗提物中总皂苷含量应在 30% 以上，还包括多糖、蛋白质、黄酮、三七素等其他成分；而三七有效部位中总皂苷应含量在 60% 以上。此外，三七有效成分一般特

指三七总皂苷，其含量应在 90% 以上。三七的粗提物有效部位可通过提取、分离、纯化、浓缩、干燥等步骤制得。

5.2.1　提取

三七提取物的制备方法常用煎煮法、浸渍法及渗漉法。煎煮法是在药材中加水煎煮一段时间，提取药材中的有效成分或有效部位的方法。在煎煮过程中，药材首先冷浸 30～60min；每次加水量为药材的 6～8 倍；每次煎煮 1～2h，煎煮 2～3 次。浸渍法是将药材用定量溶剂在一定温度下浸泡一定时间，提取有效成分的方法。根据浸渍温度的不同，可分为冷浸法（室温）和热浸法（40～60℃）；根据浸渍次数的不同，可分为单次浸渍和多次浸渍。而渗漉法是指将药材粗粉置于渗漉器中，在药粉上部连续加入溶剂，使其流下的过程中不断渗过药粉浸出有效成分的动态浸出方法。各提取方法流程见图 5.2、图 5.3、图 5.4。各方法对比见表 5.1。此外，水蒸气蒸馏、超临界流体提取、超声提取也是制备三七提取物的新型方法和技术（马珍琼等，2016）。

① 煎煮法工艺流程如图 5.2 所示。

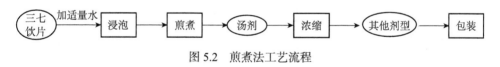

图 5.2　煎煮法工艺流程

② 浸渍法工艺流程如图 5.3 所示。

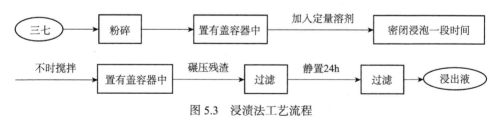

图 5.3　浸渍法工艺流程

③ 渗漉法工艺流程如图 5.4 所示。

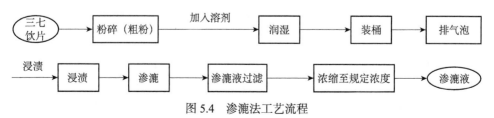

图 5.4　渗漉法工艺流程

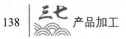

表 5.1　各提取方法对比

方法	使用设备	备注	用途
煎煮法	敞口倾斜式夹层锅；多功能提取罐；	静态提取；适用于湿热不稳定且成分易溶于水的药材；提取成分复杂，杂质较多；符合中医用药习惯	汤剂；口服液、注射液、散剂、丸剂、冲剂的中间体
浸渍法	不锈钢罐、搪瓷罐、陶瓷罐	静态提取；不同浓度乙醇作为溶剂；过程应密闭；不适用于贵重、有毒及成分含量低的药材；适用于黏性、无组织结构、新鲜及易膨胀药材	药酒、酊剂；流浸膏、浸膏中间体
渗漉法	渗漉桶	动态提取；良好的浓度梯度，可最大限度浸出药材中的有效成分	注射液、散剂、丸剂、冲剂的中间体

④ 煎煮法常用设备如图 5.5 所示。

⑤ 渗漉法常用设备如图 5.6 所示。

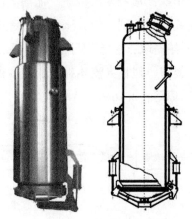

图 5.5　多功能提取罐

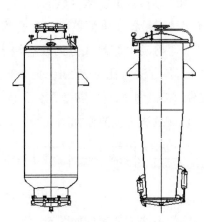

图 5.6　渗漉罐

5.2.2　分离

三七提取液可通过沉降分离法、过滤分离法或离心分离法进行分离除杂，达到除去三七渣等固体杂质的目的（表 5.2）。

表 5.2　三七提取液的分离方法

方法	机制	备注	特点
沉降分离法	密度差	适用于固体和液体之间密度差较大，固体含量多，颗粒较大	能除去大量杂质，但耗时长，效率较低
离心分离法	离心力	利用液体与固体之间的密度差产生的离心力差异进行分离	分离效果好于沉降分离法
过滤分离法	表面过滤、深层过滤	通过多孔介质的截留原理实现固液分离的方法	耗时长，分离效果好

设备（过滤分离的设备）如图 5.7 所示。

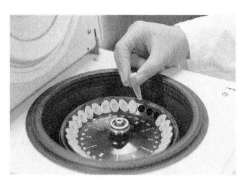

图 5.7　离心机

5.2.3　纯化

纯化三七提取物的目的是最大限度地富集有效成分，传统的纯化方法有水提醇沉法、醇提水沉法、酸碱法、盐析法、透析法。纯化新技术有大孔树脂法、澄清剂法、超滤法等（表 5.3）。

表 5.3　三七提取物的纯化方法

方法	纯化机制	备注	适用范围
水提醇沉 / 醇提水沉法	目标成分在不同极性体系下溶解度的差异	中药提取物分离纯化最好	三七多糖、蛋白质的纯化
大孔树脂法	高分子聚合物的特殊结构和选择性吸附	提取物纯度高、杂质分离率高、再生方便、高效节能	三七皂苷、三七素纯化的最常用方法
酸碱法	目标成分溶解度随体系 pH 而变化	通过加入酸碱调节 pH，使目标组分 / 杂质析出	生物碱、苷类、羟基蒽醌类化合物
盐析法	离子强度对目标成分 / 杂质的溶解度有影响	加入氯化钠、硫酸钠、硫酸镁等使高分子结晶析出	去除 / 分离大分子杂质
透析法	半透膜原理	小分子可通过，选择性截留大分子物质	去除鞣质、蛋白质、树脂等高分子杂质，也适用于三七多糖的纯化
澄清剂法	改变微粒 Zeta 电位，降低势能	利用果汁、甲壳素等加速悬浮粒子的沉降	小分子成分

5.2.4　浓缩与干燥

1. 浓缩

三七提取物经分离和纯化后，液体量仍然很大，通常不能直接用于固体制剂的制备。通过浓缩或干燥等操作可有效减小体积，提高有效成分的含量或得到固体制剂，便于后续制剂制备。

三七提取物的蒸发有两种方式，一种是自然蒸发，另一种是沸腾蒸发，后者蒸发速度快，效率高。沸腾蒸发可分为常压蒸发、减压蒸发、多效蒸发和薄膜蒸发。此外，蒸馏也是一种三七提取物浓缩方式。

2. 干燥

三七提取物的干燥详见 4.1.5。

5.3 以三七全粉入药的中药制剂

三七粉是《中国药典》2015 版收录的三七的唯一饮片形式，具备生三七的化学成分和用药特点，具有止血散瘀、消肿止痛、补虚强壮等功效。随着人类健康意识的不断提高，三七粉已作为日常生活保健品得到广泛认同，而在中医临床中以其整体直接用药已被广泛应用。目前市售的以三七粉入药的主要中成药主要有散剂、片剂、胶囊剂（硬胶囊）、丸剂等。

5.3.1 散剂

散剂是指药物与适宜的辅料经粉碎、均匀混合制得的干燥粉末状制剂。散剂是古老的传统剂型，在中药制剂中有广泛的应用。其特点为：①粒径小，比表面积大，起效快。②外用散的覆盖面积大，可同时发挥保护和收敛作用。③制备工艺简单，剂量易于控制，便于婴幼儿服用。④贮存、运输，携带方便。但也要注意由分散度大而造成的吸湿性、化学活性、气味、刺激性等方面有不良影响。

三七在散剂中的运用主要分为生三七散和熟三七散。生三七散的主要原料药为生三七粉，主要用于血瘀所致的各种疼痛，对于跌打损伤、产后瘀血腹痛、消化性溃疡等亦有显著疗效。熟三七散则具有补血和血的功效，用于贫血，失血虚弱，月经不调。此外，也有复方三七散、三七伤科散等（表 5.4）。

表 5.4　三七散剂

名称	标准来源	生产厂家数	批号数
生三七散	中药成方制剂第二十册	34	50
熟三七散	国家中成药标准汇编外科 妇科分册	6	6
三七伤科散	中药成方制剂第十四册	1	1
复方三七散	中药成方制剂第十九册		

三七散剂的制备工艺流程如图 5.8 所示。

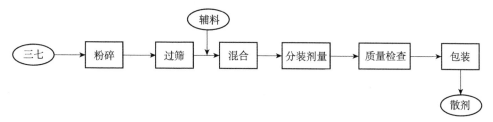

图 5.8　三七散剂的制备工艺流程

1. 粉碎

　　指借助机械力将三七原材料破碎成小颗粒或细粉的操作。对于普通粒径的三七散剂来说，常用的设备为研钵（图 5.9）、球磨机（图 5.10）、冲击式粉碎机（图 5.11）等。对于粒度有要求，如三七超细粉（3～20μm），则需采用气流粉碎机。气流粉碎机由高压空气从喷嘴喷出时产生的焦耳-汤姆逊冷却效应，适用于热敏性物料和低熔点物料的粉碎；设备简单，也可用于无菌粉末的粉碎。

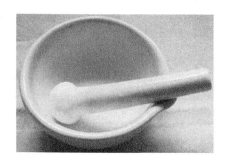

图 5.9　研钵

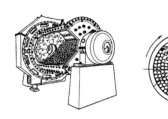

图 5.10　球磨机

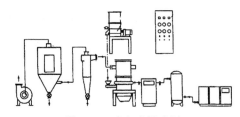

图 5.11　冲击式粉碎机

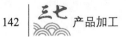

2. 筛分

三七经粉碎后，通常的物料粒径不均匀，需要通过筛分获得较均匀的粒子群或特定粒径范围的粒子群。筛分常用的药筛分为冲眼筛和编织筛。冲眼筛筛孔坚固，不易变形，多用于高速旋转粉碎机中配置的筛板及药丸等粗颗粒的筛分。编织筛是由具有一定机械强度的金属丝编制而成。其优点是单位面积上筛孔多，筛分效率高，可用于细粉的筛选。

药筛的孔径大小用筛号表示，我国有中国药典标准和工业标准。《中国药典》2015版规定的药筛选用国家标准R40/3系列，分为9个号6个等级，分别见表5.5和表5.6。

表 5.5　药筛号与筛孔内径

筛号	一号筛	二号筛	三号筛	四号筛	五号筛	六号筛	七号筛	八号筛	九号筛
目号	10 目	24 目	50 目	65 目	80 目	100 目	120 目	150 目	200 目
筛孔内径 /μm	2000±70	850±29	355±13	250±9.9	180±7.6	150±5.6	125±5.8	90±4.6	75±4.1

表 5.6　粉末的等级

粉末等级	能全通过的筛号	补充规定
最粗粉	一号筛	混有能通过三号筛的粉末不超过 20%
粗粉	二号筛	混有能通过四号筛的粉末不超过 40%
中粉	四号筛	混有能通过五号筛的粉末不超过 60%
细粉	五号筛	含能通过六号筛的粉末不超过 95%
最细粉	六号筛	含能通过七号筛的粉末不超过 95%
极细粉	八号筛	含能通过九号筛的粉末不超过 95%

此外，工业生产中常用的筛分装置还有振荡筛分仪和旋振筛、滚筒筛、多用振动筛等（图 5.12）。

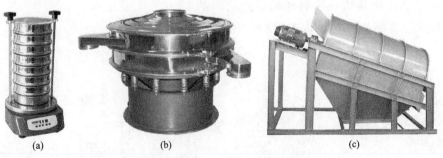

图 5.12　振荡筛分仪 (a)、旋振筛 (b)、滚筒筛 (c)

3. 混合

① 当三七与其他饮片配伍制备散剂时，须将筛分后的三七粉与处方量的其他成分混匀。混合均匀是保证散剂质量的关键。当各组分混合比例较大时，常采用等量递加混合法（又称配研法）：先称取小剂量的药粉，加入等体积的其他成分混匀，依次倍量增加，直至全部混匀，再过筛混合即可（表 5.7）。值得注意的是，当三七与其他小剂量的毒性药（草乌）制备散剂时，必须采用等量递加混合法。

表 5.7 倍散的剂量与稀释倍数

倍散名称	剂量 /g	稀释剂与药粉的比例
10 倍散	0.1～0.01	9：1
100 倍散	0.01～0.001	99：1
1000 倍散	0.001 以下	999：1

② 当三七散剂中其他原料具有黏附性或带电荷，将对混合器壁产生黏附，影响混合的均匀性，而且造成损失以致剂量不足。通常可加入少量表面活性剂或润滑剂加以克服，如硬脂酸镁、十二烷基磺酸钠等。

③ 当散剂含有易吸湿性成分时，需在处方中加入吸收剂来吸附液体成分。常用的吸收剂有磷酸钙、白陶土、蔗糖和葡萄糖等。

4. 分装剂量

将混合均匀的物料，按照剂量要求分装。常用的方法有目测法、重量法和容量法三种。对于大规模生产来说，常采用容量法。

5. 包装与贮藏环境

三七散剂的比表面积比较大，容易产生吸湿与风化。因此，包装与贮藏的重点在于防潮。如果包装与贮藏不当，容易出现潮解、结块、霉变等现象，严重影响用药安全性。

包装材料：应选择不透性包装材料，并采取密封包装与密闭贮藏。包装材料用透湿系数（P）进行评价。P 越小，防湿性能越好。

贮藏环境：三七散剂需注意环境的空气状态对平衡含水量的影响，使空气状态符合药物的平衡含水的要求。

散剂的质量要求：《中国药典》2015 版收载了散剂的质量检查项目，主要有粒度、外观均匀度、干燥失重、水分、装量差异、装量、无菌、微生物限度等。

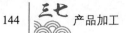

5.3.2 片剂

片剂是指药物与适宜的辅料混匀压制而成的片状固体制剂，是现代药物制剂中应用最为广泛的剂型之一。片剂以口服片剂为主，另外有口腔用片剂、外用片剂等。对于三七来说，三七片均以口服入药。目前医药市场上以三七全粉入药的片剂大品种主要有三七片、三七伤药片、熟三七片、三七止血片、复方丹参片等（表5.8）。

表5.8 以三七全粉入药的片剂大品种

名称	标准来源	生产厂家数	批号数
三七片	《中国药典》2015版一部、国家中成药标准汇编内科气血津液分册、中药成方制剂第八册	182	236
熟三七片	国家中成药标准汇编外科妇科分册	8	11
三七止血片	中药成方制剂第十一册	11	16
三七伤药片	《中国药典》2015版第一部	71	72
复方丹参片	《中国药典》2015版第一部	534	686

在三七片剂的制备过程中，需要加入稀释剂、润湿剂、黏合剂、崩解剂等辅料。辅料应具备以下基本性质：①较高的化学稳定性，不与主要药物发生任何物理化学反应。②对人体无毒，无害，无不良反应。③不影响主药的疗效和含量测定。三七片剂中，常用的辅料如表5.9所示。

表5.9 三七片剂常用辅料

种类	作用	辅料
稀释剂	增加片剂的重量，改善药物的压缩成型性，增加含量的均匀度	淀粉、蔗糖、糊精、乳糖、预交化淀粉、微晶纤维素
润湿剂	通过润湿物料诱发物料黏性的液体	蒸馏水、乙醇
黏合剂	依靠本身所具有的黏性赋予无黏性或黏性不足的物料	淀粉浆、纤维素衍生物、聚维酮、明胶、聚乙二醇
崩解剂	促使片剂在胃肠液中迅速碎裂成细小颗粒的辅料	干淀粉、羧甲淀粉钠、低取代羟丙基纤维素、交联羧甲纤维素钠、交联聚维酮
润滑剂	降低颗粒间摩擦力，改善粉体流动性	硬脂酸镁、微粉硅胶、滑石粉
色、香、味调节剂	增加患者顺应性	着色剂、矫味剂

制粒和压片是三七片制备的核心单元操作。制粒是将粉状、块状等物料经过加工制成具有一定性状和大小的颗粒状物，并改善物料的流动性、压缩成型性的有效方法之一，因此制粒压片是传统而基本的制备方法。通常来讲，根据制粒方式的不同，片剂的制备工艺可分为两大类或四小类（图5.13）。

　　湿法制粒压片法是将物料经过湿法制粒干燥后进行压片的方法，目前在医药工业中应用最为广泛。湿法制粒压片法具有以下优点：①由于黏合剂的加入，颗粒具有良好的压缩成型性。②粒度均匀，流动性好。③耐磨性较强。缺点是不适宜用于热敏性、湿敏性物料的制粒。目前来讲，三七片剂所采用的工艺多数也是湿法制粒压片法。在湿法制粒中压片法，粉末靠黏合剂的架桥或黏合作用聚合在一起，并在机械力的作用下分离为具有一定大小和形状的颗粒。湿法制粒压片法包括挤压制粒法、转动制粒法、高速搅拌制粒法及流化制粒法。常用设备包括挤压式制粒机、转动制粒机、高速搅拌制粒装置及流化制粒机（图 5.14）等。

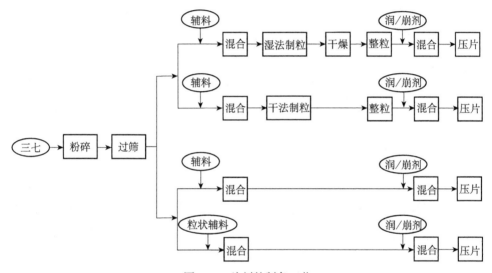

图 5.13　片剂的制备工艺

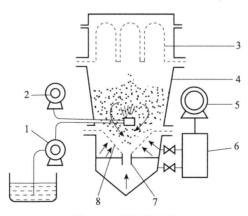

图 5.14　流化制粒机

1. 黏合剂传输泵；2. 压缩机；3. 袋滤器；4. 流化室；5. 鼓风机；6. 空气预热器；7. 二次喷射气流入口；
8. 气体分布器

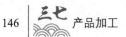

干法制粒压片法是将物料干法制粒后进行压片的方法，常用于遇水不稳定的药物片剂生产中。干法制粒常用的方法为压片法和滚压法，在制粒需要加入干黏合剂，如甲基纤维素、羟丙甲纤维素、微晶纤维素等。

粉末直接压片法是不经过制粒过程直接把药物和所有辅料混合均匀后进行压片的方法。因为省去了制粒的步骤，因而具有工序少、工艺简单、省时节能的特点，适用于对湿、热不稳定药物的压片。对于三七纯粉片，也可采用粉末直接压片法进行制备。目前可用于粉末直接压片的粉末有各种型号的微晶纤维素、可压性淀粉、微粉硅胶等。

半干式颗粒压片法是将药物粉末和预先制好的辅料颗粒混合后进行压片的方法，适用于对湿、热敏感，而且压缩成型性差的药物。目前在三七片剂中的应用较少。

片剂的质量要求：《中国药典》2015 版收载了片剂的质量检查项目，主要有外观性状、片重差异、硬度和脆碎度、崩解度、溶出度或释放度、含量均匀度。

5.3.3 胶囊剂

胶囊剂是将药物按剂量装入胶囊中而成的制剂。胶囊一般以明胶为主要原料，有时为改变其溶解性或达到肠溶等目的，也采用甲基纤维素、海藻酸钙、变性明胶、聚乙烯醇（PVA）及其他高分子材料。胶囊剂可掩盖药物的不良气味，易于吞服；能提高药物的稳定性及生物利用度；还能定时定位释放药物，并能弥补其他固体剂型的不足，应用较为广泛。

三七可单独或者与其他药材配伍，以全粉形式填入胶囊中制得三七胶囊。目前医药市场上以三七全粉入药的片剂大品种主要有三七血伤宁胶囊、复方丹参胶囊、三七冠心宁胶囊、复方三七胶囊、三七胶囊等（表 5.10）。

表 5.10 以三七全粉入药的胶囊剂大品种

名称	标准来源	生产厂家数	批号数
三七血伤宁胶囊	《中国药典》2015 版一部、中药成方制剂第十七册	1	1
复方丹参胶囊	《中国药典》2015 版一部	9	9
三七冠心宁胶囊	中药成方制剂第十三册	3	3
复方三七胶囊	国家中成药标准汇编骨伤科分册	16	16
三七胶囊	国家中成药标准汇编内科气血津液分册	28	28

以三七全粉入药的胶囊剂制备过程相对简单，其基本的制备工艺流程如图 5.15 所示。

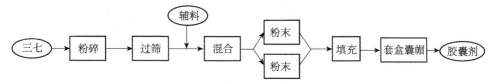

图 5.15 胶囊剂的制备工艺流程

空胶囊主要由明胶构成。明胶分为 A 型明胶（等电点 pI=7～9）及 B 型明胶（等电点 pI=4.7～5.2），分别由骨 / 皮经过酸水解和碱水解制得。在工业生产中，为兼顾囊壳的强度和塑性，骨 / 皮混合胶混合使用效果更佳。

在三七胶囊中，空胶囊壳的规格和质量共有 8 种规格，常用的为 0～5 号，随着号数由小到大，容积由大到小（表 5.11）。

表 5.11 空胶囊的孔数与体积

空胶囊号数	0	1	2	3	4	5
容积 /mL	0.75	0.55	0.40	0.30	0.25	0.15

值得注意的是，三七胶囊的处方设计和制备过程中，需考虑到原材料的吸湿性。如果复方中具有吸湿性和潮解性较强的药材粉末，药物吸水会使胶囊壁干燥以致脆裂。而填充易风干的药物，水分汽化也会导致囊材软化。此外，剧毒性的药物也不宜使用。因为胶囊壳在体内溶化后，会导致局部药量很大，引起毒性反应。

5.3.4 丸剂

三七全粉也可制备丸剂。丸剂指饮片细粉或提取物与适宜的黏合剂或其他辅料制成的球形或类球形制剂。按照制备工艺的不同，可分为塑制丸（如蜜丸、糊丸、蜡丸等）、泛制丸（如水丸、水蜜丸、糊丸等）以及滴制丸。由于三七成分复杂，在对药效物质还未完全把握的情况下，以保留所有成分的三七药材细粉为原料制备的传统丸剂仍然是主要剂型之一。目前，以三七全粉入药的丸剂主要有生三七丸、熟三七丸、抗栓再造丸及益心丸等（表 5.12）。丸剂是一种古老的缓释制剂，与其他剂型相比，三七丸剂更能够发挥持续而有效的作用效果。

表 5.12 以三七全粉入药的丸剂大品种

名称	标准来源	生产厂家数	批号数
生三七丸	国家中成药标准汇编内科气血津液分册	1	1
熟三七丸	国家中成药标准汇编内科气血津液分册	1	1
抗栓再造丸	《中国药典》2015 版一部	4	4
益心丸	《中国药典》2015 版一部	2	2

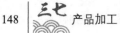

5.4 以三七粗提物/三七有效部位入药

将三七药材、饮片通过特定的提取方式提取得到的三七提取物可作为中药制剂的原材料。将提取物进一步的分离纯化可得到纯度更高的有效部位群。通常来讲，三七粗提物和有效部位中均含有三七总皂苷，其中，三七粗提物中总皂苷含量应在 30% 以上，还包括多糖、蛋白质、黄酮、三七素等其他成分；而三七有效部位中总皂苷含量应在 60% 以上。

以三七粗提物、三七有效部位入药的成方制剂很多，囊括了片剂、丸剂、硬胶囊剂、软胶囊剂、颗粒剂、口服液等各种剂型。

5.4.1 片剂

三七经过提取、纯化、浓缩、干燥后，得到的提取物或粗提物可以与其他中药提取物和辅料配伍，通过粉碎—过筛—混合—制粒—干燥—压片的流程制备片剂。具体的制备工艺与全粉入药的片剂相似，在此不再赘述。该类制剂以心脑血管疾病治疗为主，主要大品种如表 5.13 所示。

表 5.13 以三七提取物入药的片剂大品种

名称	标准来源	生产厂家数	批号数
心可舒片	《中国药典》2015 版一部	1	2
三七冠心宁片	《中国药典》2015 版一部	3	3
保心宁片	《中国药典》2015 版一部	8	8
复方丹参片	《中国药典》2015 版一部	534	684
妇康宁片	《中国药典》2015 版一部	78	78
活血通脉片	《中国药典》2015 版一部	8	9
脑得生片	《中国药典》2015 版一部	65	68
七叶神安片	《中国药典》2015 版一部	42	61
片仔癀	《中国药典》2015 版一部	1	1
消栓通络片	《中国药典》2015 版一部	103	107

5.4.2 硬胶囊剂

三七提取物或者有效部位可与其他中药提取物混合，制备胶囊剂。具体的制备工艺与全粉入药的硬胶囊剂相似，在此不再赘述。主要大品种见表 5.14。

表 5.14　以三七提取物入药的硬胶囊剂大品种

名称	标准来源	生产厂家数	批号数
胃康宁胶囊	《中国药典》2015 版一部	95	95
活血止痛胶囊	《中国药典》2015 版一部	3	6
脑得生胶囊	《中国药典》2015 版一部	8	8
康尔心胶囊	《中国药典》2015 版一部	67	67
片仔癀胶囊	《中国药典》2015 版一部	1	1

5.4.3　颗粒剂

颗粒剂是指药物与适宜的辅料混合制成具有一定粒度的干燥粒状制剂。主要用于口服,可直接吞服或冲入水中饮服。根据颗粒剂在水中的状态可分为可溶性颗粒剂、混悬性颗粒剂和泡腾性颗粒剂。通常来讲,三七颗粒剂大部分属于可溶性颗粒剂。三七颗粒剂的制备工艺流程如图 5.16 所示。

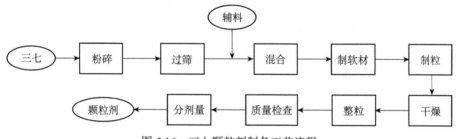

图 5.16　三七颗粒剂制备工艺流程

三七提取物与适宜的辅料或其他药物混合均匀后,加入适当的黏合剂制软材。在三七颗粒剂的制备工艺中,制软材是制粒的关键技术。颗粒剂中常用的辅料有稀释剂,如淀粉、蔗糖、乳糖、糊精、微晶纤维素等;黏合剂,如淀粉浆、纤维素衍生物等。有时还需要加入水或乙醇-水的混合液作为润湿剂进行制粒。辅料对颗粒剂质量的影响较大,笔者等研究发现,淀粉、糊精等稀释剂会导致颗粒剂的吸湿性上升;而微晶纤维素则可有效抑制颗粒剂的吸湿性。

制粒也是颗粒剂制备的关键技术。常用的制粒方法为挤出制粒法,近年来流化床制粒、搅拌制粒等现代化制粒技术也应用于颗粒剂的制备中。制得的湿颗粒应立即进行干燥,以防止结块或受压变形。常用的干燥方法包括厢式干燥法、流化床干燥法等。厢式干燥法是静态干燥方法,三七颗粒的大小和形状不容易改变,但颗粒间容易粘连,需要人工方法进行间歇搅动。流化干燥法是动

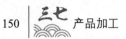

态干燥方法，三七颗粒易碎，但不易粘连。应在生产过程中根据实际情况选择合适的干燥方法。

在《中国药典》2015版中，三七颗粒剂的质量检查，除主要含量（主要是指三七皂苷）、外观外，还规定了粒度、干燥失重、水分、溶化性及质量差异等检查项目。

5.4.4 口服液

口服液是指药物以分子或离子状态分散在溶剂中形成的均相的可供内服的液体制剂，可分为溶液剂、芳香水剂、糖浆剂等。三七提取物通常为水溶性组分，且具有特异性味道。因此，三七口服液以糖浆剂和芳香水剂为主，可掩盖三七的苦味及其他不适臭味，能够增加患者顺应性。三七口服液的制备工艺流程如图5.17所示。

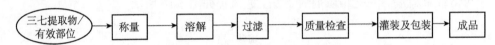

图 5.17 三七口服液的制备工艺流程

以三七提取物或有效部位入药的三七口服液大品种如表5.15所示。在三七口服液的制备过程中，通常需要加入附加剂，用以调节产品的稳定性、口感。常用的附加剂包括增溶剂、防腐剂、矫味剂、着色剂等，见表5.16。

表 5.15 三七口服液大品种

名称	标准来源	生产厂家数	批号数
定坤丹口服液	《中国药典》2015版一部	1	1
冠心生脉口服液	《中国药典》2015版一部	1	1
镇心痛口服液	《中国药典》2015版一部	1	1
复方三七口服液	中药成方制剂第十三册	—	—
三七蜜精口服液	中药成方制剂第八册	1	1
三七冠心宁合剂	国家中成药标准汇编内科心系分册	2	2

表 5.16 三七口服液附加剂

种类	作用	常用辅料
增溶剂	改善药物溶解度，提高稳定性	聚山梨酯、聚氧乙烯脂肪酸酯
防腐剂	抑制细菌、酶、霉等微生物的污染	山梨酸及其盐、苯甲酸及其盐
矫味剂	改善口服液的味道	蔗糖、糖精钠、单糖浆
着色剂	改善口服液的颜色	天然色素

与其他剂型相比，三七口服液在水相环境中，更需要注意抑菌和防腐。三七口服液应在避菌环境中制备，各种用具、容器应进行洁净或灭菌处理并及时灌装；生产中宜用蒸汽夹层锅（图 5.18）加热，温度和时间应严格控制，并在 30℃以下密闭贮藏。

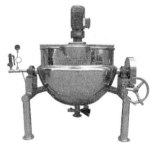

图 5.18　蒸汽夹层锅

5.5　以三七有效成分入药

在通常情况下，三七有效成分主要是指三七总皂苷。以三七总皂苷入药的中成药大品种为血栓通和血塞通。二者在我国心脑血管疾病用药中占有很大的市场份额。血栓通 / 血塞通系列产品的开发，也是我国中药新药研发的经典成功案例之一。

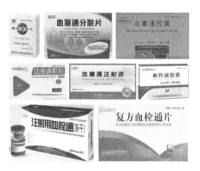

图 5.19　血栓通和血塞通系列产品

血栓通和血塞通系列产品（图 5.19）的区别在于使用的三七原料不同，主要成分配比不同，生产工艺不同。血栓通采用三七主根为原料，其人参皂苷 Rg_1 达 35% 以上，且 Rg_1 含量明显高于 Rb_1 含量，无需专用溶剂增溶；血塞通等主要以三七的芦头（根以上部分）为原料，主要含人参皂苷 Rb_1，Rg_1 含量明显低于 Rb_1 含量，需专用溶剂溶解。

血栓通和血塞通系列产品剂型主要包括注射剂、粉针剂、片、分散片、口服液、胶囊、软胶囊和滴丸剂，涵盖了灭菌制剂和大部分的口服剂型（表 5.17）。其中，注射剂和粉针剂对三七总皂苷的质量要求最高，其总皂苷纯度应严格控制在 95% 以上。

表 5.17　血栓通和血塞通系列产品

名称	生产厂家数	批号数
血栓通注射液	5	10
复方血栓通滴丸	2	2
复方血栓通片	2	2
复方血栓通软胶囊	2	2
复方血栓通胶囊	1	1
复方血栓通颗粒	1	2

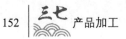

续表

名称	生产厂家数	批号数
血栓通粉针剂	4	6
血栓通胶囊	1	1
血塞通注射液	19	43
血塞通片	5	17
血塞通分散片	14	15
血塞通颗粒	3	5
血塞通滴丸	4	4
血塞通胶囊	2	4
血塞通泡腾片	3	3
血塞通粉针剂	3	5

　　片剂、胶囊和颗粒剂的制备工艺在之前的节中已经涉及，在此不再赘述。本节主要对血塞通/血栓通系列注射剂、粉针剂、分散片、滴丸和软胶囊等剂型的制备工艺进行介绍。

5.5.1　血塞通分散片

　　与普通片剂相比，分散片在水中能迅速崩解并均匀分散。分散片中的药物应是难溶性的，既可直接吞服或含于口中吮服，又可投入水中迅速崩解形成均匀的混悬液，特别适用于吞服困难的患者。它结合片剂和液体制剂的优点并避免了其缺点，不仅稳定性好、便于携带、服用方便，还有生物利用度较高的优点（张娜等，2011）。

　　血塞通分散片与普通片最大的区别体现在处方设计上和制备工艺上。在分散片中，崩解剂的种类、用量对其崩解、溶出效果至关重要。血塞通分散片中最常用的崩解剂有羧甲基淀粉钠、交联羧甲纤维素钠、交联聚乙烯吡咯烷酮等崩解效果好的崩解剂，通常是两种或两种以上配合使用。此外，润滑剂常使用微粉硅胶，在改善粉末、颗粒的流动性的同时，还有利于水分渗入片剂。为进一步改善药物的溶出速率需辅以表面活性剂，如十二烷基硫酸钠、磺基丁二酸二辛酯钠等。分散片一般在水中崩解或分散后服用，为减少服药时的沙砾感，常在填充剂中加入水溶性较好的甘露醇等改善口感。另外，合适的填充剂可对崩解剂产生协同作用，常采用溶胀性好的填充剂，如微晶纤维素、处理琼脂等。

　　分散剂的制备应尽可能采用直接压片法制备，以保证三七总皂苷的快速溶出。此外，分散片应在尽可能短的时间内崩解并溶出，因此片剂硬度要比普通片小，以保证片剂的空隙率而快速崩解，但又要能维持外观、改善光洁度等。有时为了避免分散片吸潮，还需进行薄膜包衣处理，这就要求分散片具有适当的硬度。因此，要综合考虑压片压力和各辅料的配比，以获得崩解时间和硬度都符合要求的血塞通分散片。

5.5.2　血塞通泡腾片

血塞通泡腾片的处方由三七总皂苷、稀释剂、黏合剂、崩解剂、润滑剂和其他辅料组成，其中使用的稀释剂、黏合剂、润滑剂和其他辅料类型与普通片剂类型相同，只需根据制备工艺选择合适品种。与普通片剂不同，血塞通泡腾片中使用的崩解剂为泡腾崩解剂，泡腾崩解剂包括酸源和碱源，常用的酸源有柠檬酸、苹果酸、硼酸、酒石酸、富马酸、无机矿酸（盐酸）等；常用的碱源有碳酸氢钠、碳酸钠及其二者的混合物。酸碱比例对血塞通泡腾片的制备及稳定性影响显著，一般认为酸的用量超过理论用量，有利于血塞通泡腾片的稳定及口感的改善（田秀峰和边宝林，2004）。

与普通片剂相比，血塞通泡腾片的优点有：①剂型新颖，服用方便，起效迅速。②口感好，患者依从性好，特别适用于儿童、老年人及吞服固体制剂困难的患者。③1～5min 内快速崩解。④生物利用度高，能提高临床疗效。⑤偏酸性，可增加部分药物稳定性和溶解性。⑥便于携带、运输和贮藏。缺点：①生产工艺复杂，难度大。②成本高。③包装要求严格，以防吸潮。④溶解后才能服用，不能直接吞服。

泡腾片剂常规制备方法有湿法制粒、干法制粒、直接压片三种。

① 湿法制粒是当黏合剂为含水溶液时，为避免制粒过程中发生酸碱反应，宜将泡腾崩解剂的酸源和碱源分开制粒，干燥，混合均匀后压片。从理论上说，使用无水乙醇等有机溶剂制粒有利于制剂的稳定，但很难保证它们完全无水，从而可能影响制剂的稳定性和增加成本。

② 干法制粒可连续操作、耗能低、产量高。最大的优点是在制粒过程中，不需要加入黏合剂，从而最大限度地避免了泡腾崩解剂的酸源和碱源与水接触，非常有利于提高泡腾片的稳定性。

③ 直接粉末压片选择适当的药物组分和辅料，不经过制粒直接进行压片，具有省时节能、工艺简单、可以避免与水接触而增加泡腾片稳定性等优点。但该法对物料的流动性和压缩成型性要求较高，所以在实际应用过程中受到一定限制。

5.5.3　复方血栓通软胶囊

复方血栓通软胶囊是指将三七总皂苷及其他药用成分溶解或分散在适宜的赋性剂中制成溶液、混悬液、乳状液或半固态,密封于球形或椭圆形的软质囊材中制成的胶囊剂。软胶囊囊材是由明胶、甘油或其他适宜的药用材料单独或混合制成。

复方血栓通软胶囊一般采用滴制法或压制法制备。其中,滴制法是软胶囊的制备方法之一。将明胶溶液与油状药物通过滴丸机的喷头使夹层内的两种液体按不同速度喷出,外层明胶将一定量的内层油状液包裹后,滴入另一种不相溶的冷却液中(常用液状石蜡),明胶液在冷却液中因表面张力作用而形成球形,并逐渐凝固成软胶囊剂。压制法将明胶与甘油、水等溶解后制成胶板(或胶带),再将药物置于两块胶板之间,用钢模压制而成。在连续生产中,可采用自动旋转扎囊剂。

5.5.4　复方血栓通滴丸 / 血塞通滴丸

滴丸剂是三七总皂苷与适宜的固体基质加热熔融混匀后滴入冷凝剂中制备的滴制小丸。与普通制剂相比,具有以下特点:根据处方设计可得到速效、长效、高效的特点;可控制三七皂苷释放部位(口服、舌下、腔道等);设备简单,有利于劳动保护等。滴丸的制备与软胶囊的制备相似。此外,复方丹参滴丸也是一类含有三七有效成分的中药大品种(黄兴等,2016)。

5.5.5　血栓通注射液 / 血塞通注射液

血塞通注射液是三七总皂苷提取物制成的灭菌水溶液,其具有增加冠脉血流量、扩张血管、降低动脉血压、降低心肌耗氧量、抑制血小板凝集及降低血粗度等作用,临床上广泛用于缺血性脑血管病、脑梗死、冠心病、高黏滞血症、心肌提塞及视网膜中央静脉阻塞Ⅰ型、脑血管疾病的治疗。目前国内大约有 70 家药厂生产销售血塞通注射液,因此,血塞通注射液是一种具有重大发展前景的中药大品种。

血栓通注射液 / 血塞通注射液改变了传统剂型起效慢的特点,已在临床中得到了广泛应用。

通常来讲,注射液的工艺流程如图 5.20 所示。在制备过程中,灭菌和无菌操作技术及热源控制技术都是注射剂质量控制的重要保证，也是制剂过程中必不可少的单元操作。具体内容可参考相关书籍。对于血栓通注射液／血塞通注射液，除了要达到注射剂制备的药品生产质量管理规范（GMP）外，更要重点关注原料的制备，即三七饮片的前处理、提取、浓缩、精制等过程。这些过程都要做到全程监控，要采用先进技术，如超临界萃取、大孔树脂分离技术、分子蒸馏等最大限度地保留有效成分，去除无效成分。

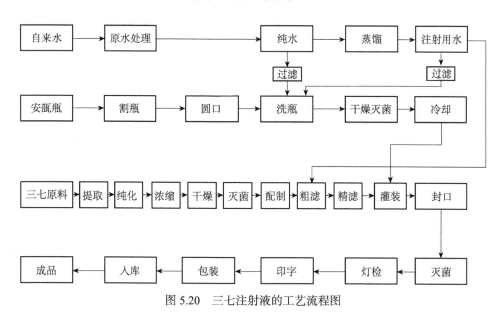

图 5.20　三七注射液的工艺流程图

1. 热源的去除技术

热源是为微生物产生的一种内毒素，存在于细胞的细胞膜和固体膜之间。内毒素是由磷脂、脂多糖和蛋白质组成的复合物，其中脂多糖是内毒素的主要成分。脂多糖由 68% 左右的糖、12% 左右的类脂化合物、7% 左右的有机磷和其他成分构成，分子量一般为 10^6 左右。含有热源的注射液注入体内后，产生人体特殊致热翻译的物质，大约有半小时就能产生发冷、寒战、体温升高、恶心呕吐等不良反应。严重者出现昏迷、虚脱，甚至有生命危险。大多数细菌都能产生热源，因此热源去除技术在注射剂生产中尤为重要。热源的主要通过注射用水、原辅料、生产过程、容器、注射器具等进行污染。热源的性质和除去技术如表 5.18 所示。

表 5.18　热源的性质和除去技术

特点	描述	除去方法	备注
耐热性	100℃下不分解，通常注射剂灭菌条件下无法除去	高温法	250℃下加热 30min 以上
过滤性	热源体积小，在 1～5nm 之间，故一般过滤器，甚至微孔滤膜也不能截留	过滤法	采用凝胶过滤、反渗透法及超滤法可除去
吸附性	多孔活性炭可吸附热源	吸附法	活性炭和白陶土合用除去热源
不挥发性	热源是脂多糖，不具有挥发性	蒸馏法	多效蒸馏水器上设置隔沫装置
其他	已被强酸强碱、强氧化剂破坏	酸碱法	重铬酸钾或氢氧化钠清洗

2. 灭菌和无菌操作技术

灭菌和无菌操作技术是注射剂、输液、滴眼剂等灭菌与无菌制剂质量控制的重要保证。常用的灭菌法分为三大类，包括物理灭菌法、化学灭菌法和无菌操作法。

物理灭菌法是采用加热、射线和过滤方法杀灭或除去微生物的方法，也称为物理灭菌技术，主要包括热力灭菌法（干热灭菌法、湿热灭菌法）、过滤除菌法及射线灭菌法（紫外灭菌法、微波灭菌法、辐射灭菌法）。

化学灭菌法是利用化学药品直接作用于微生物而将其杀死的方法，化学灭菌的目的在于减少微生物的数目，以控制一定的无菌状态。常用的化学灭菌法有气体灭菌法（环氧乙烷、甲醛、臭氧、气态过氧化氢）和药液法（0.1% 苯扎溴铵、2% 酚及 75% 乙醇）。

无菌操作法是采用无菌操作室、层流洁净工作台和无菌操作柜来进行无菌操作的方法。无菌操作室要求达到 100 级空气净化的条件。可采用层流洁净工作台进行无菌操作。

3. 质量控制

安全性检查：主要检查项目有急性毒性试验、亚急性及长期毒性试验；溶血试验；局部刺激性试验；过敏性试验；热源检查。

有效性检查：血栓通注射液 / 血塞通注射液的主要检查项目有：① 性状，包括色泽、澄清度等。同一批号成品的色泽必须保持一致，在不同批号的成品之间，应控制在一定的色差范围内。②鉴别血栓通注射液 / 血塞通注射液处方中应做主要成分的鉴别，也可选用能鉴别处方药味的中药特征指纹图谱。③检查除按《中国药典》2015 版附录"注射剂有关物质检查法"中规定的项目检查外，还应控制工艺过程中可能引入的其他杂质。④含量测定，三七总皂苷含量应不少于 90%。

血栓通注射液 / 血塞通注射液存在问题：①三七药材质量难以统一，因产地、采收季节、贮藏条件及炮制加工等差异难以获得统一和恒定的原药材，对最终产品的质量控制与疗效等产生重要影响。②质量控制技术相对落后，无法客观、科学、全面地评价其质量。③三七总皂苷各成分在体内过程复杂，无法对药物在体内的排泄、代谢、相互作用等进行全面了解，带来临床应用的安全隐患。④临床应用不规范，如未经试验与其他药物配伍使用，造成临床的不良反应时有发生（刘辰翔等，2015）。

解决方法：建立三七规范化种植（GAP）及加工规范，采用指纹图谱等更全面的质量控制手段保证三七药材及饮片的质量；加强三七药效物质的基础研究；对其中的有效成分及含量进行全面控制，保障中药注射剂安全性与有效性；提高制备工艺水平，加强工艺过程控制，建立药材、半成品与成品的制备工艺保障系统；建立更全面的质量控制标准；合理使用（姚宏，2012）。

5.5.6　血栓通粉针剂 / 血塞通粉针剂

血栓通粉针剂 / 血塞通粉针剂同注射剂一样为无菌制剂，是将符合注射要求的三七总皂苷粉末在无菌操作条件下直接分装于洁净灭菌的小瓶或安瓿瓶中，密封而成。

血栓通粉针剂 / 血塞通粉针剂主要通过冷冻干燥制得。由冷冻干燥原理可知（详见第 1 章），冻干粉末的制备工艺可分为预冻、减压、升华、干燥等几个过程。此外，三七总皂苷药液在冻干前还需经过过滤、灌装等处理。其制备工艺如图 5.21 所示。

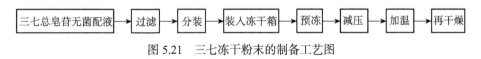

图 5.21　三七冻干粉末的制备工艺图

预冻：预冻是恒压降温过程。药液随温度的下降冷冻结成固体，温度一般应降至产品共熔点以下 10～20℃以保证冷冻完全。

升华干燥：该阶段首先是恒温减压，然后在负压条件下恒压升温，使固态水分升华逸去。升华干燥有两种方法：一次升华法和反复冷冻升华法。一次升华法适合共熔点 −20～−10℃的制品，且溶液黏度不大。反复冷冻升华法适用于结构较复杂、稠度较大及熔点较低的制品。通常来讲，血塞通粉针剂采用反复冷冻干燥升华法来制备。

再干燥：升华完成后，温度继续升高至室温，并保持一段时间，可使已升华的水蒸气或残留的水分被除尽。再干燥可控制冻干产品含水量＜1%，并可防止吸潮作用。

血栓通粉针剂/血塞通粉针剂的质量要求，除应符合《中国药典》2015版对注射用原料药的各项规定外，还应符合下列要求：①粉末无异物。配成溶液后可见异物检查合格。②粉末细度或结晶度应适宜，便于分装。③无菌、无热源。

在通常情况下，粉针剂的制造一般没有灭菌过程，大多采用无菌工艺，因而对无菌操作有较严格的要求，特别在灌封等关键工序，必须采取较高的层流洁净措施，以保证操作环境的洁净度。

5.5.7 其他剂型

另外，三七总皂苷在其他剂型中也有应用，如吲哚美辛三七冰片栓（栓剂）、云南白药系列产品（气雾剂、贴剂、酊剂）等。各剂型的制备工艺可查阅相关参考书籍，由于篇幅限制，在此不再赘述。

参 考 文 献

黄兴，寇冠军，王保和，2016. 复方丹参滴丸的临床研究进展［J］. 时珍国医国药，27（5）：1187-1190.

柯仲成，侯雪峰，邱辉辉，等，2017. 基于组分结构理论的现代中药制剂发展思路探讨. 中药材，40（4）：999-1002.

刘辰翔，谭乐俊，王萌，等，2015. 中药注射剂配伍稳定性的研究进展［J］. 中成药，37（4）：844-849.

马珍琼，普俊学，屈云莲，等，2016. 三七总皂苷提取、分离纯化技术的研究进展［J］. 中国当代医药，23（21）：19-22.

唐志书，郭立玮，谢伟，等，2010. 伴生物质对三七总皂苷喷雾干燥适应性的影响研究［J］. 现代中医药，30（4）：77-79.

田秀峰，边宝林，2004. 中药泡腾片及工艺研究进展［J］. 中国中药杂志，29（7）：624-627.

姚宏，2012. 血塞通注射液药效物质及其体内过程研究［J］. 杭州：浙江大学.

张娜，胡丽娟，徐红欣，等，2011. 中药分散片制备工艺的研究进展［J］. 中国医院药学杂志，31（11）：930-932.

第6章

以三七为原料的食品和保健食品

6.1 食　　品

6.1.1　食品概念

新修订后的《中华人民共和国食品安全法》自 2015 年 10 月 1 日起施行。第一百五十条重新定义了食品的概念，食品指各种供人食用或者饮用的成品和原料以及按照传统既是食品又是中药材的物品，但是不包括以治疗为目的的物品。

6.1.2　三七食用的基本情况

三七是传统的有地方食用习惯的植物，三七根炖鸡、三七花泡茶在全国家喻户晓；三七花炒肉、三七根炒肉在三七主要产地更是家常菜。1982 年《中华人民共和国食品卫生法》颁布，其中第八条规定，"食品不得加入药物。按照传统既是食品又是药品的以及作为调料或者食品强化剂加入的除外"。当时我国没有明确的可作为药食同源产品的名单，因此三七仍广泛用于食品开发。1984 年 11 月 9 日云南省第六届人民代表大会常务委员会第十次会议通过了《云南省关于〈中华人民共和国食品卫生法（试行）的实施办法〉》，其中第二十条规定，"食品不得加入药物，下列情况可以除外，按照传统既是食品又是药品的以及作为调料或者食品强化剂加入的甘草、百合、马齿苋、白芷、代代花、芥子、陈皮、砂仁、桔梗、菊花、槟榔、薄荷、乌梅、肉桂、罗汉果、栀子、枸杞子、香橼、茯苓、无花果、肉豆蔻、莱菔子、冬虫夏草、桂圆、山楂、甜葛根、银耳、薏苡仁、三七（限用于汽锅鸡），以及具有添加性质的石膏、白矾、硫磺、姜黄等除外"。云南省食药监局规定了三七可作为食品用，但仅限用于汽锅鸡。2002 年《卫生部关于进一步规范保健食品原料管理的通知》（卫法监发〔2002〕51 号），对《既是食品又是药品的物品名单》、《可用于保健食品的物品名单》和《保健食品禁用物品名单》作出了明确规定，其中明确三七在可用于保健食品物品名单中，三七茎叶、花均不在三个名单中。从三七生产、消费的角度来看，通知进一步明确了三七的使用范围。但为了支持地方产业的发展，从 1998 年到 2009 年的十年间，文山州还是批准了大量的三七系列食品批文。直到 2009 年《中华人民共和国食品安全法》颁布，进一步明确了食品的生产管理，三七食品才正式地暂时退出了食品生产行业。

为进一步推进三七产业的发展，云南省政府、文山州人民政府通过专家论证，进一步明确开展三七地上部分新食品原料研究工作。为此我们开展了大量的开发三七茎叶、花用于食用的研究工作。《中华人民共和国食品安全法》2015版第二十九条，"对地方特色食品，没有食品安全国家标准的，省、自治区、直辖市人民政府卫生行政部门可以制定并公布食品安全地方标准，报国务院卫生行政部门备案。食品安全国家标准制定后，该地方标准即行废止"。于是相关部门进行了三七茎叶、花作为云南省地方特色食品的申报工作，2016 年 5 月 13 日以《云南省卫生计生委关于三七花茎叶作为地方特色食品开发利用有关问题的批复》（云卫食品发〔2016〕5 号）文件批准将文山三七花、茎叶列入普通地方特色食品进行管理。

6.1.3 三七地上部分营养成分研究

1. 一般营养成分研究

对不同产地的三七茎叶进行营养成分分析，结果显示，三七茎叶中的粗纤维平均含量为 19.54%，粗蛋白为 14.71%，粗脂肪为 0.59%，淀粉为 7.97%，总糖为 12.25%（表 6.1）。

表 6.1 不同产地三七营养成分比较

产地	水分 /%	灰分 /%	粗脂肪 /%	粗纤维 /%	粗蛋白 /%	淀粉 /%	总糖 /%
文山州丘北县	12.56	8.82	0.49	20.26	14.63	7.18	12.45
文山州西畴县	12.88	8.87	0.63	18.82	13.34	7.86	12.26
文山州马关县	10.81	7.26	0.60	18.56	15.45	8.86	12.66
文山州文山市 1	9.72	9.65	0.82	19.79	15.18	9.32	12.46
文山州文山市 2	11.01	8.80	0.52	19.38	15.45	6.92	12.63
红河州蒙自市	11.61	8.89	0.50	19.66	14.85	7.79	11.72
红河州建水县	11.34	8.70	0.63	19.23	15.04	7.38	11.58
红河州屏边县 1	14.89	6.72	0.46	20.65	15.63	7.68	12.66
红河州屏边县 2	13.92	7.70	0.66	19.55	12.84	8.72	11.84
平均	12.08	8.38	0.59	19.54	14.71	7.97	12.25

三七花营养成分分析对不同产地二年生、三年生三七花的营养成分进行了分析，结果表明，粗脂肪二年生平均含量为 0.87%，三年生为 0.81%；粗纤维二年生平均含量为 12.00%，三年生为 10.99%；粗蛋白二年生平均含量为 22.52%，三年生为 21.15；淀粉二年生平均含量为 3.71%，三年生为 2.33%；总糖二年生平均含量为 19.10%，三年生为 18.86%（表 6.2）。

表 6.2 不同产地三七花营养成分比较

产地	生长年限	水分 /%	灰分 /%	粗脂肪 /%	粗纤维 /%	粗蛋白 /%	淀粉 /%	总糖 /%
文山州文山市	二年	11.11	6.96	0.89	8.45	26.57	4.02	19.81
文山州文山市	二年	11.64	6.28	0.96	10.59	19.20	4.13	19.78
文山州文山市	二年	11.36	6.06	0.91	13.41	22.43	4.21	18.62
文山州文山市	二年	11.71	7.09	0.99	13.07	22.35	2.72	18.52
文山州文山市	二年	13.02	6.83	0.60	14.50	22.04	3.45	17.78
文山州文山市	三年	18.35	5.97	0.74	13.87	21.00	2.57	18.90
文山州文山市	三年	15.54	5.94	0.77	10.35	20.65	2.32	18.50
红河州泸西县	三年	11.27	6.09	0.95	12.36	21.96	2.08	18.48
红河州建水县	三年	12.84	5.82	0.85	9.67	20.99	2.30	19.29
红河州个旧市	三年	15.08	5.85	0.76	8.68	21.17	2.40	19.13
平均	二年	11.77	6.64	0.87	12.00	22.52	3.71	19.10
平均	三年	14.62	5.93	0.81	10.99	21.15	2.33	18.86

2. 氨基酸成分分析

三七花中含有多种氨基酸，其中 8 种是人体必需氨基酸，对文山州、红河州两地产的三七花中氨基酸成分进行测定，结果显示文山州二年生、三年生的三七花与红河州三年生的三七花总氨基酸含量无显著差异（表 6.3）。

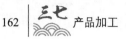

表 6.3　红河、文山三花花中氨基酸含量测定结果

名称	红河州 三年生三七花 /%	文山州 三年生三七花 /%	文山州 二年生三七花 /%
精氨酸 ARG	7.09	7.20	7.33
赖氨酸 LYB	0.45	0.35	0.36
丙氨酸 ALA	0.93	1.06	1.01
苏氨酸 THR	1.42	1.43	1.42
甘氨酸 GLY	0.82	0.89	0.91
缬氨酸 VAL	0.67	0.69	0.67
丝氨酸 SER	1.70	1.69	1.72
脯氨酸 PRO	1.56	1.61	1.49
异亮氨酸 LLE	0.48	0.49	0.42
亮氨酸 LEU	0.80	0.80	0.71
蛋氨酸 MET	0.15	0.07	0.07
组氨酸 HIS	0.97	0.99	1.06
苯丙氨酸 PHE	0.86	0.85	0.70
谷氨酸 GLU	0.71	0.64	0.83
天冬氨酸 ASP	1.26	1.08	1.65
半胱氨酸 GYS	0.35	0.32	0.32
酪氨酸 TYR	1.31	1.40	1.35
氨基酸总量	21.53	21.56	22.02

6.2　保 健 食 品

保健食品是指声称具有特定保健功能或者以补充维生素、矿物质为目的的食品，即适宜于特定人群食用，具有调节机体功能，不以治疗疾病为目的，并且对人体不产生任何急性、亚急性或者慢性危害的食品。

6.2.1　我国保健食品发展概况

1995 年 10 月《中华人民共和国食品卫生法》、1996 年 3 月《保健食品管理办法》相继颁布，保健食品在我国正式纳入注册管理，管理部门为国家卫计委。2003 年 2 月国家卫生部印发了《保健食品检验与评价技术规范》（2003 年版）（卫法监发〔2003〕42 号），明确规范了保健食品的检验、功能评价方法等监督依据。2003 年 4 月国家食品药品监督管理总局正式挂牌，保健食品的注册管理工作由国家卫生和计划生育委员会移交到了国家食品药品监督管理总局。因此，目前国家审批的保健食品有两种批号：卫食健字与国食健字。卫食健字是国家

卫生部 2003 年前的批准号，批文上无产品效期，批准文号形式为"卫食健字
（××××）第 ×××× 号，即卫食健字＋4 位年代号＋4 位顺序号；自 2004
年后，批文转为国食健字号。2005 年 4 月《保健食品注册管理办法（试行）》和
2005 年 5 月《保健食品广告审查暂行规定》的出台从注册和广告两个方面规范
了保健食品的行业行为。2005 年《保健食品注册管理办法（试行）》中第二章第
二节的第三十三条规定，保健食品批准证书有效期为 5 年。国产保健食品批准
文号格式为：国食健字 G＋4 位年代号＋4 位顺序号；进口保健食品批准文号格
式为：国食健字 J＋4 位年代号＋4 位顺序号。5 年期满的保健食品须进行再注
册，通过后方可继续销售。2016 年 2 月国家食品药品监督管理总局《保健食品
注册与备案管理办法》（以下简称《方法》）公布，7 月 1 日起正式施行，标志着
我国保健食品进入了备案与注册管理两种模式。《办法》中规定，保健食品注册，
是指食品药品监督管理部门根据注册申请人申请，依照法定程序、条件和要求，
对申请注册的保健食品的安全性、保健功能和质量可控性等相关申请材料进行
系统评价和审评，并决定是否准予其注册的审批过程。保健食品备案，是指保
健食品生产企业依照法定程序、条件和要求，将表明产品安全性、保健功能和
质量可控的材料提交食品药品监督管理部门进行存档、公开和备查的过程。

　　从批准产品功能来看保健食品的发展变化过程：1996 年 7 月 18 日国家卫
生部发布的《保健食品功能学评价程序和检验方法》（卫监发〔1996〕第 38 号）
明确保健食品申报的功能有免疫调节、延缓衰老、改善记忆、促进生长发育、
抗疲劳、减肥、耐缺氧、抗辐射、抗突变、抑制肿瘤、调节血脂、改善性功能
共 12 项。但是，在 1997 年 7 月 1 日前，国家卫生部实际还批准的功能有抗氧化、
改善睡眠、调节血糖、促进排铅、改善胃肠道功能（促进消化吸收、润肠通便、
改善肠道菌群失调、促进小肠运动、改善微循环、促进肠蠕动）、美容（祛黄褐
斑、祛痤疮、减少皮脂腺分泌、减少皮脂分泌）、对化学性肝损伤有保护作用、
保护乙醇引起的肝损伤、改善营养性贫血、改善骨质疏松、改善视力、预防脂
溢性脱发、促进头发生长、阻断 N-亚硝基化合物的合成、阻断亚硝胺合成等功
能。同时，存在同功能多名字的现象：免疫调节功能有"免疫调节""调节体液
免疫""调节非特异性免疫""调节细胞免疫"四种不同表述；改善骨质疏松功
能有"改善骨质疏松""预防骨质疏松""增加骨密度"三种不同表述。超出范
围批准的这些功能，有的在下一次调整申报功能时，成为可申报的功能，而有
的却从来没有进入过可申报功能的范围。

1997 年 7 月 1 日,《卫生部关于保健食品管理中若干问题的通知》(卫监发〔1997〕第 38 号)中规定,除卫生部已经公布的 12 类保健食品功能以外,根据企业的申请,并经卫生部同意,调节血糖、改善胃肠道功能(具体功能应予明确)、改善睡眠、改善营养性贫血、对化学性肝损伤有保护作用、促进泌乳、美容(具体功能应予明确)、改善视力、促进排铅、清咽润喉、调节血压、改善骨质疏松 12 项功能也可以作为保健食品功能受理,因此共有 24 项可申报功能。但此后国家卫生部仍旧批准了除 24 项之外的功能,如抗氧化、对乙醇造成的肝损伤有一定保护作用、预防白细胞降低、增加骨钙储留量、丰乳、防龋护齿等。

2000 年 1 月 14 日,《卫生部关于调整保健食品功能受理和审批范围的通知》(卫法监发〔2000〕20 号)中规定,保健食品功能受理和审批范围作如下调整:①功能受理和审批范围调整为免疫调节、调节血脂、调节血糖、延缓衰老、改善记忆、改善视力、促进排铅、清咽润喉、调节血压、改善睡眠、促进泌乳、抗突变、抗疲劳、耐缺氧、抗辐射、减肥、促进生长发育、改善骨质疏松、改善营养性贫血、对化学性肝损伤有辅助保护作用、美容(祛痤疮、祛黄褐斑、改善皮肤水分和油分)、改善胃肠道功能(调节肠道菌群、促进消化、润肠通便、对胃黏膜有辅助保护作用),除上述保健食品功能外的其他功能暂停受理和审批。②同一配方保健食品申报和审批功能不超过两个。③不再受理已获《保健食品批准证书》的保健食品增补功能的审批。在此之前,国家卫生部对同一配方的保健食品可以申报的功能数一直未做限制,最多的一种产品居然被批准了 5 项功能,通知的发布明确了一种保健食品最多可申报和审批两个功能。与此次调整前相比较,取消了改善性功能和抑制肿瘤两项功能。

2003 年 5 月 1 日至今《卫生部关于印发〈保健食品检验与评价技术规范〉(2003 年版)的通知》(卫法监发〔2003〕42 号),自 2003 年 5 月 1 日起实施的《保健食品检验与评价技术规范》(2003 年版)再次将保健食品功能调整为增强免疫力、辅助降血脂、辅助降血糖、抗氧化、辅助改善记忆、缓解视疲劳、促进排铅、清咽、辅助降血压、改善睡眠、促进泌乳、缓解体力疲劳、提高缺氧耐受力、对辐射危害有辅助保护、减肥、改善生长发育、增加骨密度、改善营养性贫血、对化学肝损伤有辅助保护、祛痤疮、祛黄褐斑、改善皮肤水分、改善皮肤油分、调节肠道菌群、促进消化、通便、对胃黏膜损伤有辅助保护 27 项功能。这也是一直沿用到现在的保健食品可申报的功能范围。

2005 年 7 月 1 日国家食品药品监督管理总局颁布施行的《保健食品注册管理办法（试行）》里才第一次明确，"补充维生素、矿物质为目的的食品"即"营养素补充剂"，也属于保健食品的范畴，但此类产品从 1996 年就已经开始被批准并一直到现在，而其功能表述也包括补钙、镁、碘、铁、锌、硒、维生素 A、B_1、B_2、B 族、C、D、E 多种维生素、微量元素、矿物质、营养素、β-胡萝卜素、叶酸、氨基酸、膳食纤维、蛋白质等二十多种功能。

6.2.2　三七保健食品的发展概况

2002 年国家卫生部下发了《关于进一步规范保健食品原料管理的通知》，通知中三个附件明确了《既是食品又是药品的物品名单》《可用于保健食品的物品名单》《保健食品禁用物品名单》。在附件 2 中，明确三七是可用于保健食品的原料之一，但三七茎叶、三七花不在名单中。开发三七茎叶、花保健食品在一定程度上受到限制。在此之前三七已开始用于保健食品开发，第一个含三七成分的保健食品：美肤康片；功能：美容（祛黄褐斑、祛痤疮）；产品批号：卫食健字（1998）第 374 号。

直到 2016 年 12 月，我国共批准保健食品批文 15000 多个。对产品配方中含三七的产品进行统计，获国家食品药品监督管理总局批准的含三七类保健食品共 293 个，其中国产保健食品 290 个，进口保健食品 3 个；45 个是卫食健字号，245 个是国食健字号，2 个卫食健进字号，1 个国食健字 J 号；双功能产品 87 个。293 个产品中仅有一个产品"山中宝牌三七花润爽片（卫食健字（2003）第 0116 号）"是以三七花原料开发的产品，没有以三七茎叶为原料开发的保健食品。功能范围涉及增强免疫力、辅助降血脂、辅助降血糖、抗氧化、辅助改善记忆、缓解视疲劳、清咽、辅助降血压、改善睡眠、缓解体力疲劳、提高缺氧耐受力、对辐射危害有辅助保护功能、减肥、改善生长发育、增加骨密度、改善营养性贫血、对化学肝损伤有辅助保护功能、祛痤疮、祛黄褐斑、改善皮肤水分、通便、对胃黏膜有辅助保护功能。其中延缓衰老、抗突变类两个功能，不在《保健食品检验与评价技术规范》（2003 年版）27 个功能中，两类产品合计 11 个，产品批文取得时间为 2004 年以前。

6.3　三七保健食品分类

6.3.1　从剂型上分类

含三七类保健食品涉及剂型共 10 类，其中硬胶囊剂为主要剂型，有 175 个产品，占三七类产品总量的 59.73%；片剂 42 个，占总产品量的 14.33%；软胶囊 19 个，占总产品量的 6.48%，茶叶类 18 个，占总产品量的 6.14%；口服液 15 个，占 5.12%；颗粒剂 14 个，占 4.78%；酒类 6 个，占 2.05%；丸剂 2 个，占 0.68%；饼干、粉各 1 个，占 0.34%（表 6.4）。

表 6.4　含三七类保健食品剂型统计表

序号	功能剂型	总产品数	口服液	硬胶囊	颗粒剂	片剂	软胶囊	酒剂	饼干	丸	茶叶	粉
1	对化学性肝损伤有辅助保护功能	18	1	11	2	4						
2	润肠通便	4		3					1			
3	减肥	3		2						1		
4	提高缺氧耐受力	23	2	13		4	2				2	
5	缓解视疲劳	1				1						
6	改善睡眠	11		10			1					
7	清咽	3			1	2						
8	调节血压	13	1	8		1	2				1	
9	辅助降血糖	20	1	12	2	4	1					
10	抗氧化	2		2								
11	延缓衰老	9		7		1		1				
12	改善营养性贫血	3	2	1								
13	辅助降血脂	65		40	2	8	4			1	10	
14	美容祛斑类	5				2	3					
15	对辐射危害有辅助保护功能	4		4								
16	增强免疫力	59	3	36	4	4	5	3			4	
17	抗突变	2		2								
18	增加骨密度	15		7		7						1
19	缓解体力疲劳	20	3	9	2	3		2			1	
20	对胃黏膜有辅助保护功能	8	2	5			1					
21	辅助改善记忆	4		2	1	1						
22	促进生长发育	1		1								
	合计	293	15	175	14	42	19	6	1	2	18	1

6.3.2　从功能上分类

1. 对化学性肝损伤有辅助保护

三七对肝脏有一定的护肝作用，对肝纤维化有较好的干预作用。三七总皂苷有降低谷丙转氨酶（SGPT）的作用，三七总皂苷本身对肝细胞无直接保护作用，但因三七改善了肝脏的微循环而促进了肝细胞膜的功能恢复；对线粒体、内质网等重要细胞器功能及形态的恢复有促进作用；三七总皂苷能促进肝细胞的糖代谢，使肝细胞糖元贮备增加，有利于肝损伤的恢复，从而起到保肝作用，也能减轻肝组织脂肪变性作用。三七总皂苷可显著降低血清谷丙转氨酶（ALT）、r-谷氨酰基转肽酶（r-GT）、总胆红素（TBil）、直接胆红素（DBil）的含量，同时也抗肝细胞纤维化。因此三七对肝脏有一定的护肝作用，对肝纤维化有较好的干预作用。

含三七的具有对化学性肝损伤有辅助保护功能的产品共 18 个，其中双功能产品 6 个。琼丰益肝胶囊是卫食健字（2000）第 0313 号最早的该功能的产品。其中三七＋葛根、三七＋灵芝为产品配方首先在方中多次使用（表 6.5）。

表 6.5　三七的保肝产品

序号	产品名称	批号	配方	产品功能	申报企业
1	琼丰益肝胶囊	卫食健字（2000）第 0313 号	枸杞子、女贞子、丹参、三七、柴胡、甘草	对化学性肝损伤有辅助保护作用	广州市琼丰保健品实业有限公司
2	金神牌欣甘葆冲剂	卫食健字（2002）第 0751 号	三七、菊花、乳糖	耐缺氧、对化学性肝损伤有辅助保护作用	云南新云三七产业有限公司
3	蓝韵牌甘舒胶囊	国食健字 G20040892	山楂、蒲公英、栀子、酸枣仁、姜黄、橘皮、佛手、三七、厚朴、制大黄	调节血脂、对化学性肝损伤有辅助保护功能	广州宏韵医药科技股份有限公司
4	天福地福牌木春胶囊	国食健字 G20040943	西洋参、三七、五味子、山楂、枸杞子、苦瓜	调节血脂、对化学性肝损伤有辅助保护作用	漳州益安制药有限公司
5	金娜牌青清含片	国食健字 G20050150	葛根、三七提取物、灵芝	清咽、对化学性肝损伤有辅助保护作用	文山县金达利三七生物科技有限责任公司
6	维和牌维甘片	国食健字 G20050208	余甘子、三七、灵芝提取物、糊精、硬脂酸镁	对化学性肝损伤有辅助保护功能	玉溪市维和维生堂保健食品有限公司
7	华北牌安怡欣颗粒	国食健字 G20060283	黄芪、灵芝、栀子、五味子、益母草、三七、甘草、糊精	对化学性肝损伤有辅助保护功能	华北制药集团新药研究开发有限责任公司
8	道源牌舒康胶囊	国食健字 G20060527	蝙蝠蛾拟青霉菌丝体粉、三七、淀粉	对化学性肝损伤有辅助保护功能	江西天施康中药股份有限公司

序号	产品名称	批号	配方	产品功能	申报企业
9	昂生牌益兴胶囊	国食健字 G20060807	葛根、栀子、丹参、甘草、三七、蜂胶	对化学性肝损伤有辅助保护功能	山西华英保健食品有限公司
10	千沙牌艾维特胶囊	国食健字 G20100134	葛根、甘草、栀子、丹参、三七、蜂胶、糊精	对化学性肝损伤有辅助保护功能	威海博力生物工程有限公司
11	绿得无忧牌牛磺酸三七蚬口服液	国食健字 G20100481	黄蚬、三七提取物、牛磺酸、水	缓解体力疲劳、对化学性肝损伤有辅助保护功能	上海杨记贸易有限公司
12	九龙星牌绞葛三七百合胶囊	国食健字 G20110456	葛根提取物、绞股蓝提取物、三七提取物、橘皮提取物、百合提取物、淀粉、硬脂酸镁	对化学性肝损伤有辅助保护功能	北京美益康科技有限公司
13	香草堂牌五味决明胶囊	国食健字 G20110448	三七提取物、决明子提取物、五味子提取物、西洋参提取物、淀粉、硬脂酸镁	对化学性肝损伤有辅助保护功能	北京方正世嘉中医药技术发展有限公司
14	海利斯唯牌葆轩胶囊	国食健字 G20120404	葛根提取物、绞股蓝提取物、三七提取物、茯苓提取物、淀粉、硬脂酸镁	对化学性肝损伤有辅助保护功能	湖北海利斯唯生物科技有限公司
15	七丹牌三七葛根胶囊	国食健字 G20140979	葛根提取物、三七	对化学性肝损伤有辅助保护功能	云南七丹药业股份有限公司、昆明滇龙生物科技有限公司
16	步源堂牌尚克片	国食健字 G20150497	葛根提取物、三七提取物、银杏叶提取物、绞股蓝提取物、灵芝提取物、微晶纤维素、硬脂酸镁	对化学性肝损伤有辅助保护功能、辅助降血脂	山西步源堂生物科技有限公司
17	达孚康牌普瑞胶囊	国食健字 G20150502	灵芝、丹参、枸杞子、五味子、三七、糊精、硬脂酸镁	对化学性肝损伤有辅助保护功能	陕西宏基药业有限公司
18	雷允上牌三七灵芝葛根片	国食健字 G20150887	葛根提取物、三七提取物、灵芝提取物、微晶纤维素、羟丙基甲基纤维素、硬脂酸镁、薄膜包衣粉（三乙酸甘油酯、羟丙基甲基纤维素、滑石粉）	对化学性肝损伤有辅助保护功能	常熟雷允上制药有限公司

2. 润肠通便

润肠通便产品 4 个，有 3 个为双功能产品。在该类产品中首次以饼干剂型出现，产品名称恩德牌恩德饼干，国食健字 G20041020，调节血糖、改善胃肠道功能（润肠通便）。另外三个产品小流通牌小流通胶囊、美娘子牌云妍胶囊、七丹牌七荟胶囊产品配方中均有芦荟＋三七（表 6.6）。

表 6.6　三七的通便产品

序号	产品名称	批号	配方	产品功能	申报企业
1	小流通牌小流通胶囊	国食健字 G20030049	三七、芦荟、益母草	调节血脂、改善胃肠道功能（润肠通便）	上海恩维恩生物科技有限公司
2	恩德牌恩德饼干	国食健字 G20041020	荞麦、山药、南瓜、苦瓜、葛根、女贞子、三七、莱菔子、棕油、果糖、环糊精、葱粉、苏打粉、食盐	调节血糖、改善胃肠道功能（润肠通便）	阳江恩德安康食疗开发有限公司、云南云绿生物有限公司
3	美娘子牌云妍胶囊	国食健字 G20050400	芦荟、三七、灵芝浸膏粉、灵芝孢子粉	改善胃肠道功能（润肠通便）、美容（改善皮肤水分）	绿谷（集团）有限公司
4	七丹牌七荟胶囊	国食健字 G20120182	芦荟全叶干粉、决明子、三七	通便	文山三七科技创新中心有限公司、云南七丹药业股份有限公司

3. 减肥

三七总皂苷对小鼠的空腹血糖水平及体重增长率具有显著降低作用，对甘油三酯含量具有显著降低作用。减肥类产品共 3 个，有 2 个双功能产品。千草美姿牌维清丸是三七类产品中，首次以丸剂类型出现的产品，国食健字 G20041259，具有减肥、调节血脂的作用（表 6.7）。

表 6.7　三七的减肥产品

序号	产品名称	批号	配方	产品功能	申报企业
1	红七子牌减肥姿身胶囊	国食健字 G20040093	大蒜、三七、绞股蓝、荷叶、西洋参	减肥、调节血脂	宁波天益保健品有限公司
2	千草美姿牌维清丸	国食健字 G20041259	藕节、普洱绿茶、三七、羧甲基纤维素钠、天冬酰苯丙氨酸甲酯	减肥、调节血脂	云南白药集团股份有限公司
3	滇云牌秀曼胶囊	国食健字 G20080301	魔芋精粉、葡萄籽粉、三七提取物	减肥	云南高原生物资源开发有限公司

4. 提高缺氧耐受力

三七皂苷能明显增加运动后机体的肝糖原含量，能明显地改善外周血血象，具有一定的提高缺氧耐受力功能。提高缺氧耐受力产品 23 个，有 14 个双功能产品。以单一成分三七为原料的产品 4 个，其中 2 个为三七粉，2 个为三七提取

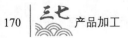

物。三七＋人参、红景天＋三七为此类产品主要配伍，在产品配方中多次使用（表 6.8）。

表 6.8 三七的耐缺氧复方产品

序号	产品名称	批号	配方	产品功能	申报企业
1	金士力牌芪参茶	卫食健字（1998）第 474 号	丹参、黄芪、三七、茶叶	调节血脂、耐缺氧	金士力佳友（天津）有限公司
2	金日牌心源素胶囊	卫食健字（1999）第 0249 号	美国洋参、三七（超微粉）、五味子、维生素 E	耐缺氧	厦门金日制药有限公司
3	山中宝牌七王软胶囊	卫食健字（2001）第 0297 号	三七提取物、大豆色拉油、维生素 E、明胶	耐缺氧	云南文山华文企业（集团）山中宝科技开发有限公司
4	孟氏牌脂欣康胶囊	卫食健字（2001）第 0010 号	银杏叶提取物、人参皂苷、三七总皂苷、茶多酚、牛磺酸	调节血脂、耐缺氧	济南孟氏生物科技研究所有限公司
5	致远牌养和欣胶囊	卫食健字（2002）第 0393 号	黄芪、赤芍、山药、当归、三七	耐缺氧、免疫调节	武汉致远医疗科技有限公司
6	青春宝牌爱心胶囊	卫食健字（2002）第 0660 号	人参、西洋参、三七、枸杞子、五味子、维生素 E	耐缺氧	正大青春宝药业有限公司
7	特安呐牌三七力康片	卫食健字（2002）第 0686 号	三七提取物、灵芝孢子粉、羟丙基纤维素、硬脂酸镁	抗疲劳、耐缺氧	云南特安呐制药股份有限公司
8	充力充力胶囊	卫食健字（2003）第 0074 号	红景天提取物、三七提取物、淀粉	抗疲劳、耐缺氧	云南充力生物工程技术有限公司
9	天狮牌清新胶囊	卫食健字（2003）第 0078 号	红景天提取物、三七细粉	耐缺氧	天津天狮生物工程有限公司
10	苗博士牌参三七胶囊	卫食健字（2003）第 0230 号	西洋参、三七	抗疲劳、耐缺氧	遵义康神王生物科技有限公司
11	祥康牌三七银杏茶	国食健字 G20040031	三七、菊花提取物、银杏叶提取物、蔗糖粉、糊精	免疫调节、耐缺氧	云南祥康生物科技发展有限公司
12	太和牌健力康胶囊	国食健字 G20040319	三七、丹参、川芎、当归、桔梗	抗疲劳、耐缺氧	杭州太和健康食品有限公司
13	金脉牌金脉胶囊	国食健字 G20040560	红曲、三七提取物、银杏叶提取物、川芎、维生素 B_1、维生素 B_6、淀粉	调节血脂、提高缺氧耐受力	上海德丰堂生物科技有限公司、云南云绿生物有限公司
14	盟生牌七上珍口服液	国食健字 G20041424	三七提取物、蜂蜜	提高缺氧耐受力、改善睡眠	云南盟生药业有限公司
15	七杏牌善清软胶囊	国食健字 G20050319	三七、银杏叶、大豆油	提高缺氧耐受力	玉溪市维和维生堂保健食品有限公司
16	千草牌高原维能口服液	国食健字 G20050533	三七、黄芪、葛根、人参、牛磺酸、烟酰胺、维生素 B_1、维生素 B_2、维生素 B_6、白砂糖、安赛蜜、柠檬酸、香兰素、纯化水	缓解体力疲劳、提高缺氧耐受力	云南白药集团股份有限公司

续表

序号	产品名称	批号	配方	产品功能	申报企业
17	三友牌疏微片	国食健字 G20050401	红景天、银杏叶、丹参、三七、蔗糖、糊精、天然薄荷脑、柠檬酸、硬脂酸镁	提高缺氧耐受力	上海三友药业有限公司
18	澳力宝牌奥立欣胶囊	国食健字 G20060229	人参、山药、枸杞子、葛根、三七、淀粉	增强免疫力、提高缺氧耐受力	武汉长江巨龙药业有限公司
19	庆康牌三七拟青霉胶囊	国食健字 G20110319	蝙蝠蛾拟青霉菌丝体粉、三七、茶多酚、银杏叶提取物	高缺氧耐受力、缓解体力疲劳	上海新康制药厂有限公司
20	优倍特牌金沙胶囊	国食健字 G20130917	红景天提取物、沙棘提取物、三七提取物、淀粉、硬脂酸镁	提高缺氧耐受力	北京优倍特健康科技有限公司
21	七丹牌三七胶囊	国食健字 G20140356	三七	提高缺氧耐受力	云南七丹药业股份有限公司
22	格林斯通牌三七片	国食健字 G20150936	三七	辅助降血脂、提高缺氧耐受力	丽江格林斯通食品有限公司
23	乐仁牌丹参三七红景天片	国食健字 G20160043	丹参、红景天、三七、微晶纤维素、淀粉、硬脂酸镁、薄膜包衣预混剂（羟丙甲纤维素、聚丙烯酸树脂、聚乙烯醇、共聚维酮、聚乙二醇 6000、滑石粉、氧化铁红）	提高缺氧耐受力	中科乐仁（北京）科技发展有限公司

5. 缓解视疲劳

缓解视疲劳功能产品一个，即康煦源牌颐嘉片，国食健字 G20160468，具有抗氧化、缓解视疲劳的作用（表 6.9）。

表 6.9 三七的抗疲劳产品

序号	产品名称	批号	配方	产品功能	申报企业
1	康煦源牌颐嘉片	国食健字 G20160468	葡萄籽提取物、蜂胶粉（含蜂胶 70%、碳酸钙 30%）、叶黄素、三七粉、羟丙基纤维素、聚维酮、羧甲基淀粉钠、硬脂酸镁、羟丙甲纤维素、滑石粉、二氧化钛、聚乙二醇 6000、可可壳色素	抗氧化、缓解视疲劳	江苏济川康煦源保健品有限公司

6. 改善睡眠

三七总皂苷对中枢神经有抑制作用，表现出镇静、安定和改善睡眠的作用。主要通过减少突触体谷氨酸的含量来实现。同时三七中多种不饱和脂肪酸可调节大脑供血状况，有助于健脑瞑目。能改善睡眠的产品有 11 个，双功能产品 6 个。同明牌酸枣仁灵芝胶囊（国食健字 G20080689）为北京企业生产，9 个产品均为云南企业申请 1 个产品为北京企业和云南企业联合申请。而三七＋酸枣仁＋五味子为产品主要配伍形式，11 个产品中有 5 个产品配方含此三种药材（表 6.10）。

表 6.10　三七在改善睡眠方面的产品

序号	产品名称	批号	配方	产品功能	申报企业
1	盘龙云牌诗莉薇胶囊	国食健字 G20040304	天麻、三七、五味子、酸枣仁、茯苓、白芷、珍珠、维生素 C、维生素 E	改善睡眠、美容（祛黄褐斑）	北京采瑞医药科技有限公司、云南盘龙云海药业有限公司
2	金不换牌眠乐胶囊	国食健字 G20041365	绞股蓝、三七、灵芝提取物	改善睡眠、对化学性肝损伤有辅助保护功能	云南金不换（集团）有限公司
3	七茗牌善安软胶囊	国食健字 G20050305	三七、天麻、大豆油	改善睡眠	玉溪市维和维生堂保健食品有限公司
4	南微康牌三七益康胶囊	国食健字 G20050339	三七提取物、酸枣仁	改善睡眠、提高缺氧耐受力	云南红云生物工程技术有限公司
5	天原秀牌天寂宁胶囊	国食健字 G20050354	三七、酸枣仁、枸杞子、茯苓	改善睡眠、提高缺氧耐受力	云南天秀植物科技开发股份有限公司
6	怡眠牌三七胶囊	国食健字 G20050421	三七、葛根、酸枣仁、五味子	改善睡眠	云南云绿生物有限公司
7	碧兴牌双益天麻胶囊	国食健字 G20050422	天麻、三七、酸枣仁、绞股蓝	改善睡眠、辅助降血脂	昆明碧兴生物资源开发有限公司
8	七七七牌三七睡亦香胶囊	国食健字 G20050714	三七、酸枣仁、五味子	改善睡眠	文山赛参生物科技有限公司
9	善人牌天麻今昭胶囊	国食健字 G2008 0028	天麻、五味子、麦冬、三七、酸枣仁、硬脂酸镁	改善睡眠	昭通善人堂药业有限公司
10	同明牌酸枣仁灵芝胶囊	国食健字 G20080689	酸枣仁提取物、五味子提取物、三七提取物、天麻粉、灵芝孢子粉	增强免疫力、改善睡眠	北京同明康泰科技有限公司
11	云科牌默亦安胶囊	国食健字 G20150445	炒酸枣仁、五味子、三七、莲子心、珍珠、肉桂、糊精	改善睡眠	云南云药科技股份有限公司

7. 清咽

三七总皂苷有一定抗炎作用，主要是能对急性炎症引起的毛细血管通透性升高、炎性渗出和组织水肿及炎症后期肉芽组织增生有抑制作用，说明三七花可用于缓解咽喉炎患者症状。具有清咽功能的产品共 3 个，其中山中宝牌三七花润爽片（卫食健字（2003）第 0116 号），功能：清咽润喉（清咽），为唯一一个含三七花的保健食品（表 6.11）。

表 6.11 三七的清咽产品

序号	产品名称	批号	配方	产品功能	申报企业
1	山中宝牌三七花润爽片	卫食健字（2003）第 0116 号	三七花提取物、胖大海提取物、甘露醇、山梨醇、羧甲基纤维素钠、薄荷香精、硬脂酸镁	清咽润喉（清咽）	云南文山华文企业（集团）山中宝科技开发有限公司
2	益生牌清咽含片	国食健字 G20050149	余甘子提取物、三七提取物、甘露醇、山梨醇、阿斯巴甜（含苯丙氨酸）、硬脂酸镁	清咽	云大科技股份有限公司
3	眷牌玉铃颗粒	国食健字 G20150506	猫爪草、玄参、牛蒡子、三七、糊精、白砂糖	清咽	长沙市广仁生物科技有限公司

8. 辅助降血压

三七总皂苷具有明显的降血压作用，主要是扩张血管产生降压作用，目前普遍认为三七总皂苷是一种钙通道阻滞剂，具有阻断去甲肾上腺素（NE）所致 Ca^{2+} 内流的作用。辅助降血压产品共 13 个。其中中科牌赛诺平胶囊（国食健字 G20050924）、金三奇牌三七口服液（国食健字 G20150070）是以三七为单一原料开发的产品，且金三奇牌三七口服液为首个以鲜三七为原料开发的产品。而杜仲+三七、三七+罗布麻为此类产品常用配伍形式（表 6.12）。

表 6.12 三七在调节血压方面的产品

序号	产品名称	批号	配方	产品功能	申报企业
1	三精 R 压乐平片	卫食健字（2001）第 0389 号	芹菜提取物、三七粉、阿斯巴甜（含苯丙氨酸）	调节血压、调节血脂	哈药集团三精制药股份有限公司
2	从源牌舒心胶囊	卫食健字（2003）第 0071 号	罗布麻提取物、三七粉、野菊花提取物	调节血压、调节血脂	济南华尚鲁卫科技有限公司
3	循环牌百通胶囊	国食健字 G20041150	黄芪浸膏粉、三七、丹参浸膏粉、芦荟、糊精	调节血压、调节血脂	上海绿谷（集团）有限公司
4	中科牌赛诺平胶囊	国食健字 G20050924	三七提取物	辅助降血压	南京中科药业有限公司
5	紫棉牌三七葛根胶囊	国食健字 G20060262	淀粉、三七提取物、葛根提取物	辅助降血压	广州暨南生物医药研究开发基地有限公司
6	雪王山牌藏丹胶囊	国食健字 G20060547	生山楂粉、银杏叶提取物、丹参提取物、绞股蓝提取物、葛根粉、三七提取物	辅助降血压、辅助降血脂	北京挚诚科技发展有限公司
7	泽其仲牌泽其仲茶	国食健字 G20090170	杜仲、山楂、葛根、罗布麻、三七、泽泻、绿茶	辅助降血压	北京利美亚科技有限公司

续表

序号	产品名称	批号	配方	产品功能	申报企业
8	欣姿伴侣牌柏舒软胶囊	国食健字G20090537	菊花提取物、三七提取物、杜仲叶提取物、红花油、大豆油、蜂蜡、明胶、甘油、水、可可壳色素	辅助降血压	九三集团哈尔滨惠康食品有限公司
9	雅祥牌雅祥胶囊	国食健字G20100594	杜仲、丹参、葛根、生地黄、三七、昆布、硬脂酸镁	辅助降血压	凯普泰（北京）医药科技有限公司
10	真可牌真可胶囊	国食健字G20110441	杜仲提取物、天麻提取物、三七提取物、葛根提取物、枸杞子提取物、决明子提取物、淀粉、硬脂酸镁	辅助降血压、增强免疫力	河南新百消丹制药有限公司
11	洵龍牌辅助降血压软胶囊	国食健字G20120540	葛根提取物、杜仲提取物、罗布麻叶提取物、三七提取物、紫苏子油、蜂蜡、明胶、甘油、纯化水、棕氧化铁	辅助降血压	黑龙江紫金宝生物科技有限公司
12	诺尔牌诺尔胶囊	国食健字G20130366	杜仲、罗布麻、葛根、银杏叶、决明子、三七、糊精、硬脂酸镁	辅助降血压	上海诺尔生物科技有限公司
13	金三奇牌三七口服液	国食健字G20150070	鲜三七提取物、纯化水	辅助降血压、增强免疫力	云南金三奇药业有限公司

9. 辅助降血糖

三七降血糖，其功能是通过直接促进糖代谢的主要去路，组织对葡萄糖的摄取、氧化和糖原合成等环节实现。三七对治疗糖尿病和预防糖尿病并发症有积极作用，而用于辅助降血糖的产品共20个，三七＋苦瓜为此类产品常用配伍形式，同时吡啶甲酸铬、富铬酵母在产品配方中也有较多使用（表6.13）。

表6.13 三七的辅助降压产品

序号	产品名称	批号	配方	产品功能	申报企业
1	欣得康牌糖易康颗粒	卫食健字（2000）第0678号	苦瓜、淡菜、桑葚、三七	调节血糖	山西欣得康医药科技有限公司
2	云之南牌糖脂安胶囊	国食健字G20040368	绞股蓝、苦瓜、黄精、桑叶、山楂、三七、荷叶、吡啶甲酸铬	调节血糖、调节血脂	云南龙润药业有限公司、北京采瑞医药科技有限公司
3	正血牌三七胶囊	国食健字G20040558	三七、蝙蝠蛾拟青霉、芦荟、三七浸膏粉	调节血糖、调节血脂	上海绿谷（集团）有限公司
4	唐福牌唐复兴胶囊	国食健字G20041075	三七提取物、西洋参提取物、吡啶甲酸铬、苦瓜提取物	辅助降血糖	上海德丰堂生物科技有限公司、云南绿色制品开发有限公司

续表

序号	产品名称	批号	配方	产品功能	申报企业
5	美轻松牌金点胶囊	国食健字G20050758	富铬酵母、魔芋精粉、西洋参提取物、三七提取物	调节血糖	北京美轻松生物技术有限公司、云南云绿生物有限公司
6	振东五和牌和平胶囊	国食健字G20060271	苦瓜、黄芪、生地黄、三七、吡啶甲酸铬、糊精	辅助降血糖	山西振东制药股份有限公司
7	金帝华牌舒乐片	国食健字G20060535	三七、黄芪、桑叶、苦瓜、葫芦巴、吡啶甲酸铬、硬脂酸镁	辅助降血糖	北京华夏康桥生物技术有限公司
8	康王牌红叶胶囊	国食健字G20060541	桑叶、绞股蓝、生何首乌、红曲、三七、蜂胶、葡萄糖酸锌、吡啶甲酸铬	辅助降血脂、辅助降血糖	昆明滇虹药业有限公司
9	蓝谷牌康安口服液	国食健字G20060824	桑叶、昆布、黄芪、山药、丹参、三七、苦瓜、甜菊糖、冰片、薄荷香精、苯甲酸钠、水	辅助降血糖	广州绿谷生物科技开发有限公司
10	诺尔牌衡正胶囊	国食健字G20070066	苦瓜干、黄精、黄芪、桑叶、三七、吡啶甲酸铬、糊精、硬脂酸镁	辅助降血糖	上海诺尔生物科技有限公司
11	颐清源牌伊舒胶囊	国食健字G20080568	黄芪、地骨皮、山药、葛根、三七、苦荞麦、糊精	辅助降血糖	陕西宏基药业有限公司
12	百年草牌清益软胶囊	国食健字G20090560	三七提取物、吡啶甲酸铬、玉米油、蜂蜡、明胶、甘油、水、焦糖色素	辅助降血糖	云南金盛康生物科技有限公司
13	孟氏牌三七黄芪胶囊	国食健字G20100392	黄芪提取物、桑叶提取物、苦瓜提取物、女贞子提取物、三七总皂苷、富铬酵母	辅助降血糖	济南孟氏生物科技研究所有限公司
14	和于泰牌辅助降血糖片	国食健字G20130302	苦瓜提取物、玉竹提取物、桑叶提取物、三七提取物、肉桂提取物、吡啶甲酸铬、微晶纤维素、羧甲基淀粉钠、羟丙甲纤维素、硬脂酸镁、薄膜包衣剂（羟丙甲纤维素、聚乙二醇、滑石粉、棕氧化铁）	辅助降血糖	中食肽灵（北京）生物科技有限公司
15	天狮牌舒格胶囊	国食健字G20130453	玉竹、黄芪、太子参、三七（经辐照）、吡啶甲酸铬、淀粉、硬脂酸镁	辅助降血糖	天津天狮生物发展有限公司
16	东阿阿胶牌浚洁胶囊	国食健字G20130635	黄芪、黄精、蜂胶粉、三七、吡啶甲酸铬、硬脂酸镁、糊精	辅助降血糖	东阿阿胶股份有限公司
17	胜兰片	国食健字G20130879	桑叶提取物、黄精提取物、三七、葛根、地骨皮提取物、微晶纤维素、羧甲基淀粉钠、二氧化硅、硬脂酸镁、羟丙基甲基纤维素、聚乙二醇6000、滑石粉	辅助降血糖	上海聂氏实业发展有限公司

续表

序号	产品名称	批号	配方	产品功能	申报企业
18	苦瓜葛根三七桑叶黄芪地骨皮片	国食健字 G20140382	苦瓜提取物、葛根提取物、地骨皮提取物、三七提取物、桑叶提取物、黄芪提取物、乳糖淀粉（一水乳糖85%、玉米淀粉15%）、D-甘露糖醇、交联聚维酮、二氧化硅、硬脂酸镁、薄膜包衣粉（羟丙基甲基纤维素、滑石粉、三乙酸甘油酯）	辅助降血糖	汤臣倍健股份有限公司
19	维普康颗粒	国食健字 G20150812	桑叶提取物、苦瓜提取物、西洋参提取物、三七提取物、灵芝提取物、黄芪提取物、富铬酵母、糊精、阿斯巴甜（含苯丙氨酸）	辅助降血糖	北京鼎维芬健康科技有限公司
20	景岚春ᴿ尚清胶囊	国食健字 G20160386	桑叶提取物、苦瓜提取物、西洋参提取物、三七提取物、灵芝提取物、黄芪提取物、富铬酵母、淀粉	辅助降血糖	北京鼎维芬健康科技有限公司

10. 抗氧化

三七总皂苷可提高血清超氧化物歧化酶（SOD）、还原型谷胱甘肽（GSH）、过氧化氢酶（CAT）水平，具有较强的抗自由基抗氧化作用。抗氧化功能产品共两个：金士力牌利佳胶囊（国食健字 G20080481）、寿青牌天仁胶囊（国食健字 G20110125）（表6.14）。

表 6.14　三七的抗氧化产品

序号	产品名称	批号	配方	产品功能	申报企业
1	金士力牌利佳胶囊	国食健字 G20080481	黄芪、丹参、三七、糊精	抗氧化	金士力佳友（天津）有限公司
2	寿青牌天仁胶囊	国食健字 G20110125	红景天提取物、西洋参提取物、淫羊藿提取物、三七粉、益智仁提取物、硬脂酸镁	抗氧化	泰安市和生堂保健用品有限公司

11. 延缓衰老

三七总皂苷能提高机体自身对自由基的清除能力，达到抗氧化延缓衰老的作用。延缓衰老功能产品共9个，因不在新的2003年规定的功能范围内，产品批文取得时间为2004年以前（表6.15）。

表 6.15　三七在延缓衰老方面的产品

序号	产品名称	批号	配方	产品功能	申报企业
1	国林牌威威强身胶囊	卫食健字（1999）第 0512 号	灵芝、三七、蜂房、枸杞、芡实、砂仁、韭菜籽、蛤蚧、茯苓	抗疲劳、延缓衰老	江西益佰年药业股份有限公司
2	生命特力胶囊	卫食健字（2000）第 0424 号	珍珠、珍珠母、海螵蛸、瓦楞子、牡蛎、海燕、三七	延缓衰老	宁夏生命特力科技有限公司
3	东方生工牌得灿胶囊	卫食健字（2001）第 0373 号	蜂王浆冻干粉、三七	延缓衰老	常州市东方生物工程有限公司
4	星牌康宁胶囊	卫食健字（2002）第 0374 号	西洋参粉、三七粉	延缓衰老	厦门市鑫三扬保健品有限公司
5	威马牌西洋参田七胶囊	卫食健字（2002）第 0606 号	三七、西洋参、五味子	延缓衰老	福建明华药业有限公司
6	元邦 R 康乐大宝胶囊（汉威牌康乐大宝胶囊）	卫食健字（2003）第 0293 号	人参、蜂王浆冻干粉、三七、马鹿茸	抗疲劳、延缓衰老	浙江康恩贝集团医疗保健品有限公司
7	昌宁牌长健片	国食健字 G20040307	西洋参、刺五加浸膏粉、三七、黄精、枸杞子浸膏粉、制何首乌浸膏粉	延缓衰老、免疫调节	北京市昌宁伟业生物科技有限公司
8	劲牌三元葆康酒	国食健字 G20041249	西洋参、黄精、何首乌、淫羊藿、枸杞子提取物、三七提取物、黄酒、小曲白酒	缓衰老、抗疲劳	劲牌有限公司

12. 改善营养性贫血

三七具有明显促进造血功能的作用，能够促进骨髓粒细胞系统、血红蛋白及各类细胞升高和增殖。三七生吃，祛瘀生新，消肿定痛，并有止血不留瘀血、行血不伤新的优点；熟服可补益健体。三七能促进各类细胞分裂、生长和增殖，因而具有显著的造血功能。改善营养性贫血功能产品共 3 个，其中双功能产品 1 个：女人缘牌美颜口服液〔卫食健字（2003）第 0391 号〕，功能：改善营养性贫血、美容（祛黄褐斑），是唯一以熟三七粉进行开发的产品（表 6.16）。

表 6.16　三七在改善营养性贫血方面的产品

序号	产品名称	批号	配方	产品功能	申报企业
1	女人缘牌美颜口服液	卫食健字（2003）第 0391 号	当归、黄芪、丹参、三七（熟）、枸杞子	改善营养性贫血、美容（祛黄褐斑）	深圳万基药业有限公司
2	国林牌玫瑰红生血胶囊	卫食健字（1999）第 0511 号	当归、制首乌、白术、熟地、大枣、枸杞、茯苓、阿胶、人参、益智仁、三七皂苷	改善营养性贫血	江西益佰年药业股份有限公司
3	十八宝牌脸色好口服液	国食健字 G20041250	大枣、黄芪、龙眼肉、当归、三七、氯化高铁血红素、维生素 B_1、维生素 B_6、叶酸	改善营养性贫血	广东十八宝医药保健品有限公司

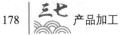

13. 辅助降血脂

三七总皂苷能显著降低总胆固醇（TC）、甘油三酯（TG）、全血及血浆黏度、低密度脂蛋白胆固醇（LDL-C）和极低密度脂蛋白胆固醇（VLDL-C）水平，升高高密度脂蛋白胆固醇（HDL-C）和抗动脉粥样硬化指数（AAI），从而明显减轻动脉粥样硬化的程度。三七总皂苷能有效降低血液黏度，防止血栓形成，主要是能明显降低血小板表面活性，抑制血小板黏性和聚集，降低血黏度，改善微循环。抗血栓的形成，既减轻了肿胀又预防了血栓形成。辅助降血脂类产品共 65 个，是含有三七的品种最多的类别，其中有双功能产品 11 个。其中发龙牌诺特参胶囊〔卫食健进字（2000）第 0058 号〕、联邦银丹牌健怡泡腾片（国食健字 J20040035）为进口保健食品。以单一原料三七开发的产品有两个：维尔安牌田七胶囊、七丹牌三七提取物软胶囊。而昆明精参宁胶丸〔卫食健字（2000）第 0244 号〕为其中首个胶丸类产品（表 6.17）。

表 6.17 三七的辅助降压产品

序号	产品名称	批号	配方	产品功能	申报企业
1	发龙牌诺特参胶囊	卫食健进字（2000）第 0058 号	三七提取物	调节血脂、调节血压	云南盘龙云海药业有限公司
2	中科牌甲尔胶囊	卫食健字（2000）第 0075 号	几丁聚糖、丹参、黄芪、三七、地龙蛋白	调节血脂	南京中科药业有限公司
3	昆明牌精参宁胶丸	卫食健字（2000）第 0244 号	三七提取物、卵磷脂、玉米油	调节血脂、免疫调节	昆明制药股份有限公司
4	金活牌三将清脂胶囊	卫食健字（2000）第 0697 号	西洋参、三七、银杏叶提取物	调节血脂	深圳金活利生药业有限公司
5	云崎牌三七胶囊	卫食健字（2002）第 0224 号	三七	调节血脂	云南南药医药发展有限公司
6	三株牌雪旨灵胶囊	卫食健字（2002）第 0609 号	红曲、三七总皂苷粉、铬酵母	调节血脂	北京诺舟生物工程技术有限公司
7	九天绿牌福寿康胶囊	卫食健字（2002）第 0673 号	银杏叶、西洋参、三七	调节血脂、延缓衰老	广州九天绿实业有限公司
8	特安呐牌唐怡康胶囊	卫食健字（2003）第 0095 号	三七、何首乌提取物、桑叶提取物、吡啶甲酸铬	调节血脂、调节血糖	云南特安呐制药股份有限公司
9	保秀丽牌脂宁胶囊	卫食健字（2003）第 0110 号	丹参、三七、何首乌、绞股蓝皂苷	调节血脂	广州市智高生物科技发展有限公司
10	东祥牌三疏胶囊	卫食健字（2003）第 0247 号	三七、泽泻、川芎、莲子心、肉桂	调节血脂	天津市春祥卫生保健用品工贸中心
11	联邦银丹牌健怡泡腾片	国食健字 J20040035	丹参、赤芍、山楂、银杏叶提取物、三七提取物、碳酸氢钠、无水枸橼酸、乳糖、亮氨酸、果糖、阿斯巴甜（含苯丙氨酸）	调节血脂	联邦制药厂有限公司
12	伯华牌正安胶囊	国食健字 G20040382	制首乌、泽泻、茯苓、三七、山楂、牡蛎、桃仁、葛根、薏苡仁、红曲	调节血脂	威海博力生物工程有限公司

续表

序号	产品名称	批号	配方	产品功能	申报企业
13	维尔安牌田七胶囊	国食健字G20040506	田七	调节血脂	桂林淮安天然保健品开发有限公司
14	益生牌洪齐之康胶囊	国食健字G20040523	三七、红曲粉	调节血脂	北京云大药业有限公司
15	桔王牌子泰胶囊	国食健字G20040571	山楂、决明子、荷叶、制何首乌、三七、菊花	调节血脂	江西桔王药业有限公司
16	福宇鑫牌天奇软胶囊	国食健字G20040663	胡麻籽油、葵花籽油、三七、丹参	调节血脂	武汉龙骏生物科技有限责任公司
17	维尔安牌田七银杏叶胶囊	国食健字G20040817	田七、银杏叶	调节血脂	桂林淮安天然保健品开发有限公司
18	维尔安牌田七片	国食健字G20040961	田七、玉米淀粉	调节血脂	桂林淮安天然保健品开发有限公司
19	苗新牌依旨胶囊	国食健字G20041160	黄芪、决明子、山楂、制何首乌、荷叶、银杏叶、三七、淀粉	调节血脂、免疫调节	吉林九鑫制药股份有限公司
20	济福生牌丹参茶	国食健字G20041341	丹参、三七、绿茶、甘草、玫瑰花	调节血脂、耐缺氧	四川同兴天然植物药业有限公司
21	海音牌生益胶囊	国食健字G20041489	绞股蓝、三七、丹参、决明子、栀子、西洋参	辅助降血脂	湖北海音生物医药有限公司
22	金娜牌三七菊茶	国食健字G20041497	三七、菊花、茶叶、葡萄糖	调节血脂、辅助降血压	文山县金达利三七生物科技有限责任公司
23	金泽亚牌可力胶囊	国食健字G20050519	绞股蓝提取物、何首乌提取物、丹参提取物、三七提取物	辅助降血脂	南京金泽亚生物医药科技开发有限公司
24	青宏牌清青胶囊	国食健字G20050952	三七提取物、制何首乌、山楂	调节血脂	昆明青宏工贸有限责任公司
25	天秀牌天旨源胶囊	国食健字G20060033	三七、山楂、绿茶	辅助降血脂	云南天秀植物科技开发股份有限公司
26	秀身堂牌康丽胶囊	国食健字G20060038	山楂、制首乌、三七粉、绞股蓝皂苷、几丁质	调节血脂	广州秀身生物科技有限公司
27	路露通牌安通胶囊	国食健字G20060785	丹参、决明子、制何首乌、葛根、茯苓、三七、绞股蓝提取物	辅助降血脂	四川路路通生物医药有限责任公司
28	云科本草牌三七山楂胶囊	国食健字G20070296	楂提取物、三七提取物、玉米淀粉	辅助降血脂	云南中科本草科技有限公司
29	神火牌天欣软胶囊	国食健字G20080026	荷叶、茶多酚、三七、红花籽油、可可壳色素、二氧化钛、明胶、甘油、水	辅助降血脂	昆明圣火药业（集团）有限公司
30	丰元牌陆合三七泽泻茶	国食健字G20080078	泽泻、桑叶、荷叶、三七、桔梗、女贞子	辅助降血脂	吉林瑞祥保健食品有限公司
31	润欣康牌国欣胶囊	国食健字G20080221	黄芪、丹参、葛根、山药、枸杞子、银杏叶、三七	辅助降血脂	陕西润欣康生物科技有限公司
32	无限极牌怡瑞胶囊	国食健字G20090153	丹参、山楂、泽泻、紫苏子油微囊、三七粉、银杏叶提取物、氧化淀粉、麦芽糊精、微晶纤维素、二氧化硅	辅助降血脂	无限极（中国）有限公司
33	康恩宝牌康恩宝颗粒	国食健字G20090341	丹参、绞股蓝、决明子、苦瓜、山楂、甘草、三七、西洋参、乳糖、糊精	辅助降血脂	高要市康之宝保健食品有限公司

序号	产品名称	批号	配方	产品功能	申报企业
34	创世康牌三七芎舒颗粒	国食健字G20100096	三七提取物、红花提取物、川芎提取物、山楂提取物、人参提取物、乳糖、木糖醇、柠檬酸、糊精、淀粉、阿斯巴甜（含苯丙氨酸）	辅助降血脂	上海创世医药科技有限公司
35	东方药林牌迈康片	国食健字G20100379	灵芝、西洋参、三七、葛根、山楂、黄精、玉竹、微晶纤维素、二氧化硅、硬脂酸镁、羟丙纤维素、聚乙二醇400、滑石粉、柠檬黄色素、日落黄铝色淀、亮蓝铝色淀、二氧化钛	辅助降血脂	东方药林药业有限公司
36	贝尔玛牌三七银杏含片	国食健字G20100382	三七、山楂提取物、银杏叶提取物、甘露醇、糊精、甜菊糖苷、硬脂酸镁	辅助降血脂	大连贝尔玛海洋生物制品研究所
37	进才牌香菇山楂胶囊	国食健字G20100578	香菇、山楂、苦丁茶、荷叶、三七、微粉硅胶	辅助降血脂	湖北康进药业有限责任公司
38	海维牌欣能胶囊	国食健字G20100593	三七提取物、红花提取物、银杏叶提取物、红景天、葡萄籽提取物、葡萄皮提取物	辅助降血脂	上海海维生物科技有限公司
39	世一堂牌甘葛茶	国食健字G20110061	葛根、甘草、三七、绞股蓝、泽泻、银杏叶、决明子、红茶、聚维酮K30	辅助降血脂、对化学性肝损伤有辅助保护功能	哈药集团世一堂制药厂
40	联邦银丹牌健怡泡腾片	国食健字G20110261	丹参、赤芍、山楂、银杏叶提取物、三七提取物、碳酸氢钠、无水枸橼酸、乳糖、亮氨酸、果糖、阿斯巴甜（含苯丙氨酸）	调节血脂	珠海联邦制药股份有限公司中山分公司
41	芳草雅秀牌红洋胶囊	国食健字G20110657	三七、西洋参、苦丁茶提取物、红曲	辅助降血脂、对化学性肝损伤有辅助保护功能	北京君康医药科技有限公司
42	益泽牌益泽胶囊	国食健字G20120153	红曲、三七、绞股蓝提取物、丹参提取物	辅助降血脂	郑州御寿堂健康产业科技发展有限公司
43	绿禾牌青青胶囊	国食健字G20120190	三七、丹参、银杏叶、决明子、葛根、硬脂酸镁	辅助降血脂	四川绿禾药业有限公司
44	方中方牌欣欣胶囊	国食健字G20120257	红曲（已辐照）、三七、罗布麻叶、银杏叶、葛根、淀粉、硬脂酸镁	辅助降血脂	北京方中方科技有限公司
45	丰元牌陆合茶	国食健字G20130346	绿茶、泽泻、女贞子、桑叶、荷叶、桔梗、三七	辅助降血脂	吉林瑞祥保健食品有限公司
46	七丹牌三七提取物软胶囊	国食健字G20130406	七提取物、大豆油、蜂蜡、明胶、甘油、纯化水、柠檬黄、日落黄、对羟基苯甲酸丙酯、对羟基苯甲酸乙酯	辅助降血脂	云南七丹药业股份有限公司
47	大医牌尚玺胶囊	国食健字G20130448	葡萄提取物、姜黄提取物、罗布麻提取物、绞股蓝提取物、三七提取物、淀粉、硬脂酸镁	辅助降血脂	济南大医科技有限公司

续表

序号	产品名称	批号	配方	产品功能	申报企业
48	中和鸿业牌辅助降血脂软胶囊	国食健字G20130806	纳豆粉、银杏叶提取物、三七提取物、蜂蜡、大豆油、明胶、甘油、纯化水、棕氧化铁、二氧化钛	辅助降血脂	北京中和鸿业医药科技有限公司
49	润馨堂牌清泰片	国食健字G20130865	银杏叶、绞股蓝、丹参、荷叶、葛根、决明子、三七、微晶纤维素、糊精、硬脂酸镁	辅助降血脂	北京中研万通科技有限责任公司
50	三好牌红曲三七丹参胶囊	国食健字G20140011	红曲粉、丹参提取物、三七提取物、淀粉	辅助降血脂	山东德圣医药科技有限公司
51	鑫淼焱胶囊	国食健字G20140408	银杏叶提取物、冻干纳豆粉、丹参提取物、三七提取物、硬脂酸镁	辅助降血脂	江西德圣惠民药业有限公司
52	莱普瑞牌丰源胶囊	国食健字G20140435	纳豆粉、葛根提取物、三七提取物、绿茶提取物	辅助降血脂	龙井草仙生物工程有限公司
53	必源牌海参三七银杏叶胶囊	国食健字G20141005	海参冻干粉、三七提取物、银杏叶提取物、硬脂酸镁	辅助降血脂	大连海晏堂生物有限公司
54	元大牌缘圆胶囊	国食健字G20140007	山楂提取物、葛根提取物、丹参提取物、银杏叶提取物、三七提取物、绞股蓝提取物、硬脂酸镁	辅助降血脂	武汉市元大生物科技有限公司
55	三好牌御青片	国食健字G20140018	红曲、丹参、三七、山楂、决明子、麦芽糊精、羟丙甲纤维素、羧甲淀粉钠、硬脂酸镁、包衣粉（羟丙基甲基纤维素、三乙酸甘油酯、二氧化钛、胭脂红铝色淀、柠檬黄铝色淀、氧化铁红、黄氧化铁、滑石粉）	辅助降血脂	山东德圣医药科技有限公司
56	七之兰牌灵芝三七绞股蓝茶叶茶	国食健字G20141044	灵芝提取物、三七提取物、绞股蓝、茶叶	辅助降血脂	石家庄惠仕医药保健品有限公司
57	辅助降血脂茶	国食健字G20141161	灵芝提取物、银杏叶提取物、三七提取物、绞股蓝、茶叶	辅助降血脂	北京阿兰科贸有限公司
58	万松堂牌万松益平茶	国食健字G20141164	银杏叶提取物、泽泻提取物、杜仲叶、三七、绿茶	辅助降血脂	武汉万松堂生物医药科技有限公司
59	银龄牌海欣胶囊	国食健字G20150005	山楂提取物、银杏叶提取物、三七提取物、决明子提取物、葡萄籽提取物、壳聚糖	辅助降血脂	青岛银色世纪健康产业集团有限公司
60	沐德源牌善清片	国食健字G20150392	红曲、三七、山楂提取物、微晶纤维素、羧甲淀粉钠、硬脂酸镁、包衣粉（羟丙基甲基纤维素、三乙酸甘油酯）	辅助降血脂	北京沐德源生物技术有限公司
61	银杏叶西洋参女贞子桑叶三七茶	国食健字G20150671	三七、银杏叶、西洋参、女贞子、桑叶	辅助降血脂、增强免疫力	武汉健康新天地科技有限公司
62	甘诺宝力牌醒元宁胶囊	国食健字G20150735	丹参、决明子、槐花、三七、玉米淀粉、硬脂酸镁	辅助降血脂	安发（福建）生物科技有限公司
63	乐芯牌乐芯茶	国食健字G20150974	葛根、黄芪、泽泻、桑叶、荷叶、三七、绿茶	辅助降血脂	陕西今正药业有限公司

续表

序号	产品名称	批号	配方	产品功能	申报企业
64	金正胶囊	国食健字 G20160173	红曲、纳豆、三七提取物、银杏叶提取物、川芎提取物、淀粉	辅助降血脂	会心堂（北京）生物科技有限公司
65	御芝林牌臻通集胶囊	国食健字 G20160114	三七粉、黄芪提取物、丹参提取物、银杏叶提取物、葛根提取物、余甘子提取物、玉竹提取物	辅助降血脂、增强免疫力	河北御芝林药业有限公司

14. 祛痤疮、祛黄褐斑、改善皮肤水分

三七皂苷 R_1 可作为一种对抗紫外线辐射的保护剂，可以增加紫外线辐射后成纤维细胞增殖的活性，可减轻紫外线辐射后对成纤维细胞胶原合成的抑制，可下调紫外线诱导的成纤维细胞基质金属蛋白酶分泌。同时三七总皂苷具有一定的抗衰老、抗氧化作用；三七能提高机体自身对自由基的清除能力，就能达到抗氧化延缓衰老的作用。三七总皂苷可提高血清超氧化物歧化酶，还原型谷胱甘肽，过氧化氢酶水平，具有较强的抗自由基抗氧化作用。美容类功能产品共5个，卫食健字号产品2个，国食健字号3个（表6.18）。

表 6.18　三七的美容产品

序号	产品名称	批号	配方	产品功能	申报企业
1	美肤康片	卫食健字（1998）第374号	丹参、三七、枸杞、茯苓、百合、甘草	美容（祛黄褐斑、祛痤疮）	武汉凤翔美容新技术有限公司
2	可靓牌祛斑痘片	卫食健字（2002）第0299号	白术、白芍、栀子、黑豆、白芷、白茯苓、玉竹、陈皮、三七	祛痤疮、祛黄褐斑	北京欧纳尔生物工程技术有限公司美容
3	神火牌妍愉软胶囊	国食健字 G20050862	三七、白芷、丹参、玫瑰花、柠檬黄、明胶、甘油、纯化水、二氧化钛	祛黄褐斑	昆明圣火制药有限责任公司
4	神火牌靓影软胶囊	国食健字 G20050851	当归、三七、阿胶珠、维生素E、花生油、胭脂红、二氧化钛、明胶、甘油、纯化水	改善皮肤水分	昆明圣火制药有限责任公司
5	神火牌亮净软胶囊	国食健字 G20060148	三七、苦丁茶、芦荟、维生素E、花生油、明胶、甘油、纯化水、亮蓝、柠檬黄、二氧化钛	祛痤疮	昆明圣火制药有限责任公司

15. 对辐射危害有辅助保护

对辐射危害有辅助保护功能产品共4个，均为双功能产品。三七＋红景天为该类产品主要配方，在4个产品中使用达3次（表6.19）。

表 6.19　三七的抗辐射产品

序号	产品名称	批号	配方	产品功能	申报企业
1	天三奇牌天福奇胶囊	卫食健字（2002）第 0699 号	三七、山楂叶提取物、红景天	抗辐射、免疫调节	北京天三奇医药技术发展有限公司
2	七丹牌唯力胶囊	国食健字 G20050131	红景天、三七、人参、螺旋藻、维生素 E、维生素 C、微晶纤维素、硬脂酸镁	缓解体力疲劳、对辐射危害有辅助保护功能	云南七丹药业股份有限公司
3	康爱牌康爱胶囊	国食健字 G20060248	蜂胶粉、三七粉	增强免疫力、对辐射危害有辅助保护功能	杭州新三角洲保健食品有限公司
4	医圈牌芪贞胶囊	国食健字 G20070199	红景天、黄芪、女贞子、枸杞子、三七、硬脂酸镁	增强免疫力、对辐射危害有辅助保护功能	云南黄家医圈制药有限公司

16. 增强免疫力

三七具有免疫调节的功能。三七中的人参三醇型皂苷能够促进血清中白蛋白、γ-球蛋白的合成，增强脾脏中蛋白质的合成效率，提高抗原刺激抗体生成的效率，提高机体 cAMP 浓度刺激 T、B 淋巴细胞的功能成熟，提高 NK 活性，从而提高机体免疫力。三七多糖能促进小鼠的脾淋巴细胞增殖转化作用，促进小鼠的迟发性变态反应，提高小鼠的抗体生成细胞能力，增强小鼠的 NK 细胞活性作用，增加巨噬细胞吞噬能力和血清中溶菌酶含量，促进巨噬细胞抗原结合细胞和抗体分泌细胞、特异性玫瑰形成细胞和溶血空泡形成细胞，使低白细胞症患者的白细胞恢复正常水平而对正常的白细胞无影响，具有调节人体免疫功能的作用。增强免疫力也称免疫调节，为保健食品中的大品种，在三七产品中共有 59 个产品，其中双功能产品 14 个，含进口保健食品 1 个：鹰牌参乐通茶〔卫食健进字（2001）第 0033 号〕。以三七为单一原料的产品共 6 个。产品中三七 + 西洋参、三七 + 人参为常用配伍形式（表 6.20）。

表 6.20　三七在增强免疫方面的产品

序号	产品名称	批号	配方	产品功能	申报企业
1	鹰牌参乐通茶	卫食健进字（2001）第 0033 号	三七、西洋参、葡萄糖	免疫调节	天诚实业有限公司
2	胸山牌丹参酒	卫食健字（2002）第 0320 号	丹参、黄芪、山楂、枸杞、茯苓、杜仲、三七、白砂糖、粮食酒	免疫调节	山东秦池酒厂
3	红墙牌保元软胶囊	卫食健字（2003）第 0254 号	蝙蝠蛾拟青霉、西洋参、黄芪、三七、食用植物油	延缓衰老、免疫调节	中国人民解放军总医院科技开发中心、北京红墙生物工程有限公司

序号	产品名称	批号	配方	产品功能	申报企业
4	康宝牌心意阳光口服液	国食健字 G20040118	蝙蝠蛾拟青霉菌丝体粉、三七	免疫调节	昆明康宝源保健品有限公司
5	七七七牌三七粉胶囊	国食健字 G20040232	三七粉、甘油、明胶	免疫调节	文山赛参生物科技有限公司
6	海音牌生生胶囊	国食健字 G20040476	鱼腥草、西洋参、天麻、黄芪、茯苓、三七	免疫调节	湖北海音生物医药有限公司
7	苗新牌护生胶囊	国食健字 G20040930	人参、枸杞浸膏粉、三七浸膏粉、乌梢蛇浸膏粉、茯苓浸膏粉、黄精浸膏粉、鱼腥草浸膏粉、淫羊藿浸膏粉、金银花浸膏粉、灵芝孢子粉	免疫调节、调节血脂	吉林九鑫制药股份有限公司
8	君尔派牌云源胶囊	国食健字 G20041260	三七、枸杞子提取物、当归、川芎、淫羊藿	增强免疫力、缓解体力疲劳	昆明市绿海云丹贸易有限公司
9	茗绿牌三七胶囊	国食健字 G20050232	三七细粉	增强免疫力	山东金藏煌药业集团股份有限公司
10	淮安牌三七片	国食健字 G20050489	三七、玉米淀粉、硬脂酸镁	增强免疫力	桂林淮安天然保健品开发有限公司
11	天原秀牌天力原胶囊	国食健字 G20050493	三七、黄芪、枸杞子	增强免疫力、缓解体力疲劳	云南天秀植物科技开发有限公司
12	奕采软胶囊	国食健字 G20050603	三七提取物、灵芝提取物、维生素E、粟米油	免疫调节、延缓衰老	云南新云三七产业有限公司
13	新云牌三七胶囊	国食健字 G20050604	三七	免疫调节	云南新云三七产业有限公司
14	东尊牌福缘酒	国食健字 G20050621	西洋参、山药、枸杞子、茯苓、三七、肉桂、蜂蜜、食用酒精	增强免疫力	山东雄伟生物科技有限公司
15	一方牌一方亚康宁胶囊	国食健字 G20050769	西洋参、蝙蝠蛾拟青霉菌粉、三七	增强免疫力和缓解体力疲劳	广东一方制药有限公司
16	广慈牌益尔康胶囊	国食健字 G20050875	三七、西洋参、金钗石斛、灵芝	增强免疫力	南宁广慈生物技术有限公司
17	振东五和牌和健胶囊	国食健字 G20060009	灵芝、三七、枸杞子、人参、糊精	增强免疫力	山西振东制药股份有限公司
18	同龄牌益生颗粒	国食健字 G20060073	桑葚、熟地黄、当归、灵芝孢子粉、三七、糊精	增强免疫力	北京绿源求证科技发展有限责任公司
19	安泰牌安泰胶囊	国食健字 G20060561	灵芝孢子粉、灵芝、西洋参、黄芪、三七	增强免疫力	北京亿方安泰医药科技有限公司
20	欣姿伴侣牌日健颗粒	国食健字 G20060612	大豆蛋白粉、三七、绞股蓝、枸杞子、白砂糖、柠檬酸	增强免疫力	九三集团哈尔滨惠康食品有限公司

续表

序号	产品名称	批号	配方	产品功能	申报企业
21	净宝牌精采胶囊	国食健字 G20060808	黄芪、人参、当归、三七、沙棘、桑葚、金银花、淀粉	增强免疫力	北京圣天方医药科技研究院
22	新云^R立采含片	国食健字 G20070093	三七提取物、黄芪提取物、葛根提取物、木糖醇、糊精、滑石粉、硬脂酸镁、羟丙甲纤维素、聚乙二醇400、黄氧化铁、钛白粉	增强免疫力、缓解体力疲劳	云南新云三七产业有限公司
23	云百草牌云草胶囊	国食健字 G20080174	蝙蝠蛾拟青霉菌粉、灵芝、红景天提取物、香菇、百合、三七	增强免疫力	云南云百草生物技术有限公司
24	都邦牌玉竹茶色素胶囊	国食健字 G20080323	三七、西洋参、玉竹、山茱萸、麦冬、茶色素、淀粉、硬脂酸镁	增强免疫力	北京天康伟业科技有限公司
25	维尔安牌三七片	国食健字 G20080546	三七、硬脂酸镁	增强免疫力	桂林淮安天然保健品开发有限公司
26	云山牌三七胶囊	国食健字 G20090144	三七粉、三七提取物、淀粉、硬脂酸镁	增强免疫力	遵义康神王生物科技有限公司
27	天秀牌天原秀胶囊	国食健字 G20090235	三七提取物、蝙蝠蛾拟青霉菌丝体、茯苓提取物、淀粉	增强免疫力	云南天秀植物科技开发有限公司
28	好辰光牌西洋参三七胶囊	国食健字 G20090514	西洋参提取物、三七提取物、蝙蝠蛾拟青霉菌粉、淀粉、硬脂酸镁	增强免疫力	无锡市天赐康生物科技有限公司
29	利君牌西洋参三七胶囊	国食健字 G20100378	西洋参、三七、淀粉、微粉硅胶	增强免疫力、缓解体力疲劳	西安利君制药有限责任公司
30	傑鐘牌动维胶囊	国食健字 G20100416	蝙蝠蛾拟青霉、红景天、红花、三七、淀粉、硬脂酸镁	增强免疫力	哈药集团黑龙江同泰药业有限公司
31	威华牌银杏三七胶囊	国食健字 G20110367	银杏叶提取物、红景天提取物、丹参提取物、三七提取物、淀粉、硬脂酸镁	增强免疫力	无锡市天赐康生物科技有限公司
32	春芝堂牌三七葡萄籽胶囊	国食健字 G20110700	三七提取物、葡萄籽提取物、姜黄提取物、微晶纤维素、硬脂酸镁、二氧化硅	增强免疫力	上海春芝堂生物制品有限公司
33	蜀仁堂牌灵三七参茸酒	国食健字 G20110717	马鹿茸、三七、西洋参、灵芝、黄精、枸杞子、沙棘、桑葚、白酒、水	增强免疫力、缓解体力疲劳	四川蜀仁堂生物医药科技有限公司
34	源本菁华牌五味熟地黄颗粒	国食健字 G20110742	熟地黄提取物、白芍提取物、女贞子提取物、三七提取物、海洋鱼皮胶原低聚肽粉、糊精、甘露醇、淀粉	增强免疫力	北京九都圣方科技开发有限公司
35	金六谷牌三七西洋参软胶囊	国食健字 G20120133	三七提取物、银杏叶提取物、西洋参提取物、天麻提取物、大豆油、蜂蜡、明胶、甘油、棕氧化铁、纯化水	增强免疫力	湖南金六谷药业有限公司
36	澳福来牌灵芝三七茶	国食健字 G20120180	绿茶、灵芝提取物、三七提取物、绞股蓝	增强免疫力、辅助降血脂	南阳市澳福来实业有限责任公司

续表

序号	产品名称	批号	配方	产品功能	申报企业
37	百里牌百里清风胶囊	国食健字G20120488	针叶樱桃果粉、三七提取物、川牛膝提取物、淀粉、硬脂酸镁	增强免疫力	合肥百里生物科技有限公司
38	丰元牌至和茶	国食健字G20120658	三七、银杏叶、灵芝、人参、山药、茯苓、红茶、蔗糖、糊精	增强免疫力	吉林瑞祥保健食品有限公司
39	金诃牌清瑞胶囊	国食健字G20130288	蝙蝠蛾拟青霉菌粉、三七、枸杞子提取物、红景天提取物、绞股蓝提取物	增强免疫力	金诃藏药股份有限公司
40	雅祥牌金纳康软胶囊	国食健字G20130417	纳豆冻干粉、三七提取物、银杏叶提取物、大豆色拉油、蜂蜡、明胶、甘油、纯化水、棕氧化铁	增强免疫力、辅助降血脂	阳光益生（北京）医药科技有限公司
41	总统牌伍味方胶囊	国食健字G20140081	冬虫夏草、铁皮石斛、西洋参提取物、丹参提取物、三七提取物、乳糖、硬脂酸镁	增强免疫力	北京同仁堂健康药业股份有限公司
42	元草胶囊	国食健字G20140578	蝙蝠蛾拟青霉菌粉、西洋参、三七、硬脂酸镁	增强免疫力	南昌市缘草养生科技有限公司
43	祥康牌逸源胶囊	国食健字G20140688	西洋参、三七、银杏叶、葛根、淀粉	增强免疫力、抗氧化	天津市祥康保健用品科贸有限责任公司
44	佳色乐牌多味赛乐康胶囊	国食健字G20140826	蝙蝠蛾拟青霉菌粉、人参、枸杞子、女贞子、当归、决明子、三七、微晶纤维素	增强免疫力、缓解体力疲劳	重庆赛诺生物药业股份有限公司
45	增强免疫力口服液	国食健字G20140881	灵芝、人参、黄芪、枸杞子、大枣、三七、木糖醇、甜菊糖苷、5'-呈味核苷酸二钠、纯化水	增强免疫力	江西金润生物制品有限公司 江西利人生物科技有限公司
46	本草养正堂牌保元胶囊	国食健字G20141112	黄芪、灵芝、黄精、枸杞子、西洋参、三七、蝙蝠蛾被毛孢菌丝体、硬脂酸镁	增强免疫力	杭州本草养正堂生物科技有限公司
47	博方牌三七人参颗粒	国食健字G20141153	三七、人参	增强免疫力	天津中一制药有限公司
48	总统牌冬虫夏草灵芝提取物西洋参提取物三七提取物口服液	国食健字G20141238	冬虫夏草、灵芝提取物、西洋参提取物、三七提取物、蜂蜜、罗汉果甜苷、纯化水	增强免疫力	北京同仁堂健康药业股份有限公司
49	七花牌维立软胶囊	国食健字G20141311	三七提取物、黄芪提取物、灵芝提取物、维生素E（醋酸生育酚）、玉米油、明胶、甘油、纯化水	增强免疫力、缓解体力疲劳	云南白药集团文山七花有限责任公司
50	滇康通宇[R]三七人参胶囊	国食健字G20150011	人参提取物、三七提取物、微晶纤维素、二氧化硅	增强免疫力	昆明恒美医药有限公司

续表

序号	产品名称	批号	配方	产品功能	申报企业
51	普正牌灵芝西洋参三七蝙蝠蛾拟青霉菌粉胶囊	国食健字G20150308	蝙蝠蛾拟青霉菌粉、灵芝、西洋参、三七、淀粉、硬脂酸镁	增强免疫力	江西井冈山天朴药物研究院有限公司
52	蜀仁堂牌舒元胶囊	国食健字G20150352	黄芪、葛根、西洋参、三七、灵芝、山楂、二氧化硅	增强免疫力	四川蜀仁堂生物医药科技有限公司
53	大惠牌姜黄三七胶囊	国食健字G20150405	姜黄提取物、三七提取物、淀粉、硬脂酸镁	增强免疫力	秦皇岛大惠生物技术有限公司
54	本草养正堂牌养和片	国食健字G20150607	西洋参粉、灵芝提取物、黄芪提取物、枸杞子提取物、黄精提取物、三七提取物、淀粉、硬脂酸镁	增强免疫力、缓解体力疲劳	杭州本草养正堂生物科技有限公司
55	碧及康牌碧及康胶囊	国食健字G20150729	三七、茯苓提取物、山药提取物、玉竹提取物、淀粉	增强免疫力	北京转通技术开发有限责任公司
56	兰葛牌清风茶	国食健字G20150765	绞股蓝、葛根、黄芪、茯苓、三七、蛹虫草、绿茶	增强免疫力	武汉玉竹科技有限公司
57	恒贞泰胶囊	国食健字G20160050	灵芝提取物、西洋参、三七、丹参、枸杞子、黄精、玉竹、糊精	增强免疫力	南京神曲医药科技服务有限公司
58	总统牌三七胶囊	国食健字G20160224	三七、硬脂酸镁	增强免疫力	北京同仁堂健康药业股份有限公司
59	仁青常元胶囊	国食健字G20160302	西洋参提取物、三七粉、破壁灵芝孢子粉、蝙蝠蛾拟青霉菌丝体	增强免疫力	贵州苗氏药业有限公司

17. 抗突变

抗突变产品 2 个，功能不在新的 2003 年规定的功能范围内，产品批文取得时间为 2004 年以前，分别为：萌动激活牌航艾胶囊，国食健字 G20040531，功能：抗突变；中艾牌金丝地甲胶囊，卫食健字（2002）第 0124 号，功能：免疫调节、抗突变（表 6.21）。

表 6.21　三七在抗突变方面的产品

序号	产品名称	批号	配方	产品功能	申报企业
1	中艾牌金丝地甲胶囊	卫食健字（2002）第 0124 号	金丝吊葫芦、鳖甲、灵芝、三七、地龙	免疫调节、抗突变	浙江艾克野生植物有限公司
2	萌动激活牌航艾胶囊	国食健字G20040531	大蒜、茯苓、三七、人参、马鹿茸、干姜	抗突变	吉林省通化博祥药业股份有限公司

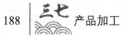
18. 增加骨密度

三七总皂苷可使去卵巢所致的实验性骨质疏松大鼠骨密度增加，骨生物力学提高，有明显的治疗骨质疏松作用，且与其他药材配伍后有一定的协同增效作用。增加骨密度功能产品共15个，双功能产品5个。其中2个为2010年前取得批文，余下均为2011~2016年取得。淫羊藿、骨碎补、三七为此类产品常用植物原料，碳酸钙、胶原蛋白为常用添加原料（表6.22）。

表6.22　三七在增加骨密度方面的产品

序号	产品名称	批号	配方	产品功能	申报企业
1	幽谷兰^R倍立胶囊	国食健字G20040386	苍术、杜仲、黄精、补骨脂、莱菔子、三七、牡蛎、益智仁、大豆异黄酮、肉桂、马齿苋	增加骨密度	贵州苗一堂药业有限责任公司
2	维康牌乐缘片	国食健字G20050500	碳酸钙、果醋蛋粉、淫羊藿、骨碎补、黄精、当归、三七、酪蛋白磷酸肽、硬脂酸镁	增加骨密度	浙江杭州鑫富药业股份有限公司
3	鼎炉牌胶原立胶囊	国食健字G20110492	碳酸钙、三七提取物、胶原蛋白、羟丙纤维素、硬脂酸镁	增加骨密度	厦门中药厂有限公司
4	春芝堂牌蓝加黄胶囊	国食健字G20110665	氨基葡萄糖盐酸盐、硫酸软骨素、大豆提取物、三七提取物、维生素C、骨碎补提取物、硬脂酸镁、二氧化硅	增加骨密度	上海春芝堂生物制品有限公司
5	齐通康牌怡和粉	国食健字G20130684	珍珠粉、牦牛骨粉、胶原蛋白、三七提取物、淫羊藿提取物、麦芽糊精、乳糖、甜菊糖苷	增加骨密度、增强免疫力	上海乐奔拓健康科技有限公司
6	齐通康牌怡和咀嚼片	国食健字G20130822	珍珠粉、牦牛骨粉、胶原蛋白、三七提取物、淫羊藿提取物、乳糖、D-甘露糖醇、甜橙香精（橘子油、甜橙油、辛烯基琥珀酸淀粉钠、麦芽糊精）、硬脂酸镁	增加骨密度、增强免疫力	上海乐奔拓健康科技有限公司
7	齐通康牌怡和片	国食健字G20140002	珍珠粉、牦牛骨粉、胶原蛋白、三七提取物、淫羊藿提取物、微晶纤维素、羧甲淀粉钠、硬脂酸镁、薄膜包衣剂（羟丙基甲基纤维素、聚乙二醇）	增加骨密度、增强免疫力	上海乐奔拓健康科技有限公司
8	鹿成牌增加骨密度泡腾片	国食健字G20140178	葡萄糖酸钙、鹿角胶、骨碎补提取物、三七提取物、柠檬酸、碳酸氢钠、D-甘露糖醇、聚维酮K30、甜橙香精（橘子油、甜橙油、辛烯基琥珀酸淀粉钠、麦芽糊精）	增加骨密度	大连鹿成生物工程有限公司
9	鹿成牌增加骨密度咀嚼片	国食健字G20140416	葡萄糖酸钙、鹿角胶、骨碎补提取物、三七提取物、木糖醇、乳糖、聚维酮K30、甜橙香精（橘子油、甜橙油、辛烯基琥珀酸淀粉钠、麦芽糊精）、柠檬酸、硬脂酸镁	增加骨密度	大连鹿成生物工程有限公司
10	索正牌泰合胶囊	国食健字G20140876	生物碳酸钙、氨基葡萄糖硫酸盐、硫酸软骨素、淫羊藿提取物、三七提取物、酪蛋白磷酸肽、硬脂酸镁	增加骨密度	北京世科同创生物科技有限公司
11	沐德源牌坚缓胶囊	国食健字G20150167	碳酸钙、胶原蛋白、骨碎补提取物、三七提取物、硬脂酸镁	增加骨密度	北京沐德源生物技术有限公司

续表

序号	产品名称	批号	配方	产品功能	申报企业
12	景珍堂^R速通片	国食健字G20150214	碳酸钙、杜仲叶提取物、补骨脂提取物、淫羊藿提取物、三七提取物、淀粉、硬脂酸镁、糖衣层（蔗糖、明胶、滑石粉、虫白蜡）	增加骨密度	邯郸市柏林药业有限公司
13	昇生源牌辅源片	国食健字G20150756	生物碳酸钙、D-氨基葡萄糖硫酸钾盐、硫酸软骨素、三七提取物、维生素 D_3（胆钙化醇）、乳糖、聚维酮 K30、羧甲基淀粉钠、硬脂酸镁、包衣粉（羟丙基甲基纤维素、三乙酸甘油酯、二氧化钛、滑石粉）	增加骨密度	天津铸源健康科技集团有限公司
14	齐通康牌怡和胶囊	国食健字G2016040	珍珠粉、牦牛骨粉、胶原蛋白、三七提取物、淫羊藿提取物、硬脂酸镁	增强免疫力	北京佰益堂保健食品有限公司
15	金木牌鑫泰胶囊	国食健字G20160316	西洋参提取物、三七提取物、马鹿骨粉、黄芪提取物、D-氨基葡萄糖盐酸盐、碳酸钙、硬脂酸镁	增加骨密度、增强免疫力	河北金木药业集团有限公司

19. 缓解体力疲劳

　　三七皂苷有活血、补血、溶血和抗溶血，并能改善血气循环等作用，三七皂苷能使机体内血尿素氮减少，能使体内肝糖原贮备增加，从而使耐力提高，同时三七皂苷能帮助机体清除乳酸，因此三七皂苷具有缓解机体疲劳的功能。缓解体力疲劳功能产品共 20 个，其中双功能产品 4 个。三七＋西洋参、三七＋人参为此类产品常用配伍形式（表 6.23）。

表 6.23　三七在缓解疲劳方面的产品

序号	产品名称	批号	配方	产品功能	申报企业
1	柔依牌复力片	卫食健字（2000）第0261 号	人参、三七、微晶纤维素、2%羟丙基纤维素溶液、硬脂酸镁	抗疲劳	和黄健宝保健品有限公司
2	王和牌益保康袋泡茶	卫食健字（2000）第0344 号	人参、三七、酸枣仁、砂仁、续断	抗疲劳	北京阳健医疗器材开发公司
3	峰戈牌莱特口服液	卫食健字（2002）第0421 号	淫羊藿、生晒参、北五味子、肉苁蓉、三七、炙甘草	抗疲劳	浙江峰戈生物科技有限公司
4	南微康牌三七维康胶囊	国食健字G20040597	三七、黄芪	缓解体力疲劳	云南红云生物工程技术有限公司
5	斯必利牌西洋参三七口服液	国食健字G20041239	西洋参、三七、蜂蜜、葡萄糖、水	缓解体力疲劳	厦门市斯必利保健食品有限公司
6	斯必利牌西洋参三七胶囊	国食健字G20041326	西洋参、三七	缓解体力疲劳	厦门市斯必利保健食品有限公司
7	爱生安法牌爱生安法胶囊	国食健字G20050095	淫羊藿、薏苡仁、茯苓、三七、糊精	缓解体力疲劳	爱生药业（沈阳）有限公司

续表

序号	产品名称	批号	配方	产品功能	申报企业
8	鼎力健牌健益胶囊	国食健字G20050565	拟黑多刺蚁、人参提取物、三七、黄精提取物、葛根提取物	缓解体力疲劳	杭州天马经济动植物开发有限公司
9	翠怡牌汇元胶囊	国食健字G20050628	三七、人参、淫羊藿提取物、淀粉	缓解体力疲劳	云南云端生物资源开发有限公司
10	完美牌健扬胶囊	国食健字G20090491	黄精提取物、巴戟天提取物、枸杞子提取物、灵芝提取物、制何首乌提取物、三七提取物、硬脂酸镁、二氧化硅	缓解体力疲劳	完美（中国）有限公司
11	滇秀牌三七人参黄芪酒	国食健字G20090614	三七、人参、炙黄芪、蜂蜜、白酒	缓解体力疲劳	昆明雄蜂酒业有限公司
12	千草堂牌芪参葛牛磺酸颗粒	国食健字G20100207	人参、三七、黄芪、葛根、牛磺酸、维生素 B_1、维生素 B_2、维生素 B_6、烟酰胺、安赛蜜、木糖醇	缓解体力疲劳、提高缺氧耐受力	云南白药集团股份有限公司
13	旺谷牌红螺七片	国食健字G20100313	红景天、螺旋藻、三七、蝙蝠蛾拟青霉菌粉	缓解体力疲劳、提高缺氧耐受力	云南怒江州东方大峡谷生物城有限责任公司
14	御春堂牌西洋参三七氨基酸胶囊	国食健字G20100536	西洋参、三七、复合氨基酸粉	缓解体力疲劳	南昌市草珊瑚科技产业有限公司
15	八旗牌金瑞胶囊	国食健字G20140293	三七提取物、灵芝提取物、银杏叶提取物、丹参提取物、微晶纤维素、硬脂酸镁	缓解体力疲劳、提高缺氧耐受力	会心堂（北京）生物科技有限公司
16	三七丹参胶囊	国食健字G20140589	三七提取物、丹参提取物、淀粉、聚维酮K30、硬脂酸镁	缓解体力疲劳、提高缺氧耐受力	汤臣倍健股份有限公司
17	众颐口服液	国食健字G20140664	红景天、人参、三七、丹参、三氯蔗糖、纯化水	缓解体力疲劳、提高缺氧耐受力	北京金碧国全中医药研究所
18	片仔癀[R]西洋参三七丹参颗粒	国食健字G20150969	西洋参粉、三七粉、丹参、可溶性淀粉	缓解体力疲劳	漳州片仔癀药业股份有限公司
19	朗悦片	国食健字G20160188	麦冬、西洋参、三七、淀粉、交联聚维酮、硬脂酸镁、薄膜包衣粉（羟丙基甲基纤维素、二氧化钛，红氧化铁，滑石粉，聚乙二醇6000）	缓解体力疲劳	北京山青医药技术有限公司
20	三七红景天枸杞子酒	国食健字G20160296	三七、红景天、枸杞子、白酒、纯化水	缓解体力疲劳	云南七都酒业有限公司

20. 对胃黏膜损伤有辅助保护

三七能使模型大鼠胃液分泌功能较正常大鼠明显增多，胃黏膜血流量升高，丙二醛含量降低，但氨基己糖含量增加不显著。因此三七能改善胃癌前病变大鼠的胃液分泌功能，增加胃黏膜血流量，对抗氧自由基损伤可能是其作用途径之一。对胃黏膜损伤有辅助保护功能产品共8个，双功能产品1个（表6.24）。

表 6.24　三七在保护胃黏膜方面的产品

序号	产品名称	批号	配方	产品功能	申报企业
1	中山健牌胃泰（口服液＋胶囊）	卫食健字（1998）第480号	西洋参、三七、枸杞子、山楂等	保护胃黏膜	武汉中山实业（集团）有限公司
2	焦长安牌元瑞胶囊	国食健字 G20070218	麦芽、蒲公英、白术、百合、山药、茯苓、枳实、白及、三七、砂仁、鸡内金、甘草、干姜、硬脂酸镁	对胃黏膜有辅助保护功能	昆区焦长安中医诊所
3	一片天 R 春砂佛手胶囊	国食健字 G20080116	太子参、茯苓、牡蛎、白术、砂仁、佛手、三七	对胃黏膜有辅助保护功能	广东一片天医药集团制药有限公司
4	维卫康牌鼎久口服液	国食健字 G20110118	白及、三七、葛根、白芍、枳实、甘草、苯甲酸钠、柠檬酸、木糖醇、安赛蜜、甜蜜素、摩卡咖啡香精、麦乳精香精、水	对胃黏膜有辅助保护功能、对化学性肝损伤有辅助保护功能	北京维卫康科技有限公司
5	老来寿牌卫葆胶囊	国食健字 G20120521	猴头菇提取物、三七、白及提取物、蒲公英提取物、硬脂酸镁	对胃黏膜有辅助保护功能	济南老来寿生物集团股份有限公司
6	方中方牌宜中胶囊	国食健字 G20120643	蒲公英、佛手、三七、砂仁、猴头菌提取物、蜂胶提取物、淀粉、硬脂酸镁	对胃黏膜有辅助保护功能	北京方中方科技有限公司
7	倍乐舒软胶囊	国食健字 G20130379	砂仁粉、三七提取物、广藿香油、紫苏叶油、大豆油、蜂蜡、大豆磷脂、明胶、纯化水、甘油、棕氧化铁、二氧化钛	对胃黏膜有辅助保护功能	广州善元堂健康科技股份有限公司
8	七丹牌维乐胶囊	国食健字 G20150618	三七提取物、黄芪提取物、白及提取物、山楂提取物、淀粉	对胃黏膜有辅助保护功能	云南七丹药业股份有限公司

21. 辅助改善记忆

三七能调节脑内神经递质水平，三七总皂苷对谷氨酸（Glu）介导的兴奋神经毒性有一定的拮抗作用，能抑制突触体 Ca^{2+} 依赖性 Glu 的释放。其中，人参皂苷 Rg_1 可以促进谷氨酸释放，进而促进神经元之间的信号传递。人参皂苷 Rg_1 和 Rb_1 能增加皮质神经末梢谷氨酸的胞吐作用。三七总皂苷能够提高痴呆模型大鼠大脑皮质内去甲肾上腺素、多巴胺（DA）和 5-羟色胺（5-HT）含量。Rg_1 对大鼠的记忆损伤具有保护作用，可以改善痴呆鼠的认知缺陷。辅助改善记忆功能产品批文共 4 个，其中极粹牌人参三七胶囊（国食健字 G20130240）、极粹牌人参三七片（国食健字 G20130843）两产品为同一家公司同配方，申报两个不同剂型产品（表 6.25）。

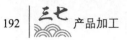
表 6.25 三七在辅助改善记忆方面的产品

序号	产品名称	批号	配方	产品功能	申报企业
1	美来尔牌美来尔颗粒	国食健字 G20120602	绞股蓝、三七、人参、淫羊藿、桑葚、益智仁、糊精、甜蜜素、糖精钠、无水葡萄糖	辅助改善记忆	广西中医学院
2	银杏三七山楂茶多酚胶囊	国食健字 G20130149	三七提取物、银杏叶提取物、山楂提取物、茶多酚	辅助降血脂、辅助改善记忆	营养屋（成都）生物医药有限公司
3	极粹牌人参三七胶囊	国食健字 G20130240	三七提取物、人参提取物、淀粉、硬脂酸镁	缓解体力疲劳、辅助改善记忆	云南极粹生物科技有限公司
4	极粹牌人参三七片	国食健字 G20130843	三七提取物、人参提取物、微晶纤维素、羧甲淀粉钠、硬脂酸镁、包衣粉（羟丙基甲基纤维素、聚乙二醇、黄氧化铁、二氧化钛、滑石粉）	缓解体力疲劳、辅助改善记忆	云南极粹生物科技有限公司

22. 改善生长发育

原功能名称为促进生长发育，产品一个，为国家卫计委管理时批准（表 6.26）。

表 6.26 三七在促进生长发育方面的产品

序号	产品名称	批号	配方	产品功能	申报企业
1	国凰牌成长乐胶囊	卫食健字（2002）第0348号	黄芪、山楂、益智仁、茯苓、枸杞子、大枣、三七、乳酸钙、葡萄糖酸锌	促进生长发育	海南凤凰国际药业有限公司

第7章

以三七为原料的日化用品

7.1 中药美容化妆品

中药药效确切，如人参的益补气血，当归的养血活血行气，黄芪的补气生血与人参相合气血旺盛，珍珠粉的嫩肤白面、增颜消斑，茯苓的润泽皮肤等，早已被国内及周边国家人民所熟知和接受。与此同时，胡萝卜、当归、人参、灵芝、花粉、珍珠粉、鹿茸、胎盘、牛乳等提取物则因其内含丰富的氨基酸、维生素及天然保湿因子而受到国际权威美容专家的好评与消费者的公认。

我国古代本草中包含了许多美容药物，据统计，《本草纲目》记载的具有美容作用的药物共有 500 多味，主要用于面、鼻、牙齿、须发、疠疡癣风、疣痣等方面。我国民间也沿用了一些简便的化妆方法，如用凤仙花染指甲、青黛描眉及用动物泊脂护肤等（表 7.1）。

表 7.1　中药美容化妆品

中草药	活性	功能
人参	增加皮肤的营养供应；防止动脉硬化；调节皮肤水分平衡	延缓皮肤衰老；防止皮肤干燥脱水；增加皮肤的弹性；增加头发的营养减少脱发、断发
珍珠	滋养皮肤、延缓皱纹产生	
当归	营养皮肤、防止皮肤粗糙	用于粉刺、黄褐斑、雀斑治疗和乌发、防止脱发
薏苡	抗癌、降糖、镇痛、解热、增强免疫	去色斑、除扁平疣、柔嫩肌肤
灵芝	消除体内自申基；保护细胞及延缓细胞衰老；安神作用	延缓衰老；面色萎黄、精神疲乏、容颜憔悴有明显的疗效

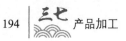
续表

中草药	活性	功能
何首乌	有扩张血管和缓解痉挛的作用，能使皮肤细胞、脑细胞和头发获得足够的血量	乌发、护发、养发、生发等作用同时还有降血脂、抗衰老、美容驻颜等功能
蜂制品	增强机体新陈代谢，增强细胞活力，增强免疫系统的抵抗力，促进伤口的愈合	美容养颜，延缓衰老，祛疤痕
冬虫夏草	促进表皮生长；具有很好的吸水性；调节体表微生态平衡，抑制有害菌生成；能有效清除皮肤中的自由基，降低黑色素沉积	抑制黄褐斑及雀斑的形成；快速修复受损皮肤；维持皮肤弹性，延缓衰老；抑制皮肤炎症，老化，防止日晒红斑；淡化各种色斑

除此之外，常用美容的中草药还有补气驻颜的黄芪（具有抗老、美容、健身的功效）、号称"赛人参"的刺五加（延缓、减轻皮肤老化，减少色素沉着）、养血容颜的地黄（久服轻身不老不饥）、润肤悦颜的麦冬等，以及黄精、桃仁、杏仁、柏子仁、川芎、芦荟、菊花、冬瓜仁、白芷、防风、辛夷、五味子、苍耳、桃花、细辛等。

以往的化妆品多为化学制品，内含铅、汞、砷等有毒物质，易对人体肌肤造成危害，因此，开发以天然药物为原料的化妆品，达到既美容又防病的目的，成为生产者和消费者的共同愿望。近年来，以发达国家为主体，形成了热衷于使用天然中草药或天然原料为主要化妆品添加剂的世界性潮流，天然化妆品随着市场的发展逐步占据主导地位，以目前的统计来看，天然化妆品占30%~40%，见表7.2。

表 7.2 各类化妆品品牌中所添加中药提取物

化妆品品牌	添加的天然提取物	主要作用
LA MER 海蓝之谜凝霜	酸橙茶精华	抗氧化、帮助肌肤抵御外界侵害
LA MER 海蓝之谜醒肤水	海藻精华	保湿、抗炎、平衡油脂分泌
嘉贝诗晶莹水润保湿霜	石榴提取物蔓越莓提取物	补水保湿，改善皮下微循环，减少皮肤返红现象；促进皮肤细胞更新，保护皮肤免受外界侵害
Deelear 美白莹亮日霜	虎耳草、葡萄汁和并头草根的精华	能阻止黑色素的产生，淡化黑斑和瑕疵，预防新的黑斑形成，同时具有保湿、柔软肌肤和促进胶原蛋白合成的作用，可减少皱纹和细纹
Elisabeth Arden 丝亮白防护隔离霜	桑葚萃取物	能舒缓并强化肌肤防御力，减少与预防新的黑斑
莪姿沮泉矿物保湿精华凝露	活性透明质酸精华	保湿、延缓和防止皮肤老化
兰芝水/凝肌精华露	大豆、蓝莓、蜂蜜等萃取物	软化角质层，提高肌肤水分贮存能力，恢复皮肤弹性和柔润性
兰蔻沮热式海藻精华面膜	海藻提取物	保湿、刺激胶原蛋白合成
雅诗兰黛 Minimizing skin refinisber	栗子提取物、酵母提取物、桑葚提取物、龟苓提取物	促进配方中氨基葡萄糖胺护肤功效，调整皮肤类质养化，进一步缩小可见肌肤毛孔
雅诗兰黛柔丝焕采洁面乳	西番莲、火绒草等植物萃取精华	保湿、抑菌消炎
The Face Shop 金盏花收缩毛孔乳	金盏花精华、牛蒡精华	可调理脸部的油脂分泌；收缩肌肤，也有改善肌肤敏感现象的作用，帮助痘痘肌的修复

续表

化妆品品牌	添加的天然提取物	主要作用
欧莱雅 Collagen skin re-modeller	来自苜蓿的天然提取物的生物球体	活性胶原蛋白包含在生物球体中，这种生物球体富含氨基酸、维生素、矿物质、痕量元素和蛋白质成分；在遇水后体积可以涨大原有体积的 9 倍，从而有助于达到使松软肌肤变得丰满的功效
欧莱雅细肤毛孔紧致收缩水	海藻精华	配合水杨酸能迅速收缩毛孔，同时具有保湿功效
佰草集清爽化妆水	金银花浸膏、黄芩提取液	金银花浸膏的功效性成分绿原酸、黄芩提取液的功效性成分黄芩苷和苷元，对面部有很好的杀菌作用，同时增强毛孔通透性
FANCL 毛孔深层洁净面膜	珊瑚粉末、无患子精华、绿茶精华、大豆精华、天然氨基酸、透明质酸	美白、保湿
露得清毛孔细致修护面膜	西洋杉、金缕梅提取物	平衡油脂分泌，消炎，收敛皮肤
高丝清肌晶	陈皮、当归、母菊、薏仁提取物	陈皮：角质柔软效果；当归：美白作用；母菊：消炎效果；薏仁：保湿作用
美体小辅茶树沽面摩丝婵真银杏泡沫洗面奶	纯天然茶树精华 银杏叶萃取精华 榆树皮萃取精华 柿子叶萃取精华	抗菌，消炎 改善血液循环、保湿、美白
昭贵凝胶汁	芦荟汁	保湿、消炎、美白
屈臣氏生姜修护焗油	生姜提取液 水解小麦蛋白	有助修复鳞片，增加头发营养

借鉴传统的医药理论和实践经验开发现代中药化妆品，通过发掘研究，现已筛选出可用于化妆品的中药资源有数百种，并成为天然化妆品的一大系列。

中药化妆品已形成产品系列的有如人参类的有"人参强力生发灵""人参生发露""人参祛皱霜""人参液体香波""七日香人参胎素美容膏""田七人参高级药性洗发精"等；芦荟产品有"芦荟洗面奶""护发素""洗发香波"等。其他中药化妆品有"当归祛斑霜""爽爽虫草洗浴液""儿童祛痱嫩肤浴液""丹参乌发宝""康福天然苗条霜"，以及用白芷、防风等为原料的"女士营养霜"，用当归、薏苡等生产的"防皱按摩乳"等。含中药的化妆品还有银耳霜、灵芝霜、丹参霜、蜂乳霜等。此外，还有 ZESSEI、佰草集、草木年华、相宜本草、荀草园的永乐坊等，深受广大消费者的喜爱。

7.2　三七美容化妆品

7.2.1　三七对人体皮肤的主要功效

三七对皮肤的主要功效表现在对皮内层血管系统、血液系统、中枢神经系统和皮肤方面的活血祛瘀的作用，因而能有效治疗黄褐斑、皮下斑、肝斑、皮肤衰老等。

1. 三七中微量元素对人体皮肤的作用

三七微量元素与人体的内分泌、皮肤粗糙、黑黄、生产发育、皮肤免疫、皮细胞系统结构和功能等密切相关。

2. 三七多糖对皮肤的作用

三七多糖的药理作用，主要表现在能提高人体皮肤免疫力，对巨噬细胞有促进作用，对体内自然杀伤细胞、特异性玫瑰形成的细胞和溶血性控斑形成的细胞有抑制黑色素生产作用，对皮肤有明显增强抗皱的作用。

3. 三七中黄酮类成分对皮肤的作用

黄酮类成分中，槲皮素具有祛斑、平喘、降压、强心、增强冠状动脉流量、降血脂、增加肾上腺素分泌、抗炎、抗过敏、增强皮肤毛细血管通透性的作用，因而对人体面部皮肤红血丝有特殊的治疗作用。

4. 三七中油脂成分对皮肤的作用

三七中的油脂成分具有润肤，保湿，排泄毛孔和毛囊中汗液，使皮肤透气等作用。油脂的不皂化部分含有谷甾醇及三甾醇，临床上用作降低胆固醇的药物，并且谷甾醇有促进人体细胞组织修复的功能，可以治疗皮肤溃疡等疾病。

7.2.2　三七的药理作用在皮肤上的表现形式

1. 对机体肤质新陈代谢的作用

三七具有扩散真皮层内产生的黑色素、斑点，改善皮肤微循环，降低外皮层耗氧量，保护内外层皮肤膜的作用。

2. 对血液和造血系统的作用

在血管破损时三七中的三七素能使血小板聚集变形，细胞膜破损迅速溶解达到止血的作用，促进皮肤各类血液细胞分裂生长而增加全身皮肤免疫能力，促进骨髓细胞增殖和释放过程，从而达到促进造血的作用。

3. 对皮肤免疫能力的作用

三七能显著增加皮肤巨噬细胞能力，能明显增加血控斑黑色素，能促进单核巨噬细胞的活性，从而使其释放的溶菌酶数量增加，最终表现为三七具有提高机体皮肤免疫的功效。

4. 三七补益皮肤的作用

三七含有多种皂苷，其苷元主要为人参二醇和齐墩果酸，人参二醇、人参三醇作用于机体皮肤具有进补强壮的作用，三七多糖有免疫增强细胞功能，增强细胞免疫反应，提高肌肤抗病能力。三七还能提高皮肤对外界不定刺激的适应力，抗强高温、紫外线对皮肤的损伤，达到防晒、抗皱等作用。

7.2.3　三七在美容护肤品中开发的应用

1. 三七霜剂 / 洗面奶

三七霜剂 / 洗面奶属于乳膏剂 / 乳剂的范畴。前者是油包水剂型，后者属于水包油剂型。

乳膏剂是指药物（活性成分）分散于乳状型基质中形成的均匀半固态固体剂型，是油与水混合振荡再加入乳化剂、药物制成的半固体剂型，能够使一种液体较稳定地分散于另一种液体中，兼具亲脂性和亲水性，可分为水包油和油包水两种。其主要成分为水相、油相和乳化剂。常用的油相基质有硬脂酸、石蜡、蜂蜡、高级脂肪醇、凡士林、液状石蜡、植物油等；常用的乳化剂有皂类、十二烷基硫酸钠、多元醇的脂肪酸酯、聚山梨酯、脂肪醇、单甘油酯、聚氧乙烯醚类等。

乳化剂是乳膏剂的重要组成部分，对乳膏剂的形成、稳定及作用效果方面起到重要作用：①乳化剂可有效降低表面张力，有利于形成乳滴，增加新生界面，使乳膏保持一定的分散性和稳定性。②在乳膏剂的制备中不必消耗更多能

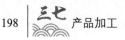

量，用简单的振摇或搅拌的方法即可实现。乳化剂应具备的基本性质：①有较强的乳化能力，并能在乳滴周围形成牢固的乳化膜，应有一定的生理适应能力，乳化剂不能对机体产生毒副作用，也不应有刺激性。②与乳膏剂中其他组分相容性好，无配伍禁忌。

乳膏剂的制备采用乳化法，将处方中的油脂性和油溶性成分一起加热至80℃左右形成油相，另将水溶性成分加热至80℃形成水相。若要制备水包油型乳膏剂，则将水相加入油相；若要制备油包水型乳膏剂时，则将油相加入水相并搅拌均匀。

三七提取物可作为活性成分制备乳膏剂和乳剂，如眼霜、晚霜、粉底霜和洗面奶等。前三者属于油包水型，后者属于水包油型。部分三七乳膏剂的设计如表7.3所示。

表 7.3　三七乳膏剂的设计

处方组成	眼霜1	眼霜2	洗面奶1	洗面奶2	粉底霜1	粉底霜2
三七提取物	10~20	20~45	15~30	16~20	15~25	10~25
益母草、当归、车前子、珍珠等其他活性成分	60~80				10~14	10~15
杏仁甘油		6~14				
玫瑰花提取液				8~10		
丙三醇			5~10	6~8	3~5	
高岭土					6~8	
正十六醇			1~5			
香精					0.1~0.3	
十八醇	5~10					
单硬脂酸甘油酯			1~5	4~6		5~10
硬脂酸						5~10
甘油					1~3	
聚乙二醇	1~5	18~30			3~5	1~5
尼泊金丙酯	0.2	0.1~0.28				0.1~0.4
白凡士林					4~6	
羊毛脂			1~4		2~4	0.1~0.5
吐温-60			1~4			
烷基糖苷				5~7		
滑石粉					6~8	
纯净水	补充余量	补充余量	补充余量	补充余量	补充余量	补充余量

2. 三七沐浴露／靓肤水／面膜／洗发水

三七沐浴露／靓肤水／面膜／洗发水都属于水性／水凝胶剂型。

利用三七茎叶皂苷与其他药用植物提取液，如徐长卿提取液、玫瑰花提取液、地肤子提取液配合，可制备三七沐浴露，对身体祛除异味、美白、养颜润肤及光滑肌肤的同时，还能促进血液循环、调节表皮及角质层新陈代谢，可以抗衰老、去皱纹，还能减少皮脂溢出而使皮肤有弹性，淡化斑点，保护表皮，使黏膜不受细菌侵害，对粉刺、脓包、皮肤表面溃疡等症的治疗有帮助作用，且对皮肤刺激性小，无毒副作用。三七靓肤水能够清热解毒、延缓衰老、祛斑除痘、养颜、去皱纹、美白保湿，防止紫外线灼伤皮肤、辐射损伤皮肤，提供表皮细胞所必需的营养，及时修护晒后受损的肌肤。部分三七水性和水凝胶性日化用品配方如表 7.4 所示。

表 7.4 三七水性和水凝胶性日化用品配方

处方组成	沐浴露	靓肤水	面膜	洗发水
三七茎叶皂苷	16～20	22～34	40～70	0.5～10
地肤子提取液	8～12			
山岛柴胡			30～60	
益母草提取液		12～18		
徐长卿提取液	6～10			
玫瑰花提取液	10～14			
金银花提取液		6～12		
氨基酸	6～8			
珍珠			10～20	
珠光浆	5～7			0.8～2.0
芦荟提取液		4～8		
当归提取液		5～10		
凯松	0.1～0.5	0.1～0.5		0.5～1
薄荷提取液		3～5		
丙三醇		1～3	10～20	
表面活性剂				15～25
维生素 E			5～15	
去离子水	补足余量	补足余量		40～80

7.2.4 三七化妆品质量控制

到 2011 年底，我国已经出台实施化妆品质量国家标准共计 46 项，化妆品行业标准共计 123 项。我国出台的《化妆品卫生规范》中涉及微生物学、卫生化学、功效评价和毒理学等 50 多项对化妆品质量的检测方法。《化妆品卫生规范》对化妆品的卫生要求做了明确的要求，并且详细列举了化妆品中限制使用的化

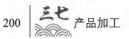

学物质，如限制使用的着色剂、防腐剂和防晒剂等一些限制或者禁用的物质。同时，对一些可以使用的化学品进行了明确的规定，如国内暂时允许使用的各项染发剂等。此外，《化妆品卫生规范》对化妆品中的最大化学物质含量也做了明确的规定，具体包括：禁用化学物质 1208 种、禁用植物 78 种、限制使用的化学物质 73 种、限制使用的防腐剂 56 种、限制使用的防晒剂 28 种及限制使用的着色剂 156 种。三七类化妆护肤品的质量控制也依据上述标准执行。表 7.5 为护肤化妆品现行执行标准。

表 7.5　护肤化妆品现行执行标准

序号	产品名称	执行标准	更新标准	具体分类
1	洗面奶（膏）	QB/T 1645—2004	GB/T 29680-2013	
2	润肤膏霜、按摩膏、雪花膏	QB/T 1857—2013		滋润皮肤，一定稠度的乳化型膏霜（O/W、W/O）
3	化妆水	QB/T 2660-2004		水、精华液、肌底液、补充水分、保护肌肤的水剂（卸妆油）
4	润肤乳液	QB/T 2286—1997	GB/T 29665-2013	护理皮肤的具有流动性的乳化型
5	面膜	QB/T 2872—2007		膏状面膜、啫喱面膜、面膜粉、无纺布面膜贴、水晶面膜
6	护肤啫喱	QB/T 2874		
7	沐浴剂	QB/T 1994—2013		表面活性剂和调理剂配制而成的清洁和滋润皮肤的洗涤用品（香皂除外），可为液体、膏、固体
		QB/T 1994—2013（浓缩型）		
8	洗发液（膏）	QB/T 1974	GB/T 29679-2013	以表面活性剂为主要活性成分复配，清洁头皮和头发，保持美观，洗发液、膏
9	护发素	QB/T 1975—2013		由抗静电剂、柔软剂、护发剂配置，保护头发、有光泽、易于梳理的乳液状或膏霜状护发产品
10	按摩基础油、复方油	QB/T 4079—2010		按摩基础油（稀释剂）、按摩精油（需稀释）、按摩油（上述两种配合而成的）
11	按摩精油	GB/T 26516—2011		需经过按摩基础油稀释后方可用于的按摩精油产品
12	洗手液	QB/T 2654—2013		以表面活性剂和调理剂配置，清洁肌肤，不适用于非水洗产品
		QB/T 26516—2011（浓缩型）		
13	发用摩丝	QB/T 1643—1998		固定发型、保护、修饰、美化发型
14	定型发胶	QB/T 1644—1998		固定装饰、美化定型的液体喷发胶
15	香粉、爽身粉、痱子粉	QB/T 1859—2013		爽身粉（吸汗、爽肤、芳肌）祛痱剂（放痱、祛痱含滑石粉 1 型，只含植物淀粉 2 型、均含 3 型）

续表

序号	产品名称	执行标准	更新标准	具体分类
16	花露水	QB/T 1858.1—2006		相对密度：0.84～0.94，乙醇、水、香精或添加剂配制而成液体，芳香、清凉、祛痱止痒
17	香水、古龙水	QB/T 1858—2004		
18	发油	QB/T 1862—2011		滋润、保护、美化头发的产品
19	化妆粉块	QB/T 1976—2004		以粉质为主体经压制成型的胭脂、眼影、粉饼等
20	唇膏	QB/T 1977—2004		油、脂、蜡、色素等主要成分复配而成的护唇产品
21	染发剂	QB/T 1978—2004		染发粉、染发水、染发膏（啫喱）
22	指甲油	QB/T 2287—2011		美化、修饰、护理指甲（趾甲）的稠状液体。有机溶剂型指甲油（1型）、水性型指甲油（2型）
23	足浴盐	QB/T 2744.1—2005		
24	沐浴盐	QB/T 2744.2—2005		
25	发用啫喱（水）	QB/T 2873—2007		

7.3　中药牙膏

　　药物牙膏自 20 世纪 50 年代问世以来迅速普及，我国药物牙膏的品种日益增多。近年来，以中药材或中草药为原料制成的牙膏广为流行，常见的有"草珊瑚牙膏""两面针牙膏""三颗针牙膏""洁银牙膏"及用人参、千里光等为原料生产的各种牙膏等。新近又推出了"生发乌发牙膏"和"减肥牙膏"等新颖产品。

　　我国使用中草药养生历来已久，最早可追溯至数千年之前。中国的古代人就已知道了利用天然药物内服或外用达到养生的目的，在古籍中这方面的记载很多。我国中草药的特点之一，就是药食同源，从进食上对人体进行调理，也可以外部使用来护肤美容。中草药应用于牙膏，为坚固牙齿、保护牙龈、健康口腔提供了一个更加安全的路径和方法。此外，现代药理学研究证实，很多中草药如苍术、金银花、黄芩、黄连、黄柏、败酱草、复方蒲黄、鱼腥草、紫草、大蒜油、山楂、车前子、蒌仁、射干等有一定的抗菌消炎作用，且可以消除细菌的耐药性。因而，好的中草药牙膏既可以消灭口腔中的有害菌，又可以保护口腔中的有益菌（表 7.6）。

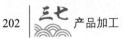
表 7.6 中药牙膏

品牌	主要成分	功能
云南白药系列牙膏	云南白药活性成分	具有帮助减轻牙龈问题（牙龈出血、牙龈疼痛）、修复黏膜损伤、营养牙龈和改善牙周健康的作用
两面针牙膏	两面针提取液	具有消炎镇痛、去瘀解毒、止血防臭、防龋健齿等多种功效，对牙龈炎、牙周炎、牙本质过敏及各种口腔炎症引起的牙龈出血、牙痛、口臭等均有辅助效果
草珊瑚牙膏	草珊瑚的提取液	具有迅速抵制牙龈出血，修复口腔溃疡，改善牙龈肿痛，祛除口腔异味的辅助作用，同时具有防止牙龈炎、牙周炎、牙龈萎缩等问题的辅助作用
芳草牙膏	丁香、冰片、百里香酚	具有止血脱敏、消炎镇痛的辅助效果
洁银牙膏	救必应的提取物	对口腔溃疡、牙龈肿痛、牙周炎、牙龈出血、口臭、龋齿等均有预防和改善的作用
黄芩牙膏	黄芩苷、丁香、冰片、丹皮酚、麝香草酚	具有有效洁齿功效，又在消炎、止血、镇痛、防过敏等方面有辅助疗效
槟榔牙膏	槟榔提取物	具有洁白牙齿、消炎止血、强龈固齿和预防龋齿的功效

7.4 三 七 牙 膏

7.4.1 三七对口腔的药理功效

三七在消炎、活血化瘀、止血止痛方面具有十分明显的作用，尤其在促进牙周组织修复和重建方面有其独特之处（表 7.7～表 7.9）。有研究对 243 例年龄在 16～45 周岁的牙周患者作为对象，分为治疗组 147 例，对照组 96 例进行研究。结果表明，三七在治疗牙周病上具有显著疗效。此外，三七还有抑菌和抗氧化等针对口腔系统的作用（马骁和王飞飞，2011）。

表 7.7 含三七提取物的牙膏对耳廓肿胀的影响（$\bar{x} \pm s$，$n=10$）

组别	耳廓肿胀度的差值 /mg	抑制率
空白对照组	1.579±2.135	—
含三七提取物的牙膏	0.117±0.130	92.6%

表 7.8 含三七提取物的牙膏常规抑菌实验结果

样品名称	大肠杆菌杀菌率 /%	金黄色葡萄球菌杀菌率 /%
含三七提取物的牙膏	99.95	99.99

表 7.9　含三七提取物的牙膏对小鼠凝血时间的影响（$\bar{x} \pm s$，n=10）

组别	凝血时间 /s
空白对照组	70.83±10.37
含三七提取物的牙膏	45.66±7.59

此外，三七牙膏具有辅助治疗牙龈问题活性。笔者等采用了随机、对照、双盲的实验方法验证了三七植物牙膏对于改善牙龈炎症状和抑制牙菌斑的临床功效（柏琼等，2013）。研究发现，使用三七植物牙膏 4 周和 12 周后，受试者的牙龈出血指数、牙龈指数、菌斑指数，4 周与 12 周各组数据与普通型七丹牙膏相比较有明显下降，具有统计学差异（$P < 0.05$），明显改善了牙龈炎症（表 7.10）。

表 7.10　实验组和对照组牙龈指数和牙龈沟出血指数（$\bar{x} \pm s$，n=10）

项目	组别	基线	4 周	12 周
牙龈沟出血指数	实验组	2.22±0.71	1.61±0.49	1.39±0.39
	对照组	2.18±0.71	1.68±0.68	1.75±0.66
牙龈指数	实验组	1.68±0.45	1.29±0.34	1.05±0.34
	对照组	1.59±0.45	1.29±0.39	1.34±0.67
菌斑指数	实验组	2.04±0.40	1.73±0.33	1.49±0.35
	对照组	2.05±0.47	1.79±0.46	1.69±0.48

7.4.2　三七牙膏配方

三七牙膏是由三七提取物加入摩擦剂、保湿剂（赋形剂）、增稠剂、发泡剂、芳香剂、水和其他添加剂（含用于口腔健康状态的功效成分）混合组成的膏状物质。六种主要组分在配合会相互配合、相互影响。但是在对配方性能和稳定性方面主要影响的是赋形剂（保湿剂）、摩擦剂、增稠剂（胶粉）和发泡剂（表 7.11）。

表 7.11　牙膏基质配方

组成	功能	成分
摩擦剂	摩擦剂是牙膏中起清洁作用的主要成分，加强洁牙剂的摩擦作用，帮助去除牙齿表面的牙菌斑、软垢和食物残渣	碳酸钙、磷酸氢钙、焦磷酸钙、水合硅胶、氢氧化铝
增稠剂（胶粉）	增稠剂是溶解于牙膏液相、形成稳定胶体，以悬浮牙膏固体，防止牙膏中固相组分与液相组分分离的化学成分	羧甲基纤维素钠盐及其衍生物、角叉菜、海藻酸钠等
改良剂	包含香精、味觉改良剂、外观改良剂、稳定剂	薄荷醇（薄荷脑）、薄荷油、木糖醇等
赋形剂（保湿剂）	赋形剂是在牙膏中作为摩擦剂、药物和其他组分的载体介质，使其形成平滑均一的膏体	山梨醇、丙三醇、甘油、聚乙二醇
发泡剂	它赋予牙膏具有乳化、发泡和清洁的能力	月桂醇磺酸钠
去离子水	作溶剂使用	

① 赋形剂是在牙膏中作为摩擦剂、药物和其他组分的载体介质，使其形成平滑均一的膏体。赋形剂对保持膏体的水分、保持膏体的流变性、降低牙膏的冻点、提高牙膏的共沸点等都有重要作用。常用的赋形剂有山梨醇、丙三醇、甘油、聚乙二醇等。

② 摩擦剂是含量最多的成分，主要是为了加强洁牙剂的摩擦作用、去污能力和磨光牙面。它一定要有一定的摩擦作用，但又不能损伤牙面及牙周组织，也不能与牙膏中的药物发生作用，是牙膏的主要成分，帮助去除牙齿表面的牙菌斑、软垢和食物残渣。摩擦剂既要有一定的摩擦作用，又不能损伤牙面及牙周组织，常用的有碳酸钙及二氧化硅。摩擦剂约占膏体的50%。

③ 增稠剂能增加牙膏的整体黏度，防止液相与固相的分离，起稳定膏体的作用。所有胶黏剂基本都是亲水性的液体，能使牙膏中的固体和液体保持均质性。为使牙膏中配料分散均匀，可使用黏合剂，如羧甲基维维素钠盐（CMC）及其衍生物、角叉菜、海藻酸钠等多种物质。

④ 发泡剂又称表面活性剂，通过降低表面张力，穿透并松解牙面的沉积物和乳化软垢。此外，起到了一个类似肥皂的作用，在刷牙时产生丰富的泡沫，便于清洁牙面。而且除了有好的洁净作用外，还有灭菌的作用，和摩擦剂也有较好的兼容性。使牙膏具有发泡和去污能力，最常用的是十二烷基酸钠或十二烷基苯碘酸钠。为清洗口腔中的污垢，目前广泛采用的是中性洗涤剂——月桂醇磺酸钠。能快速发泡，既能发泡沫，又能清洗口腔中的污垢。牙膏用的表面活性剂纯度要求很高，不能有异味，一般用量为2%。

三七牙膏有止血、抗炎、镇痛等功效，既能快速去除口腔异味，又能有效去渍美白。部分三七牙膏配方如表7.12所示。

表 7.12 三七牙膏配方

处方组成	配方 1	配方 2	配方 3	配方 4	配方 5
三七提取物	0.5～1.5		0.1～1.5	0.1～1.5	0.05～2
三七流浸膏		0.7～1.5			
三七素					
儿茶酸	8～10				
植酸钠	3～5				
纳米超细二氧化硅	35～40	25～35	20～40	5～15	
碳酸氢钠	3～8		20～40		15～35
海藻酸钠		0.5～5			

续表

处方组成	配方 1	配方 2	配方 3	配方 4	配方 5
焦磷酸钠				0.2~1.0	
碳酸钙				25~46	
山梨醇	2~2.5			3~25	
羧甲基纤维素钠盐				0.1~1.5	2.5~5
月桂醇磺酸钠		2~2.7	1.5~3		
薄荷油					1.5~5
十二酰甲胺乙酸钠	2.5~3		0.5~2		
十二烷基磺酸钠				1~5	
甘油	22~26	21~25	15~75	3~20	35~45
聚乙二醇		10~20		1~10	
复合酶	0.1~1				
远红外磨料	1.5~5				
木糖醇			0.5~3	0.1~1	
尼泊金乙酯				0.05~0.5	
去离子水					补至全量

7.4.3　三七牙膏的制备工艺

三七牙膏的制备工艺可分为干法制胶法和湿法溶胶制膏法。其中，湿法溶胶制膏工艺又可分为常压法和真空法。最常用的是常压法。常压法制膏工艺如图 7.1 所示。

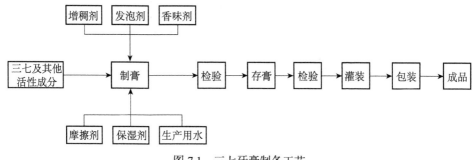

图 7.1　三七牙膏制备工艺

7.4.4　三七牙膏的质量控制

目前国家现行的牙膏质量控制标准为 GB/T 8372—2008《牙膏》。对牙膏的感官指标、理化指标、微生物指标、有毒物质限定等做出了详细规定。对于三七牙膏，应在上述标准的基础上，对三七提取物，包括皂苷、三七素等有效成分在牙膏中的含量做出规定和检测。牙膏是由粉状摩擦剂、保湿剂、表面活性剂、增稠剂等组成的复杂混合物，如果在样品中直接加入甲醇、正丁醇等有机溶剂，有机溶剂使样品脱水而凝聚成团块，待测成分被包埋其中而难以溶出。因此，选择合适的前处理方式，对牙膏中皂苷的测定具有很大影响。

7.5 三 七 香 皂

7.5.1 香皂的生产原料

香皂是高级脂肪酸或混合脂肪酸的碱性盐类，它的化学通式可表示为RCOOM，其中R代表长碳链烷基，M代表某种金属离子。具体洗涤、去污、清洁等作用的皂类主要是脂肪酸钠盐、脂肪酸钾盐和脂肪酸铵盐，其中最常用的是脂肪酸钠盐。

1. 脂肪酸盐结构与香皂性能的关系

香皂的主要成分是脂肪酸盐，属于阴离子表面活性剂，它同样具备离子型表面活性剂的物理化学性能。但是香皂中的脂肪酸盐组成不同，表现出的性能有很大的差异。

制造脂肪酸盐的主要原料是天然动植物油脂，油脂的主要化学组成是脂肪酸甘油酯。油脂的质量直接影响脂肪酸盐的质量，从而影响所生产香皂的质量。

2. 香皂水溶液的性质

香皂中的钠皂或钾皂与未水解的皂形成不溶于水的酸性皂，使香皂水溶液呈现弱碱性。

$$RCOONa \longrightarrow RCOO^- + Na^+$$
$$RCOO^- + H_2O \longrightarrow RCOOH + OH^-$$

水解产生脂肪酸与未水解的皂形成不溶于水的酸性皂，使香皂水溶液呈现浑浊。

$$RCOOH + RCOONa \Longrightarrow RCOOH \cdot RCOONa$$

影响香皂水解的主要因素有皂液浓度、脂肪酸的分子量和温度。通常皂液浓度越高，水解度越低；脂肪酸的碳链越长，水解度越高；温度越高，水解度越高。但是乙醇等强极性有机溶剂能抑制香皂的水解，加入乙醇，可以得到透明的香皂水溶液。三七香皂生产流程如图 7.2 所示。

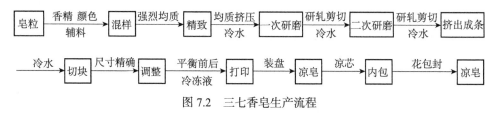

图 7.2　三七香皂生产流程

7.5.2　三七香皂配方

三七香皂由三七提取物、皂粒和其他活性成分构成。常用的三七香皂配方如表 7.13 所示。

表 7.13　三七香皂配方

配方组成	配方 1	配方 2	配方 3	配方 4
三七提取物	5~15	2~5	10~15	5~10
依兰油		5~10		
茉莉油	1~5		5~10	5~10
棕榈油		5~10		
月桂酸钠	15~25	5~10		15~20
肉豆蔻酸十四烷酯			15~20	10~15
肉豆蔻酸钠	50~70	20~30		20~30
烷基两性醋酸钠			5~7	
乙二醛			11~12	
月桂酰胺丙基胺氧化物	3~5			3~5
肉豆蔻酰胺丙基胺氧化物	3~5	5~10		3~5
皂基			补足余量	
水	补足余量	补足余量		补足余量

7.5.3　三七香皂的质量标准

香皂是大面积接触人体的沐浴用品，对其质量的要求是严格的。

虽然香皂是与人们生活密切相关的日用品，国家很早就制定了统一的产品质量标准。但是香皂的品种很多，近年的产品还添加了各种功能成分，或者与其他表面活性剂复合使用，内容已经改变，所以很难再执行统一的产品标准。

产品质量一般由生产企业自己负责，由市场来评判。

质量优良的香皂至少应该达到以下基本要求：

① 有好的洗净力，但不过分脱脂，使用后皮肤感觉不干燥不绷紧。

② 皂化反应彻底，产品中所含游离碱很少，不会伤害皮肤。

③ 能产生细密而稳定的泡沫。

④ 外形轮廓分明，表面饱满圆润，贮藏后不收缩、不开裂。

⑤ 软硬适度，在温水中不易熔化解体。

7.6 三 七 卷 烟

三七叶可以与刺五加叶配伍，制备刺五加 / 三七叶非烟草香烟。该香烟的制备方法：先将刺五加叶和三七叶分别浸泡在氢浓度为 0.3～0.8mmol/L 的富氢生理盐水中，然后将浸泡后的刺五加叶和三七叶分别分段加热，再降至室温，微波干燥，最后将干燥的刺五加叶和三七叶分别回潮，切成烟丝；取质量比为1：1 的刺五加叶烟丝和三七叶烟丝，加入防霉剂混合均匀，卷烟成型，得到刺五加 / 三七叶非烟草香烟。该香烟减少了资源的浪费，气味、口感、防霉性好，既不影响吸食者健康，又具备抗疲劳和提高免疫力的功能。

此外，三七叶也可与西洋参叶配伍，制备三七 / 西洋参非烟草香烟。该香烟的制备方法：先将三七叶和西洋参叶分别浸泡在氢浓度为 0.3～0.8mmol/L 的富氢生理盐水中，然后将浸泡后的三七叶和西洋参叶分别分段加热，再降至室温，微波干燥，最后将干燥的三七叶和西洋参叶分别回潮，切成烟丝；取质量比为1：1 的三七叶烟丝和西洋参叶烟丝，加入防霉剂混合均匀，卷烟成型，得到三七 / 西洋参叶非烟草香烟。该香烟减少了资源的浪费，气味、口感、防霉性好，既不影响吸食者健康，又具备抗疲劳和提高免疫力的功能。

参 考 文 献

柏琼，高明菊，刘欢，等，2013. 云南七丹三七植物牙膏对于改善牙龈炎症状有效性的临床试验研究 [J]. 口腔护理用品工业，24（2）：43-46.

马骁，王飞飞，2011. 含三七提取物牙膏辅助治疗牙龈问题临床观察 [J]. 中国中医药咨讯，3（15）：131-131.

第8章

三七在其他行业中的应用

目前使用较普遍的饲料添加剂主要由抗生素和激素类药物制成，为现代化养殖业的发展作出了重大贡献，但是长期使用这类含化学合成饲料极易对畜禽养殖造成抗药性和耐药性，不仅影响动物免疫功能，还导致其肉、蛋、奶等产品药物残留，致使人们使用后发生中毒及甚至发生死亡，严重威胁人类身体健康。近年来，欧美等发达国家已通过立法限制抗生素饲料的使用，我国也重视食品安全问题，因此开发绿色、无公害、无残留的绿色添加剂已成为国际动物营养学研究领域的一大热点。现有的抗生素替代品主要有酶制剂、益生素、寡糖、酸化剂及中草药等，而中草药不仅具有多种营养成分和生物活性物质，能全面调节机体的生理功能，还具有无耐药性、毒副作用小等优点，作一种纯天然的色添加剂可有效克服以上缺点。当前，中草药已作为饲料添加剂广泛应用到各种畜禽养殖中，并且取得了一定效果（陈寒青和金征宇，2002；李玉娟，2015）。

8.1 中草药饲料

8.1.1 中草药饲料添加剂的特性

1. 纯天然性

中草药因来源于植物、动物、矿物质及其他产品，属于生物机体有机组成部分，保持了纯天然特性，又经过长期实践验证发现对人和动物具有增强免疫力、杀菌抗病、消食开胃、清热解毒等功效，且经现代科学技术的处理后，仍能保持各种成分结构的自然状态和生物活性，其成分容易被吸收利用和排泄。

2. 经济实用性

中草药取之于大自然，资源广、成本低廉，作用广泛，而且加工时又不需要复杂的设备和工艺，一般经过干燥后粉碎、混合后即可使用，非常符合我国现有畜牧业发展水平和饲养模式的需要。大量实践证明，中草药兼备药物和营养双重作用，中草药中含有多种营养成分，作为饲料添加剂应用时，通过传统医药理论进行合理配制，使物质作用相互协同，产生全方位的协调作用和对机体有利因子的整体起调动作用，同时在一定程度上也可以弥补口粮中营养成分的不足，从而提高畜禽的生产性能，促进生长发育，最终达到提高动物生产的效果，具有其他添加剂和化学合成药物所不具备的特性。

3. 不易产生有害残留

与西药相比，中草药的毒性相对较低，相对安全，其成分与动物机体非常和谐，故能正常分解、吸收、排泄。此外，中草药还能经过自然炮制去毒，用组方使其相配，通过相杀、相畏作用而去毒，因此不易在动物肉、蛋、奶等产品中产生有害残留，这也是中草药添加剂的独特之处。

4. 基本无耐药性

中草药饲料添加剂通过多种功能来调动机体的抗病因素，以全方位对微生物进行灭杀，从而使其无力适应变异，因此基本不能产生耐药性。

5. 副作用小，不污染环境

中草药所含的成分均为生物有机物，其代谢物或废弃物回归自然，被微生物或生物酶等分解，进一步参与生物圈的物质循环。因此长期使用中草药对动物一般不会产生毒副作用及引起环境污染等问题。

8.1.2　中草药添加剂在养殖业中的应用

1. 提高营养物质利用率，促进畜禽生长

使用中草药饲料添加剂能极显著地提高仔猪对粗蛋白、粗脂肪等的消化率，

同时还能改善肠道菌群结构，即降低结肠和盲肠中大肠杆菌中总需氧菌的数量，以及显著地提高大肠中乳酸杆菌和盲肠、直肠中总厌氧菌的数量，提高仔猪的生长性能。

2. 改善畜禽产品质量

饲料中添加中草药添加剂可通过改善畜禽产品的风味、色泽等，从而影响畜禽产品的品质。中草药添加剂对肉质特性、肌肉营养及品味指标等方面均有不同程度的改善。经过一定组方后可有效改善畜禽产品的品质。

3. 驱虫杀菌，增强免疫能力

动物机体的免疫能力即机体抗御和清除微生物及有害物质，以保持和恢复正常生理功能的能力，中草药中的有机酸类、挥发性油类、生物碱类、苷类等都具有增强免疫的作用，对一些免疫器官如胸腺、肾上腺、淋巴结、脾脏、法氏囊等的发育均有一定的促进作用，甚至可以调节淋巴细胞的功能，改善机体微循环，加速新陈代谢，促进细胞再生等途径，提高机体免疫力，以达到防病的目的。

4. 增强畜禽繁殖机能，促进产蛋、泌乳能力

中草药中熟地、香附等可以提高雄性动物的繁殖性能，增强精子活力，提高精子存活率和射精量等。淫羊藿具有促进性腺作用，可使雌性动物的子宫内膜增厚，卵巢和子宫角的重量增加。

5. 其他方面功效

大量研究表明，抗热应激中草药饲料添加剂可以改变高热环境下畜禽的生产性能。有报道指出，使用黄芪等 4 味中药和大青叶等 3 味中药组方均能显著缓解热应激对肉仔鸡的不利影响，从而提高饲料转化率、生产性能和经济效益（熊立根，2004）。张宏玲和于文会（2008）报道称，中草药饲料添加剂如苍术、丁香、神曲等许多中草药均含有特殊的香味，能有效降低鸡舍内硫化氢、氨气、一氧化碳等有害气体的含量。商杨等（2013）研究发现，中草药饲料添加剂具有抗氧化功能，能改善仔猪机体自由基清除酶类的活性，增强机体的抗氧化能力。

8.2　三七饲料添加剂

目前，我国对三七的研究开发和利用主要为地下部分，地上部分由于缺乏深度的研究和开发，使其浪费严重，用途单一。尤其是三七茎叶，仅有5%的茎叶资源被利用，大多数被浪费，丢弃在田埂间。根据文山州政府有关部门的预测，2013年云南三七药材产量将达到800~1000万kg，相应的茎叶产量也将达到这一数量。目前三七饲料添加剂主要是使用三七提取后所剩药渣、三七茎叶等一些药材加工后的副产物，能够实现变废为宝和资源的二次开发利用，从而提高药材的综合利用价值（周家明等，2009）。

成都信息工程学院发明了一种利用三七渣发酵生产保健饲料的方法。通过以下的加工处理步骤，可以实现将三七渣转化为具有防病保健功效的蛋白饲料：①对三七渣进行干燥、粉碎、筛分预处理。②将经过预处理的三七渣、水和氮源按一定比例混合均匀。③将混合均匀的物料进行蒸汽灭菌处理。④在灭菌后的物料上接种霉菌和酵母菌进行混菌固态发酵。⑤发酵产物经干燥后就得到保健饲料。该方法将三七渣进行资源化利用，变废为宝，不仅减少了其对环境造成的污染，又能为养殖业提供不含抗生素的绿色保健饲料。

天津市畜牧兽医研究所发明公开了一种含三七提取物的蛋鸡饲料添加剂，饲料配方见表8.1，实验结果显示，在低添加量（50mg/kg）情况下，三七提取物对处于产蛋后期蛋鸡血清中的IgG、IgA、C3、C4含量显著提高（$P<0.05$）。日粮中添加三七总皂苷对处于产蛋后期蛋鸡的机体免疫功能可能具有浓度依赖性双向调节作用。因此，三七提取物作为家禽的一种饲料添加剂，在提高蛋鸡机体免疫力方面，最佳的添加剂量是50mg/kg。

表 8.1　天津市牧兽医研究所饲料配方

项目	三七提取物	复合酶制剂	复合多维	载体
物料比（质量分数）	1%	25%	25%	49%

安徽九棵松生态农业有限公司采用玉米、胚芽米、玉米变性淀粉作为主原料，以三七茎叶为添加剂，同时添加小球藻粉等，发明了一种保健型适口黑猪饲料，并公开了其配方。该产品有丰富的蛋白质、维生素、矿物质、食物纤维、核酸及叶绿素，具有清热利水、补血的作用。以三七作为饲料及饲料添加剂的部分专利如表8.2所示。

表 8.2 三七作为饲料及饲料添加剂的部分专利列表

专利名称	申请人	配方	特点
三七饲料添加剂的制备方法	云南金三奇药业有限公司	三七根、三七杆、三七叶、三七果皮、花梗、果梗	适用于大部分牲畜,并实现了对三七有效成分的多元化控制
一种三七提取残渣制备的饲料原料	成都景睿生物科技有限公司	三七残渣、玉米粉	充分应用三七中的淀粉原料成分,避免浪费和污染
一种利用三七渣发酵生产保健饲料的方法	成都信息工程学院	三七残渣、水,氮源、霉菌、酵母菌	可将三七渣转化为具有防病保健功效的蛋白饲料,实现三七渣的资源化利用,变废为宝
一种含三七提取物的蛋鸡饲料添加剂及其应用	天津市畜牧兽医研究所	三七提取物、复合酶制剂、复合多维、载体	提高蛋鸡机体免疫力,具有浓度依赖性双向调节作用
一种含三七总皂苷的蛋鸡饲料添加剂及其应用	天津市畜牧兽医研究所	三七总皂苷、复合酶制剂、复合多维、载体	可显著降低鸡蛋胆固醇含量,通过改善鸡蛋中蛋白质的累积进而提高鸡蛋品质
一种饲料添加剂及饲料	李宏、林森、高伟	人参、黄芪、三七、木贼、人参叶	能够将畜类体内的重金属、农药等有害物质排出体外,增加机体免疫力、抵抗力
一种蛋鸡饲料	无为县青松养殖有限公司	玉米、木薯粉、大豆壳、贝壳粉、三七、云木香等	有效地促进蛋鸡下蛋
菊叶三七提取物及其复方制剂的制备方法和应用	天津市中升挑战生物科技有限公司	菊叶、三七或其提取物、葡萄糖氧化酶等	主要用于治疗和预防畜禽伴有出血性的疾病,所制备的复方制剂具有稳定性好、效果明显、成本低廉、易于规模化生产和使用方便等特点,可以部分替代或完全替代抗生素,可广泛应用于畜禽疾病的预防,并能够提高畜禽的饲料利用率和抗病能力
一种猪饲料配方	孙炳贵	八角枫、野兰荞、三七、人参、芭蕉芋、玉米面等	饲料健康、环保,能够防止猪腹泻,同时能够改善猪的生长性能,提高猪的采食量
一种中草药饲料添加剂及含中草药饲料添加剂的饲料	贾学顺	大黄、麦芽、甘草、当归、干姜、香草、山药、山楂、陈皮、高良姜、三七等	本发明添加剂及饲料可对猪起到防病、治病效果,且猪肉品质得到提高

目前,中草药因具有纯天然、价格低廉、无药物残留、多功能性、毒副作用甚微及不易产生耐药性等独特优势已被人们所认同,广泛应用到各类动物养殖生产中,天然饲料添加剂也因此成为国内外研究的热点。我国拥有丰富的中草药资源,能为该项研究提供可靠的资源保障,但由于中草药作为饲料添加剂的研究应用还处于起步阶段,缺乏完善、公认的中草药添加剂标准,随着研究的深入,以高新技术为特征的优质、高效、安全且被国际社会认可的新型中草药饲料添加剂,将在绿色养殖业中发挥更大的作用,并将在中兽医学开辟新的应用研究领域。

参 考 文 献

陈寒青，金征宇，2002. 中草药饲料添加剂研究进展［J］. 饲料工业，23（10）：18-23.

李玉娟，2015. 中草药饲料添加剂的特性及在养殖业中的应用［J］. 家畜生态学报，36（1）：76-79.

商杨，边连全，刘显军，等，2013. 饲料香味剂对饲料抗氧化性、育肥猪生长性能和肉质影响［J］. 饲料工业，34（2）：22-27.

熊立根，2004. 中药添加剂对热应激肉用仔鸡生产性能的影响［J］. 江西畜牧兽医杂志，（4）：19-20.

张宏玲，于文会，2008. 浅谈中草药饲料添加剂在生产上的应用［J］. 中国畜牧兽医，35（1）：127-129.

周家明，崔秀明，曾鸿超，等，2009. 三七茎叶的综合开发利用［J］. 现代中药研究与实践，（3）：32-34.